Samitz / Mensink
Körperliche Aktivität in Prävention und Therapie
Evidenzbasierter Leitfaden für Klinik und Praxis

Körperliche Aktivität in Prävention und Therapie

Evidenzbasierter Leitfaden für Klinik und Praxis

Herausgegeben von

G. Samitz, Wien,
und
G. B. M. Mensink, Berlin

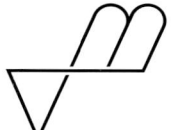

Hans Marseille Verlag GmbH München

Mag. rer. nat. G. SAMITZ
Nikolsdorfer Straße 3–5/14
A-1050 Wien
gue.samitz@aon.at

Dr. G. B. M. MENSINK
Robert-Koch-Institut
Nordufer 20
D-13302 Berlin
mensinkg@rki.de

© 2002 by Hans Marseille Verlag GmbH, München
Inhaberin: Christine Marseille, Verlegerin, München
Herstellungsbüro Wien: Karl Binder, Wolfgang Habesohn,
Helmut Krumpel, Johannes Krumpel,
Michael Miedler, Heinrich Spilka, Hermine Spilka,
Heinrich Traindl, Alice Walter, Harald Wölfig
Umschlag: Michael Brandl
Papier: BVS-Plus chlorfrei matt der Papierfabrik Scheufelen
Druck und Bindung: Franz Spiegel Buch GmbH, 89081 Ulm

Inhaltsverzeichnis

Risiken und Nebenwirkungen

Vorwort

Ein körperlich aktiv gestalteter Alltag verbessert nicht nur die Lebensqualität, sondern spielt auch eine herausragende Rolle beim Erhalt und der Förderung unserer Gesundheit.

Regelmäßige körperliche Betätigung vermindert das Risiko für zahlreiche chronische Erkrankungen, z. B. Adipositas, Hypertonie, Diabetes mellitus Typ 2, koronare Herzkrankheit, bestimmte Krebserkrankungen, Osteoporose, Depression u. a.; sie geht auch mit einer verminderten Sterblichkeit einher. Dies macht die körperliche »Mehraktivität« zu einem attraktiven Vorsorgekonzept und zu einem wesentlichen Ziel der Primärprävention.

Doch auch im Rahmen der Therapie der lebensstilassoziierten Erkrankungen hat sich die Bewegungsintervention zur Unterstützung medikamentöser sowie anderer Therapiemaßnahmen als effektiv und kostengünstig erwiesen. Dabei hat sich gezeigt, dass auch Aktivitäten mit relativ geringer körperlicher Belastung eine positive Wirkung haben können.

Angesichts der weiten Verbreitung des Bewegungsmangels und der damit verbundenen Gesundheitsrisiken – in den Staaten der Europäischen Gemeinschaft erfüllen derzeit nur etwa 40% der Erwachsenenbevölkerung die gesundheitlichen Mindestempfehlungen zur körperlichen Aktivität, ein Drittel ist körperlich völlig inaktiv – hat die Europäische Kommission die Förderung der körperlichen Aktivität zu einem ihrer prioritären Gesundheitsziele erklärt.

Individuelle und bevölkerungsbezogene Maßnahmen müssen einander dabei sinnvoll ergänzen. Unter den individuellen Interventionsansätzen ist das ärztliche Beratungsgespräch ein vielversprechender Hoffnungsträger. Damit sollen vor allem jene Subgruppen erreicht werden, die von körperlicher »Mehraktivität« am meisten profitieren würden. Dazu zählen körperlich inaktive Personen, Patienten mit erhöhtem kardiovaskulärem Risiko sowie chronisch kranke Menschen. Sogar betagte Personen können durch gezieltes Training ihren funktionellen Status verbessern und so ihre Unabhängigkeit möglichst lange erhalten.

Trotz der günstigen Beweislage und des dringenden Handlungsbedarfs findet das Arzneimittel »Bewegung« im medizinischen Alltag bisher kaum entsprechende

Anwendung. Dies mag zum Teil daran liegen, dass im Medizinstudium bewegungsmedizinische Inhalte fast vollständig fehlen und dieses Thema auch in der Fortbildungsliteratur nur am Rande erwähnt wird.

Eine Untersuchung von BRAUMANN et al. (siehe Seite 99) zeigt, dass sich fast alle Ärzte der Bedeutung der körperlichen Aktivität für die Gesundheit bewusst sind und ein großer Teil von ihnen den Möglichkeiten der indikationsbezogenen Bewegungsintervention positiv gegenübersteht. Gleichzeitig wird aber ein deutliches Wissensdefizit beklagt und mehr Information zu diesem Thema gewünscht.

Hauptintention dieses Buches ist daher, Ärztinnen und Ärzten einen evidenzbasierten Leitfaden in die Hände zu geben, der dabei helfen soll, körperlich inaktive Patienten zu mehr Aktivität anzuregen bzw. körperliches Training als gezielte Präventionsmaßnahme oder Teil der Therapie indikationsbezogen einzusetzen.

Um die Lesbarkeit dieses Leitfadens für einen breiten Leserkreis zu optimieren, sind im Einführungsteil die für das Grundverständnis wichtigen Begriffe beschrieben, die Terminologie wurde weitgehend vereinheitlicht.

Zur Erhöhung der Transparenz wichtiger Aussagen zu Wirkung und Dosierung ist die Beweiskraft der entsprechenden Quellen in Form der Evidenzstärke direkt in den Text eingefügt.

Alle indikationsbezogenen Beiträge sind mit Übersichtstabellen versehen, in denen die Aktivitäts- und Trainingsempfehlungen mit Medikamenten- und anderen speziellen Hinweisen zusammengefasst werden.

Unser Dank gilt den zahlreichen Autorinnen und Autoren aus Forschung, Lehre, Klinik und Praxis, die sich der einzelnen Themen angenommen und die aktuelle Evidenz vor dem Hintergrund ihrer eigenen langjährigen Erfahrungen zusammengefasst und kommentiert haben.

Wir hoffen, dass dieser Leitfaden möglichst vielen Ärztinnen und Ärzten in Klinik und Praxis, aber auch anderen Gesundheits- und Bewegungsfachkräften, helfen wird, mehr Sicherheit im Umgang mit dem Arzneimittel »Bewegung« zu gewinnen.

G. SAMITZ, Wien,
G. B. M. MENSINK, Berlin

Grundlagen der »Physical-Activity«- Epidemiologie

Epidemiologie der körperlichen Aktivität

Definitionen, Klassifikationen, Methoden und Konzepte

G. Samitz und R. Baron, Wien

Einleitung

Die Hypothese, dass adäquate körperliche Betätigung zu positiven Gesundheitsergebnissen führt, ist nicht neu. Eine Verbindung zwischen körperlicher Aktivität und Gesundheit wurde bereits vor mehr als 2000 Jahren von Hippokrates (etwa 460–377 v. Chr.) beschrieben. Sie lautete sinngemäß, dass alle funktionellen Körperteile, wenn sie in moderater Form durch körperliche Betätigung gefordert werden, sich gut entwickeln, gesund bleiben und langsamer altern, umgekehrt jedoch anfällig gegenüber Krankheit werden und einem rascheren Alterungsprozess unterworfen sind, wenn sie in Untätigkeit verharren.

Vom antiken, nach heutiger Auffassung jedoch durchaus modernen Erklärungsansatz des Hippokrates, der sich auf die biologische Plausibilität stützt, sollte es bis zur Mitte des 20. Jahrhunderts dauern, bis der Grundstein für die formale wissenschaftliche Bestätigung dieses Zusammenhangs gesetzt wurde. Inzwischen liegen ausreichende Beweise vor, die diese Hypothese stützen. Die verfügbare Evidenz zeigt an, dass zwischen dem Ausmaß an körperlicher Aktivität und körperlicher Fitness und der Inzidenz zahlreicher chronischer Erkankungen und der Mortalität eine umgekehrte Beziehung besteht.

Ziel dieses Beitrages ist es, grundlegende qualitative und quantitative Komponenten der körperlichen Aktivität zu definieren und zu beschreiben, einen Überblick über die wichtigsten epidemiologischen Konzepte und Methoden der gesundheitsbezogenen Aktivitätsforschung zu bieten und die derzeitige Evidenz zu den Auswirkungen regelmäßiger körperlicher Aktivität auf die Morbidität und Mortalität mithilfe der Kriterien der evidenzbasierten Medizin zusammenzufassen.

Definition der körperlichen Aktivität

Körperliche Aktivität ist jegliche durch die Skelettmuskulatur hervorgebrachte Bewegung, die zu einem substanziellen Anstieg des Energieverbrauchs über den Ruhewert hinaus führt (1).

Diese von CASPERSON et al. (1) für die gesundheitsbezogene Forschung vorgeschlagene und sehr weitgefasste Definition subsumiert demnach alle berufsbezogenen Tätigkeiten, sämtliche Tätigkeiten im Haushalt und des täglichen Lebens, körperliche Freizeitbetätigung sowie Training und Sport im engeren Sinne.

Der Energieverbrauch in Ruhe (metabolische Ruherate) ist der energetische Bedarf einer ruhig sitzenden Person und entspricht beim Erwachsenen (70 kg KG) einer Sauerstoffaufnahme von etwa 3,5 ml O_2/kg/Min. oder 1,2 kcal/Min. (2).

In der gesundheitsbezogenen Aktivitätsforschung ist, um den Zusammenhang zwischen unterschiedlichen Ausprägungsgraden der körperlichen Aktivität und spezifischen Endpunkten der Morbidität und Mortalität prüfen zu können, eine möglichst exakte qualitative und quantitative Beschreibung des komplexen und multidimensionalen Phänomens des körperlichen Aktivitätsverhaltens unumgänglich (3).

Qualitative Beschreibung der körperlichen Aktivität

Um die qualitative Dimension von körperlichen Aktivitäten zu beschreiben, wurden in der Vergangenheit unterschiedliche Klassifikationsversuche vorgenommen. Diese richten sich entweder nach dem speziellen Typ der Aktivität bzw. nach ihrem Zweck (2–4).

Klassifikation nach dem Aktivitätstyp

Der Aktivitätstyp beschreibt die dominanten qualitativen Eigenschaften einer physischen Aktivität. Da jede Aktivität bestimmte mechanische und metabolische Charakteristika aufweist, findet sich häufig eine Klassifikation der verschiedenen körperlichen Aktivitäten nach diesen beiden Kriterien (4).

Eine Klassifikation nach mechanischen Kriterien erfolgt in Abhängigkeit der Art der Muskelkontraktion, die bei einer bestimmten physischen Aktivität dominiert. Diese kann statisch (Gelenkwinkel zwischen Ursprung und Ansatz eines Muskels ändert sich nicht) oder dynamisch (Stellung des Gelenks wird verändert) sein, wobei die dynamische Form vielgestaltiger ist und weiter ausdifferenziert wird (z. B. isotonisch, auxotonisch, konzentrisch, exzentrisch etc.).

Eine Klassifikation nach metabolischen Kriterien wird in Abhängigkeit der Verfügbarkeit von Sauerstoff für die Muskelkontraktion vorgenommen: aerob (mit Sauerstoff) bzw. anaerob (ohne Sauerstoff).

Bei aeroben Aktivitäten wird Energie hauptsächlich über die Glykogen- und Triglyzeridspeicher, bei anaeroben Aktivitäten über die Glykolyse (anaerob laktazid) und die energiereichen Phosphagene, vor allem Kreatinphosphat (anaerob alaktazid), bereitgestellt. Die meisten Aktivitäten beinhalten jedoch in Wirklichkeit statische und dynamische Muskelkontraktionen sowie aerobe und anaerobe Stoffwechselanteile.

Klassifikation nach dem Zweck

In der epidemiologischen Forschung hat sich die Klassifikation nach dem Kontraktionstyp oder nach metabolischen Gesichtspunkten als wenig zweckmäßig erwiesen. Die körperliche Aktivität wird hier primär nach ihrem Zweck beschrieben, z. B. berufs-, haushalts- oder freizeitbezogene körperliche Aktivität.

Berufsbezogene körperliche Aktivität ist jede in direktem Zusammenhang mit der beruflichen Ausübung verbundene körperliche Tätigkeit, die in einer Erhöhung der metabolischen Ruherate resultiert (2).

In der Vergangenheit vereinnahmte der arbeitsbezogene Energieverbrauch einen hohen Anteil des täglichen Gesamtenergieverbrauchs. Dies trifft derzeit nur noch auf wenige Berufsgruppen z. B. in der Land- und Forstwirtschaft, Schwer- und Bauindustrie zu. Der Anteil des durch arbeitsbezogene Tätigkeiten verursachten Energieverbrauchs wird noch weiter abnehmen.

In den Anfängen der epidemiologischen Aktivitätsforschung wurde hauptsächlich diese Komponente als Repräsentant der körperlichen Aktivität verwendet (3).

Haushaltsaktivität subsumiert körperliche Tätigkeiten, die in Zusammenhang mit Organisation und Aufrechterhaltung eines Haushaltes notwendig sind (2, 5).

Die Automatisierung der letzten Jahrzehnte hat auch die energetischen Anforderungen an diese Aktivitäten drastisch reduziert. Dennoch können Haushaltsaktivitäten in bestimmten Subgruppen (vor allem nicht berufstätige Frauen und Personen höheren Lebensalters) einen erheblichen Anteil des durch körperliche Aktivität verursachten Energieverbrauches vereinnahmen (5). Dieser Umstand ist für die valide Erfassung des Aktivitätsverhaltens dieser Subgruppen zu berücksichtigen.

Freizeitbezogene körperliche Aktivität ist jede in der Freizeit unternommene körperliche Aktivität, die zu einer substanziellen Erhöhung des Energieumsatzes führt (2, 4). Ein Charakteristikum der freizeitbezogenen körperlichen Aktivitäten ist, dass diese zumeist auf der Grundlage persönlicher Interessen und sozialer, gesundheitlicher, ästhetischer, fitnessorientierter oder anderer Motive gewählt werden.

In der epidemiologischen Aktivitätsforschung wird die freizeitbezogene Aktivität gegenwärtig am häufigsten zur Einschätzung des habituellen Aktivitätsverhaltens von Personen jüngeren und mittleren Lebensalters herangezogen (3).

Körperliches Training und Sport sind, wenn sie nicht berufsmäßig ausgeübt werden, Subkomponenten der freizeitbezogenen Aktivität.

Körperliches Training ist zielorientierte, wiederholt durchgeführte »überschwellige« Aktivität, die auf morphologische, metabolische und funktionelle Anpassungserscheinungen im Sinne einer Leistungsverbesserung abzielt (1). Externes Ziel kann die Optimierung der sportlichen Leistung oder aber die Stabilisierung, Förderung bzw. Wiederherstellung der Gesundheit und physischen Leistungsfähigkeit sein (4, 8, 9).

Eine wesentliche Voraussetzung für das Erreichen von Anpassungen ist das Setzen von wirksamen Belastungsreizen, um damit die Homöostase zu stören und einen regenerativ-adaptiven Mehrausgleich in Form einer Überkompensation zu stimulieren.

Trainingstherapie ist eine indikationsbezogene, nach medizinischen und trainingswissenschaftlichen Kriterien durchgeführte therapeutische Intervention mit dem Mittel des körperlichen Trainings.

Sport ist ein äußerst heterogenes Phänomen, das aufgrund seines vielschichtigen Bedeutungsgehalts nicht exakt beschrieben und abgegrenzt werden kann. Sportliche Aktivitäten können jedoch sowohl Aspekte der Leistung und des Wettkampfes als auch Aspekte der Gesundheit und Rekreation beinhalten.

Gesundheitssport ist sportliche Aktivität, die über die rein physische Komponente des körperlichen Trainings hinaus zusätzlich auch noch auf eine Verbesserung psychischer und psychosozialer Parameter der Gesundheit zielt. Im Umkehrschluss ist er als präventive Maßnahme und Schutzfaktor vor Risikofaktoren, Beschwerden und Erkrankungen zu deuten.

Sporttherapie ist eine nach medizinischen, sportwissenschaftlichen und pädagogischen Prinzipien durchgeführte therapeutische Intervention mit den Mitteln des körperlichen Trainings und des Sports, wobei physische, psychische und soziale Aspekte berücksichtigt werden.

Lebensstilaktivität ist ein relativ neuer Begriff, der sich nicht in dieses Klassifikationsschema einordnen lässt. Er beruht auf dem Konzept, dass durch die Akkumulation multipler kurzer Bewegungsimpulse, die in den routinemäßigen Tagesablauf eingebaut werden (z. B. mehr Treppensteigen, Gehen, Fahrrad als Transportmittel etc.), ein ähnlich positives Gesundheitsergebnis erzielt werden kann wie durch strukturiertes körperliches Training (6). Dieser Ansatz soll vor allem bei Bevölkerungssubgruppen, die formale Trainingsprogramme oder Sport ablehnen oder aus verschiedenen Gründen nicht durchführen können, einen Mindestgesundheitseffekt sicherstellen. Bei vormals inaktiven Personen hat sich dieser Ansatz kurzfristig als wirksam erwiesen (7).

Attribute der körperlichen Aktivität

Körperliche Fitness ist das Ergebnis gesteigerter körperlicher Aktivität oder systematischen Trainings und wird von der Richtung der körperlichen Aktivierung oder Art des bevorzugten Trainings sowie von genetischen Faktoren und Lebensstilgewohnheiten beeinflusst (1, 10).

Leistungsbezogene körperliche Fitness bezieht sich auf die Komponenten, die für eine optimale sportliche Leistungsfähigkeit Voraussetzung sind und zeigt nur eine limitierte Beziehung zu Gesundheitsfaktoren.

Gesundheitsbezogene körperliche Fitness bezieht sich auf morphologische, muskuläre, motorische, kardiorespiratorische, metabolische sowie immunologische Komponenten, deren Förderung einen biologisch nachvollziehbaren günstigen Einfluss auf den Gesundheitsstatus verschiedener Organsysteme ausüben kann. Diese werden weiter ausdifferenziert (Tab. 1).

Gesundheitsbezogene Fitness kann am besten in Form ihrer wichtigsten Subkomponenten, das sind kardiorespiratorische Ausdauer, muskuläre Kraft und Kraftausdauer, Beweglichkeit und Koordinationsvermögen sowie Körperzusammensetzung beschrieben werden.

Das der gesundheitsbezogenen Fitness zugrunde gelegte Konzept besagt, dass ein besser ausgebildeter Status jeder dieser Einzelkomponenten in einem niedrigeren Krankheitsrisiko oder einem geringeren Risiko einer funktionellen Beeinträchtigung resultiert.

Kardiorespiratorische Fitness (Synonyme: aerobe Kapazität, Ausdauerleistungsfähigkeit) bezieht sich auf die Fähigkeit, große Muskelgruppen dynamisch über einen längeren Zeitraum zu bewegen. Die Ausdauerleistungsfähigkeit hängt vom funktionellen Status des respiratorischen, kardiozirkulatorischen und metabolischen Systems ab (8, 10). Allgemein akzeptierte Parameter für die Einschätzung der kardiorespiratorischen Fitness sind die spiroergometrisch ermittelte maximale Sauerstoffaufnahme ($VO_{2\,max}$) bzw. die ergometrisch ermittelte maximale Wattleistung ($Watt_{max}$). Höhere Stufen kardiorespiratorischer Fitness werden primär mit einem verminderten Risiko gegenüber der Mortalität aller Ursachen sowie der kardiovaskulären Mortalität in Verbindung gebracht.

Muskuläre Fitness ist die Fähigkeit des muskulären Systems, Aktivitäten des täglichen Lebens (zu Hause, am Arbeitsplatz, in der Freizeit) zufriedenstellend zu meistern (8, 10). Der Begriff beschreibt den integrierten Status der Kraft und Kraftausdauer. Kraft ist eine Voraussetzung, um äußere Widerstände aktiv zu überwinden bzw. äußeren Kräften entgegenzuwirken. Die höchstmögliche Kraft, die das Nerven-Muskel-System bei maximaler Kontraktion aufbringen kann, wird als Maximalkraft bezeichnet. Die dynamische Maximalkraft kann mithilfe des 1-Repetitionsmaximums (1-RM), das ist das schwerste Gewicht, das 1-mal korrekt bewältigt werden kann, eingeschätzt werden.

Kraftausdauer ist die Widerstandsfähigkeit der Arbeitsmuskulatur gegen Ermüdung bei wiederholten Muskelkontraktionen von >30% der Maximalkraft. Eine Einschätzung wird meist mit einfachen Feldtests vorgenommen. Höhere Stufen muskulärer Fitness werden mit einer verminderten Inzidenz von chronischen Beschwerden am Halte- und Bewegungsapparat und einer geringeren Rate muskuloskelettärer Verletzungen assoziiert.

Die muskuläre Fitnesskomponente wurde lange Zeit aufgrund der starken Betonung der kardiorespiratorischen Komponente vernachlässigt und findet erst seit einigen Jahren auch in Aktivitätsempfehlungen stärkere Beachtung (8).

Beweglichkeit (Synonym: Flexibilität) ist die Fähigkeit, die verschiedenen gelenkigen Verbindungen leicht und über die volle physiologische Bandbreite zu bewegen (8). Ein ausreichendes Maß an Beweglichkeit ist Voraussetzung für eine qualitativ und quantitativ gute Bewegungsausführung.

Koordinative Fähigkeiten charakterisieren das Zusammenspiel von Zentralnervensystem und Skelettmuskulatur innerhalb eines gezielten Bewegungsablaufes. Die neuromuskuläre Koordination zeigt sich im intra- und intermuskulären Zusammenspiel agonistischer und synergistischer Muskelkontraktionen. Sie gewährleistet die zielgerechte Ausführung von Bewegung unter ökonomischer Kraftentfaltung. Die koordinativen Fähigkeiten basieren auf Merkmalen wie Gleichgewichtsfähigkeit, Reaktionsfähigkeit, Orientierungsfähigkeit u. a.

Körperzusammensetzung: Im angloamerikanischen Raum wird auch diese Komponente zur gesundheitsbezogenen Fitness gerechnet (8). Sie gibt das Verhältnis zwischen Fettmasse und fettfreier Körpermasse an. Die Einschätzung des relativen Anteils an Körperfett kann mit verschiedenen Labor- und Feldmethoden erfolgen. Eine exzessive viszerale Fettansammlung

Komponenten	Subkomponenten
Morphologische	Bodymass-Index Körperzusammensetzung Subkutane Fettverteilung Abdominales viszerales Fett Knochendichte Gelenksbeweglichkeit
Kardiorespiratorische	Submaximale Ausdauerleistung VO_{2max} Herzfunktion Lungenfunktion Blutdruckverhalten

Metabolische	Glukosetoleranz
	Insulinsensitivität
	Lipid- und Lipoprotein-
	  metabolismus
	Charakteristika der Substrat-
	  oxidation

Muskuläre	Schnellkraft Maximalkraft Kraftausdauer
Motorische	Geschicklichkeit Gleichgewicht Koordination Schnelligkeit

Immunologische	Lymphozytenverteilung
	  und Funktion
	Leukozytenverteilung
	  und Funktion
	Immunglobuline

Tab. 1
Komponenten und Subkomponenten gesundheitsbezogener Fitness (10)

ist mit einer höheren Inzidenz der Hypertonie, des Typ-2-Diabetes und der Hyperlipidämie assoziiert. Die Körperzusammensetzung ist besonders stark von genetischen Faktoren beeinflusst (10).

Art der Aktivität	Leicht (<3 MET bzw. <3,5 kcal/Min.)	Moderat (3–6 MET bzw. 3,5–7 kcal/Min.)	Schwer (>6 MET bzw. >7 kcal/Min.)
Berufliche Tätigkeit	Büroarbeit sitzend Arbeit hinter Pult stehend Berufskraftfahrer, Maschinist	Stehend mit Gehen oder Heben von Lasten (25 kg) Feuerwehr, Straßenbau, Eisenindustrie, Baugewerbe	Schwerarbeit (Bergbau, Ladetätigkeit)
Transport	Autofahren, Benützung öffentlicher Verkehrsmittel	Radfahren zur Arbeit, Gehen zur Arbeit/Busstation, Treppensteigen	Treppensteigen mit Last
Hausarbeit	Staubsaugen, Staubwischen, Betten machen, Kochen, Abwaschen, Bügeln	Generelles Reinigen, Fenster-, Boden putzen Autowäsche, Ausmalen, Reparaturarbeiten Einkauf zu Fuß mit Last	Tragearbeiten, Möbel umstellen
Kinderaufsicht	Spielen (sitzend oder stehend) Kind füttern, wickeln, anziehen Spazieren mit Kinderwagen	Aktives Spiel (gehend und laufend) Tragen, Heben eines Kindes Zügiges Gehen mit Kinderwagen	
Gartenarbeit	Jäten, Säen	Hecken schneiden, Rasenmähen (Motormäher), Schneeschaufeln	Rasenmähen (Handmäher), Erdarbeiten
Freizeitaktivität	Spazieren, Gehen (< 4 km/h)	Zügiges Gehen (4–7 km/h), Gehband (4–7 km/h)	Bergangehen mit Last (10–20 kg) Joggen, Laufen
		Treppensteigen Steppgerät (langsam), Trampolin Bergwandern Rad als Trasportmittel (Einkauf, Arbeit) Radausflug mit Familie (< 15 km/h)	Treppensteigen mit Last Steppgerät (schnell) Klettern Radfahren schnell (>15 km/h) Mountainbiken
	Standfahrrad (25 Watt) Baden	Standfahrrad (50–100 Watt) Längen schwimmen (mäßig schnell)	Standfahrrad (> 100 Watt) Längen schwimmen (schnell)
	Fischen	Schnorcheln, Tauchen, Surfen Rudern, Rudergerät (40–100 Watt)	Surfen (Wettkampf) Rudern (schnell), Rudergerät (>100 Watt)
	Stretching	Gymnastik, Krafttraining an Maschinen Wassergymnastik, Aerobic (low impact) Tanz langsam (Disko, Volkstanz, klassisch)	Circuittraining an Maschinen Aerobic (high impact), Steppaerobic Tanz schnell (Disko, Volkstanz, klassisch)
	Billard, Kegeln, Dart Volleyball (sozial)	Golf, Badminton, Tennis (sozial) Volleyball (Verein), Basketball Inlineskaten (langsam) Eislaufen, Schilaufen, Schiwandern	Badminton, Tennis (Verein) Beach-Volleyball Inlineskaten (schnell) Schilanglauf, Touren, Bergwandern

Tab. 2

Klassifikationsschema der körperlichen Aktivität
auf der Grundlage der absoluten Intensität:
Beispiele für berufs-, haushalts- und freizeitbezogene Tätigkeiten (11)

◁

Quantitative Beschreibung der körperlichen Aktivität

Die quantitative Beschreibung der körperlichen Aktivität, ihrer Komponenten und Subkomponenten erfolgt über die Intensität einer Aktivität, deren zeitliche Dauer sowie über die Häufigkeit oder Frequenz der physischen Tätigkeit.

Intensität: Die Intensität oder der Anstrengungsgrad einer körperlichen Aktivität kann als absolute oder relative Größe beschrieben werden.

Absolute Intensität: Die absolute Intensität bezieht sich auf die aktuelle Rate der Energieverbrennung und kann mithilfe der metabolischen Äquivalente (MET) quantifiziert werden. MET repräsentiert das Verhältnis zwischen dem Energieverbrauch während der Muskelarbeit und dem Ruheenergieverbrauch (2, 3).

1 MET entspricht dem Ruheenergieverbrauch von 3,5 ml O_2/kg KG/Min. oder umgerechnet 1,2 kcal/Min. Somit lässt sich praktisch jede körperliche Aktivität als multiple Größe des Ruheenergieverbrauchs darstellen. 4 MET entsprechen beispielsweise dem 4-fachen Ruheenergieverbrauch (14 ml O_2/kg KG/Min.).

Die absolute Intensität wird vor allem innerhalb der epidemiologischen Aktivitätsforschung verwendet. Ein großer Teil der derzeit verfügbaren Evidenz zum Zusammenhang zwischen der körperlichen Aktivität und der Mortalität beruht auf Kohortenuntersuchungen, in denen die körperlichen Aktivitäten auf der Grundlage der absoluten Intensität klassifiziert wurden.

Die umfassendste und aktuellste Systematik mit differenzierten MET-Angaben für mehr als 600 berufs-, haushalts- und freizeitbezogene Aktivitäten stammt von der Arbeitsgruppe um AINSWORTH (11). Neuerdings findet die absolute Intensität auch für Zwecke der Aktivitätsverordnung Verwendung (12, 13).

Derzeit wird für die gesundheitsbezogene Aktivitätsforschung auf Grundlage der absoluten Intensität folgende Klassifikation vorgeschlagen (12, 13):

Leichte körperliche Aktivität ist jede Aktivität, die aus energetischer Sicht weniger als 3 MET bzw. weniger als 3,5 kcal/Min. benötigt (12, 13). Dies entspricht einem langsamen Gehtempo von < 4 km/h. Viele berufsbezogene Tätigkeiten sowie Verrichtungen im Haushalt und im täglichen Leben fallen in diese Kategorie.

Moderate körperliche Aktivität ist jede Aktivität, die aus energetischer Sicht 3–6 MET bzw. 3,5–7 kcal/Min. benötigt (12, 13). Dies entspricht etwa einem Gehtempo von 4–7 km/h und liegt für viele Menschen innerhalb der erreichbaren körperlichen Möglichkeiten. Moderate Aktivitäten können üblicherweise über eine längere Zeitdauer durchgehalten werden.

Der gesundheitliche Wert moderat intensiver Aktivitäten wird in neueren Leitlinien, die von den »Centers for Disease Control and Prevention« (CDC) initiiert wurden, besonders betont (12, 13).

Schwere körperliche Aktivität ist jede Aktivität, die aus energetischer Sicht mehr als 6 MET bzw. mehr als 7 kcal/Min. benötigt (12, 13). Dies ist ein Bereich, den man bei einer Vielzahl von Sportarten, vorübergehend jedoch auch bei schwerer manueller Arbeit erreichen kann.

Tab. 2 zeigt eine Übersicht häufiger berufs-, haushalts- und freizeitbezogener Aktivitäten auf der Grundlage der absoluten Intensität.

Relative Intensität: Die Verwendung der relativen Intensität als Maß für den Anstrengungsgrad einer körperlichen Aktivität basiert überwiegend auf klinischen Versuchen und Trainingsstudien, in denen die kurzfristigen Auswirkungen (Wochen bis Monate) strukturierter Trainingsprogramme auf das kardiorespiratorische Leistungsvermögen, das kardiovaskuläre Risikoprofil, die muskuläre Leistungsfähigkeit, die Knochendichte sowie auf andere intermediäre Endpunkte untersucht wurden.

Die relative Intensität wird routinemäßig in der präventiven oder therapeutischen Verordnung des körperlichen Trainings auf Grundlage eines symptomlimitierten maximalen Belastungstests festgesetzt. Beispielsweise kann sie bei kardiorespiratorischer bzw. kardiovaskulärer Zielsetzung jeweils als Prozentsatz der maximalen Wattleistung ($\%Watt_{max}$), maximalen Sauerstoffaufnahme ($\%VO_{2max}$), Sauerstoffreserve ($\%VO_2R$), Herzfrequenzreserve ($\%HFR$) oder maximalen Herzfrequenz ($\%HF_{max}$) formuliert werden, bei muskulärer Zielsetzung z. B. als Prozentsatz des 1-Repetitionsmaximums ($\%1\text{-RM}$) (4, 8).

Das »American College of Sports Medicine« (ACSM) empfiehlt derzeit für die Anhebung und Erhaltung der kardiorespiratorischen Leistungsfähigkeit eine Intensitätsbandbreite von 40–85% HFR bzw. 55–90% HF_{max}, die in Abhängigkeit von Ausgangsleistungsfähigkeit, Risikoprofil und Lebensalter eingeengt wird (8, 9).

In epidemiologischen Untersuchungen fand die relative Intensität bisher aufgrund methodischer Hürden kaum Verwendung. Da sich das Verhältnis zwischen absoluter und relativer Intensität sowohl in Abhängigkeit des maximalen Leistungsvermögens als auch im Altersverlauf verändert, ist ein direkter Vergleich der beiden Größen nur annäherungsweise möglich (Tab. 3).

Die alleinige Verwendung der absoluten Intensität zur Trainingsverordnung ist problematisch, da ein und dieselbe Aktivität, z. B. ein sehr zügiges Gehtempo von 5–6 km/h (etwa 4–5 MET) in Abhängigkeit des maximalen Leistungsvermögens für einen körperlich inaktiven älteren Patienten in relativen Werten ausgedrückt bereits hoch intensiv (>85% HFR), für eine jüngere ausdauertrainierte Person hingegen sehr leicht (z. B. <35% HFR) sein kann.

Dauer der körperlichen Aktivität: Die Belastungsdauer ist der Zeitraum (in Minuten oder Stunden), über den eine bestimmte physische Tätigkeit durchgeführt wird. In einem strukturierten Trainingsprogramm ist die Dauer wesentlich leichter zu quantifizieren als im routinemäßigen Tagesverlauf, der durch eine Vielzahl kurzer Bewegungsimpulse unterschiedlicher Intensität gekennzeichnet sein kann.

Währenddessen traditionelle Richtlinien für die kardiovaskuläre Primär- und Sekundärprävention eine Dauer von 20–60 Minuten vorgeben (8, 9), ist gemäß neuerer Aktivitätsempfehlungen (12, 13), die sich auf die Ergebnisse einiger randomisierter kontrollierter Versuche stützen (14), auch eine Akkumulation von über den Tag verteilten, kurzen Bewegungsimpulsen (8–10 Min.) gesundheitlich wirksam.

Häufigkeit der körperlichen Aktivität: Die Beschreibung der Häufigkeit oder der Frequenz körperlicher Aktivitäten erfolgt pro Tag, Woche oder Monat. Üblicherweise wird die Anzahl der Bewegungseinheiten in einer typischen Woche beschrieben.

Die traditionellen ACSM-Richtlinien empfehlen für strukturiertes Audauertraining eine Häufigkeit von 3–5-mal pro Woche (8), die CDC-Aktivitätsempfehlungen legen moderate Aktivität an den meisten Tagen der Woche, besser jedoch täglich nahe (12, 13).

Akkumulierter Energieverbrauch: Die Interaktion zwischen Intensität, Dauer und Häufigkeit der im Tages- und Wochenverlauf akkumulierten Bewegungsimpul-

Kategorien	Relative Intensität (in %VO$_{2max}$)	Absolute Intensität (in MET)*			
		jung	mittleres Alter	höheres Alter	sehr hohes Alter
Ruhe	<10	1,0	1,0	1,0	1,0
Sehr leicht	<35	<4,5	<3,5	<2,5	<1,5
Leicht	<50	<6,5	<5,0	<3,5	<2,0
Moderat	<70	<9,0	<7,0	<5,0	<2,8
Schwer	>70	>9,0	>7,0	>5,0	>2,8
Maximal	100	13,0	10,0	7,0	4,0
VO$_{2max}$ (ml O$_2$/kg KG/Min.)		(45,5)	(35)	(24,5)	(14)

Tab. 3
Kategorisierung der relativen und absoluten
Intensität körperlicher Aktivitäten
in Beziehung zu Lebensalter und Ausgangsleistungsfähigkeit (VO$_{2max}$) (8, 10)

* = 1 MET entspricht 3,5 ml O$_2$/kg KG/Min.

se bestimmt die Gesamtdosis und damit das Ausmaß der durch körperliche Aktivität verursachten Energieverbrennung. Dieser energetische Wert kann unter Heranziehung des Klassifikationsschemas nach AINSWORTH (11) in Form der MET-Min./Woche, MET-Std./Woche, kcal/Woche oder kcal/kg KG/Woche ausgedrückt werden.

Generell wird vermutet, dass viele Gesundheitseffekte, die mit einer gesteigerten körperlichen Aktivität assoziiert werden, von der Höhe des energetischen Wertes abhängen, der durch körperliche Betätigung umgesetzt wird. Die kalorische Mindestschwelle, die einen klinisch relevanten präventiven Gesundheitseffekt bewirkt, kann für die verschiedenen Krankheitsbilder unterschiedlich hoch sein. Die ACSM-Richtlinien geben eine energetische Zielbandbreite von 150–400 kcal/d vor (8). Auch die CDC-Empfehlungen gehen davon aus, dass ein Mindestwert von etwa 150 kcal/d (1 000 kcal pro Woche) notwendig erscheint, um einen Mindestgesundheitseffekt zu erzielen (12, 13). Diese Angaben basieren allerdings nur auf den Ergebnissen einiger weniger Studien.

Epidemiologische Konzepte und Methoden in der Aktivitätsforschung

Werden die Definitionen der körperlichen Aktivität und Epidemiologie miteinander verbunden, so erwächst daraus das Konzept einer »Physical-Activity-Epidemiology«, die sich im deutschsprachigen Raum als Forschungszweig erst langsam zu entwickeln beginnt.

Physical-Activity-Epidemiology ist eine Subdisziplin der Epidemiologie, welche die Determinanten und die Verteilung des Aktivitätsverhaltens in Populationen untersucht und mit den Methoden der deskriptiven Epidemiologie beschreibt, die Beziehung zwischen der körperlichen Aktivität bzw. Fitness und bestimmten Krankheits- oder Gesundheitsmerkmalen erforscht und das daraus gewonnene Wissen für die Planung, Umsetzung und Evaluation von Interventionsstrategien nützt (15).

Erhebungsmethoden der körperlichen Aktivität in Populationen

Die Erhebung des körperlichen Aktivitätsverhaltens macht einen beträchtlichen Teil der epidemiologischen Arbeit aus. Zugleich ist sie einer der kritischen Faktoren in diesem Forschungszweig und zum Teil immer noch mit erheblichen methodischen Problemen behaftet. Diese Probleme resultieren vor allem aus dem Fehlen valider standardisierter Messinstrumentarien und der unterschiedlichen Zielrichtung, Präzision und praktischen Anwendbarkeit der verschiedenen Messmethoden (16).

Um die Aktivitätsgewohnheiten in Populationen zu quantifizieren, wurde in der Vergangenheit ein Reihe von subjektiven und objektiven Messverfahren eingesetzt (2).

Die in nationalen Aktivitätserhebungen und den großen Kohortenstudien am häufigsten verwendeten Erhebungsinstrumentarien sind der Aktivitätsfragebogen und die Interviewtechnik (3).

Die verschiedenen Fragebögen können je nach Zielrichtung in ihrem Umfang beträchtlich variieren und reichen von der 1-Item-Frage bis hin zu sehr komplexen,

retrospektiven Instrumentarien, in denen eine Einschätzung der verschiedenen Komponenten und Subkomponenten der körperlichen Aktivität sowie des akkumulierten Energieverbrauchs erfolgt (3).

Diese auch für Klinik und Praxis praktikablen und kostengünstigen, jedoch subjektiven Methoden haben allerdings auch entscheidende Nachteile. Fragebogenerhebungen und Interviews sind für systematische Verzerrungen anfällig, da sie dem »Beantworter-Bias« unterliegen. Im Bereich der leichten (< 3 MET) und moderaten (3–6 MET) Aktivitäten, die subjektiv wesentlich schwieriger einzuschätzen sind als schwere Aktivitäten (> 6 MET), kann es sehr leicht zu Missklassifikationen kommen.

Demgegenüber stehen objektive Messmethoden, wie die Erfassung des Energieverbrauchs mit der DLW-Methode (Doubly Labeled Water), mit mechanischen oder elektronischen Bewegungssensoren (z. B. Pedometer, Akzelerometer), dem Herzfrequenzmonitoring oder der kardiorespiratorischen Fitness.

Die breite Anwendbarkeit der DLW-Methode, der genauesten unter diesen Verfahren, scheitert vor allem an den hohen Kosten und am Umstand, dass diese Technik nur ein kurzfristiges Bild des Energieverbrauchs widerspiegelt und nichts über die Art der körperlichen Aktivität aussagen kann, die diesen Energieverbrauch verursacht hat (2).

Pedometer und Akzelerometer sind mechanische Sensoren, die die Anzahl der Schritte bzw. die Beschleunigung der Gliedmaßen erfassen können. Beide Methoden haben nur beschränkte Einsetzbarkeit, da sie nicht in der Lage sind, eine Steigerung des Energieverbrauchs, die sich aus Oberkörperbewegungen, dem Tragen einer Last oder der Veränderung der Bodenbeschaffenheit ergibt, zu registrieren (17). Etwas bessere Ergebnisse werden erzielt, wenn sie in Verbindung mit der Registrierung der Herzfrequenz eingesetzt werden.

Die gut abgesicherte umgekehrte Beziehung zwischen der kardiorespiratorischen Fitness und kardiovaskulären Sterblichkeit sowie Gesamtsterblichkeit hat teilweise dazu geführt, diese Größe als »Surrogat« für die körperliche Aktivität zu verwenden (2). Der große Vorteil der Erhebung der kardiorespiratorischen Fitnesskomponente mithilfe einer symptomlimitierten maximalen Ergometrie liegt darin, dass es sich dabei um eine objektive Messmethode handelt, die nicht (wie in den Fragebogenerhebungen) dem »Antworter-Bias« unterliegt.

Ihr Nachteil ist, dass sie nur einen Ausschnitt des komplexen habituellen Aktivitätsverhaltens widerspiegeln kann (vor allem mäßig intensive bis intensive dynamische Ausdaueraktivität) und ihr Ausmaß zusätzlich von genetischen Faktoren beeinflusst wird. So korreliert die kardiorespiratorische Fitness nur mit schweren körperlichen Aktivitäten (>6 METS) zufriedenstellend.

Erforschung der Assoziation zu verschiedenen Endpunkten der Morbidität und Mortalität

Aktionsmechanismen

Gesundheitsbezogene Effekte als Folge regelmäßiger körperlicher Betätigung sind das Resultat einer Kombination von akuten (Minuten bis Tage) und chronischen (Wochen bis Jahre) Reaktionen, die nicht isoliert voneinander betrachtet werden können (10).

Positive Akutreaktionen betreffen vor allem Blutdruck, Lipoproteine, Glukosemetabolismus, vaskuläre Reaktivität, Hämostase und immunologische Funktion, chronische Reaktionen in erster Linie die funktionelle und morphologische Anpassung involvierter Organsysteme, z.B. kardiopulmonales, muskuläres, össäres System. In der Regel sind es multiple biologische Mechanismen, die, durch körperliche Aktivität induziert, einen bestimmten positiven Gesundheitseffekt ergeben (18).

Aufgrund der Komplexität dieser Reaktionen und dem derzeit nur lückenhaften Wissen über die Veränderungen auf zellulärer oder subzellulärer Ebene lässt sich nicht immer eindeutig bestimmen, welche qualitativen und quantitativen Komponenten der körperlichen Aktivität für welche Gesundheitsergebnisse verantwortlich sind. Für die gesundheitsbezogene Aktivitätsforschung haben jedoch die in Tab. 4 zusammengefassten Faktoren besondere Bedeutung.

Eine gesteigerte metabolische Funktion als Folge eines erhöhten kalorischen Verbrauchs wird generell mit einer verminderten Morbidität und Mortalität in Zusammenhang gebracht. Die regelmäßige aerobe Stimulierung wirkt durch ihren positiven Einfluss auf das kardiozirkulatorische System primär kardioprotektiv. Der externen Gewichtsbelastung und aktiven Überwindung der Gravitationskraft werden in der Prävention der Osteoporose besondere Bedeutung beigemessen. Kraftentwicklung und Dehnungreiz sind Dimensionen mit protektiver Wirkung gegenüber chronischen Rückenbeschwerden und dem vorzeitigen Funktionsverlust. Diese einzelnen Dimensionen beziehen sich dabei jedoch nicht exklusiv auf das eine oder andere Krankheitsbild; die Übergänge sind eher fließend.

Will man die Beziehung zwischen der körperlichen Aktivität und einem bestimmten Krankheitsbild untersuchen, ist es von Bedeutung, sich auf die Dimensionen zu konzentrieren, die am wahrscheinlichsten mit dem Ergebnis in Verbindung stehen könnten bzw. auf die biologischen Mechanismen, die dabei wirksam werden.

Dosis-Wirkungs-Beziehung

Eine der wichtigsten Fragen im Umgang mit Bewegungsempfehlungen ist, welches Gesamtvolumen an körperlicher Aktivität bzw. Training notwendig ist, um frühzeitige funktionelle Einschränkungen, verschiedene Morbiditäten oder die vorzeitige Sterblichkeit zu verhindern.

Viele Befunde weisen darauf hin, dass keine allgemein gültige Dosis-Wirkungs-Beziehung besteht, die auf alle Endpunkte der Morbidät und Mortalität gleichermaßen zutreffen könnte. Diese Beziehung kann für verschiedene krankheitsbezogene Endpunkte unterschiedlich ausfallen. Stark vereinfacht lässt sie sich jedoch anhand von 3 unterschiedlichen Kurven beschreiben (Abb.1).

Kurve A legt zugrunde, dass der größte Teil des maximal erreichbaren Gesundheitseffekts bereits mit moderaten Stufen körperlicher Aktivität oder Fitness erzielt werden kann.

Dieser Denkansatz beruht auf Daten einiger Kohortenuntersuchungen, in denen die Reduktion der Mortalität in den als »sehr aktiv« klassifizierten Gruppen kaum nennenswert höher ausfiel als in den »moderat« aktiven Gruppen (19).

Die aktuellen CDC-Empfehlungen (12, 13) basieren auf diesem Konstrukt, das, wenn es stimmt, besonders aus Sichtweise der öffentlichen Gesundheit interessant ist, da mit einem relativ bescheidenen Aufwand ein bedeutender Effekt zu erzielen ist.

Aktuelle evidenzbasierte Daten zur Assoziation zwischen der körperlichen Aktivität und den verschiedenen Endpunkten der Mortalität (Gesamtmortalität, kardiovaskuläre Mortalität, Krebsmortalität) sprechen jedoch am ehesten für

Tab. 4
Dimensionen der körperlichen Aktivität
mit möglichen Wirkmechanismen
und beeinflussten Krankheitsbildern

Dimension	Mögliche Mechanismen	Beeinflusste Krankheitsbilder
Kalorienverbrauch	Gesteigerter Metabolismus	Kardiovaskuläre Erkrankungen Maligne Tumorerkrankungen Diabetes mellitus Typ 2 Hypertonie Fettstoffwechselstörungen Adipositas
Aerober Stimulus	Gesteigerte kardiale Funktion	Koronare Herzkrankheit Diabetes mellitus Typ 2 Hypertonie Fettstoffwechselstörungen
Gewichtsbelastung Gravitation	Gesteigerter ossärer Zug, Druck	Osteoporose
Muskulärer Stimulus	Kraft(ausdauer)steigerung	Unspezifische Rückenschmerzen Allgemeine funktionelle Beeinträchtigung
Dehnungsreiz	Gelenksbeweglichkeit	Allgemeine funktionelle Beeinträchtigung

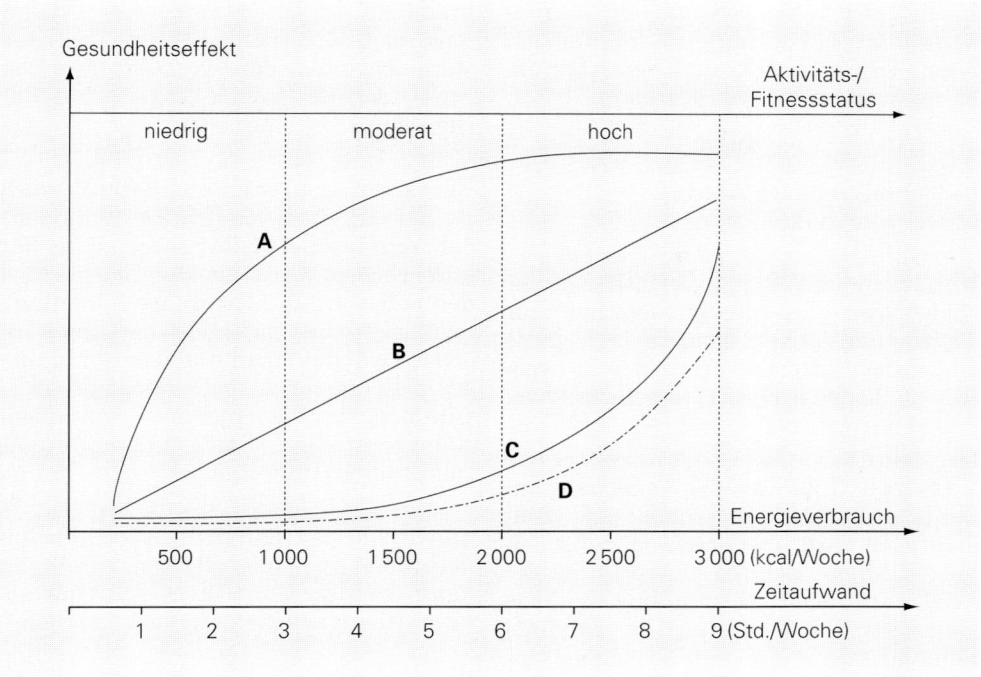

Abb. 1

Schematische Darstellung unterschiedlicher
Dosis-Wirkungs-Beziehungen (19, 20)

eine Beziehung, die der Kurve B nahe kommt (20). In dieser weitgehend linearen Beziehung stehen die Dosis und der zu erwartende Gesundheitseffekt in einem direkt proportionalen Verhältnis.

Kurve C geht davon aus, dass bedeutende Gesundheitseffekte erst bei hohen Dosen körperlicher Aktivität erzielt werden. Evidenzbasierte Daten zur Prävention der Osteoporose legen diese Beziehung nahe (20).

Daneben können verschiedene Faktoren, wie Geschlecht, klinischer Status, Risikoprofil, Ausgangsleistung, Medikamentenkonsum u. a., die Dosis-Wirkungs-Beziehung individuell beeinflussen.

Bei Betrachtung der Dosis-Wirkungs-Beziehung ist zusätzlich zu beachten, dass mit zunehmender Gesamtdosis auch die Rate unerwünschter Wirkungen zunimmt (Kurve D). Diese äußern sich primär in einer erhöhten muskuloskelettären Verletzungsrate (21) sowie einer erhöhten Rate kardiovaskulärer Komplikationen.

Die Intensität spielt dabei eine Schlüsselrolle. Sie ist nicht nur (sofern ein bestimmter Minimalreiz überschritten wird) Auslöser günstiger Adaptationen, sondern auch umgekehrt ein Verursacher unerwünschter Nebenwirkungen, wenn der Stimulus zu stark wird.,

Aus bevölkerungsbezogener und individueller Sichtweise ist ein Bereich anzustreben, in dem ein bedeutender Gesundheitseffekt bei gleichzeitig minimalem Nebenwirkungsprofil und vertretbarem Zeitaufwand erzielt werden kann.

Bedeutung unterschiedlicher Untersuchungsdesigns

Untersuchungsdesigns, die bisher in der epidemiologischen Aktivitätsforschung zur Anwendung kamen, können in 2 große Kategorien unterteilt werden – in experimentelle und in observationelle Studien.

Der randomisierte kontrollierte Versuch (RKV) als der »goldene Standard« unter den experimentellen Studientypen wird üblicherweise in Arzneimittelstudien oder zur Überprüfung der Effektivität einer Behandlungsmethode eingesetzt. Die Zuordnung der Studienteilnehmer in mindestens 2 Gruppen (Interventionsgruppe, Kontrollgruppe) erfolgt mit einer Zufallszuteilung (Randomisierung). Die meist relativ kleinen Gruppen von Probanden können exakt verfolgt, die Versuchsbedingungen von äußeren, unvorhergesehenen Einflüssen weitgehend freigehalten werden. Die Auswahl der Teilnehmer ist gut steuerbar, sodass relativ homogene Gruppen entstehen. Arzneimittelstudien werden in der »Doppelblindtechnik« durchgeführt, d. h., weder Untersuchter noch Untersucher wissen, ob eine aktive (Verum) oder eine inaktive Substanz (Plazebo) eingenommen wird.

Randomisierte kontrollierte Versuche haben die höchste Beweiskraft und damit die höchste Evidenzstufe, sie sind aber innerhalb der »Physical-Activity«-Epidemiologie eher noch rar. Randomisierte kontrollierte Versuche können zum Einsatz kommen, wo kurz- bis mittelfristige Gesundheitseffekte einer Bewegungsintervention untersucht werden. Bisher wurden randomisierte kontrollierte Versuche vor allem im Zusammenhang mit der Sekundärprävention der koronaren Herzkrankheit, des Typ-2-Diabetes, der Hypertonie, der Adipositas, bei Fettstoffwechselstörungen und in der Sekundärprävention der Osteoporose und des chronischen Rückenschmerzes eingesetzt.

Ein randomisierter kontrollierter Versuch ist jedoch, wenn langfristige (Jahre bis Jahrzehnte) Gesundheitsergebnisse der körperlichen Aktivität untersucht werden sollen (z. B. Mortalitätsendpunkte), aus logistischen, methodischen und ethischen Gründen nicht realisierbar. In diesem Fall muss sich die Evidenz auf observationelle Studienergebnisse, vor allem Kohortenstudien (KHS) und Fall-Kontroll-Studien (FKS) stützen.

So wie in der traditionellen krankheitsbezogenen epidemiologischen Forschung kann auch die körperliche Aktivität als Expositionsvariable untersucht werden.

Die Kohortenstudie (Synonyme: prospektive Studie, Longitudinalstudie) geht von einer Population (Kohorte) aus, die zu Studienbeginn zumeist frei von der zu untersuchenden Krankheit ist. Die Kohorte wird entsprechend dem Vorliegen der Exposition (z. B. sehr niedrige bis sehr hohe Grade körperlicher Aktivität oder Fitness) in Subgruppen unterteilt. Jedes Individuum, das zur Kohorte gehört, wird über eine festgesetzte Zeitspanne beobachtet und das Auftreten des Zielereignisses registriert. Der Vorteil dieses Studientyps ist, dass er sich sehr gut zur Untersuchung von Krankheiten mit langer Entwicklungszeit (z. B. kardiovaskuläre Erkrankungen, maligne Tumorerkrankungen) eignet (22).

Kohortenuntersuchungen haben daher in der gesundheitsbezogenen Aktivitätsforschung einen sehr hohen Stellenwert. Der überwiegende Anteil der derzeit verfügbaren Evidenz zur Assoziation zwischen bestimmten Ausprägungsgraden der körperlichen Aktivität bzw. Fitness und der Mortalität und Morbidität stammt aus diesem Studientyp.

Im Gegensatz zur Kohortenstudie geht die Fall-Kontroll-Studie vom Endergebnis aus und fragt retrospektiv nach Unterschieden in der vorausgegangenen Exposition. Ein Teil der gegenwärtigen Evidenz zur Beziehung zwischen der körperlichen Aktivität und spezifischen malignen Tumorerkrankungen beruht auf Fall-Kontroll-Studien.

Ein entscheidender Nachteil beider Studientypen ist jedoch, dass sie aufgrund ihres nichtexperimentellen Designs (weder Randomisierung noch Kontrollgruppe) gegenüber systematischen Fehlern (Bias) und verschiedenen Störvariablen (Confounders), die das Endergebnis beeinflussen können, wesentlich anfälliger sind als randomisierte kontrollierte Versuche (22).

Evidenzbasierte Beurteilung von Ergebnissen der Aktivitätsforschung

Derzeit beginnen sich auch bei der Bewertung von Ergebnissen der gesundheitsbezogenen Aktivitätsforschung evidenzbasierte Kriterien durchzusetzen (20). Wie bei anderen präventiven oder therapeutischen Maßnahmen lassen sich auch Studienergebnisse zur körperlichen Aktivität unter Heranziehung des methodologischen Regelwerkes der Evidence-based Medicine beurteilen und mithilfe der Evidenzstufen und Grade der Empfehlung in eine hierarchische Ordnung bringen (23–25) (Tab. 5).

Die höchst mögliche Evidenzstufe (1a) haben systematische Reviews (z. B. Cochrane

Tab. 5
Hierarchie der Evidenzstufen und Grade der Empfehlung in Präventions- bzw. Therapiestudien (25)

Grad der Empfehlung	Evidenzstufe	Studientyp
A	1a	Systematische Review von randomisierten, kontrollierten Versuchen (mit Homogenität)
	1b	Einzelne randomisierte kontrollierte Versuche hoher Qualität (mit engem Konfidenzintervall)
B	2a	Systematische Review von Kohortenstudien (mit Homogenität) (nichtrandomisierte kontrollierte Versuche hoher Qualität)
	2b	Einzelne Kohortenstudien hoher Qualität bzw. randomisierte kontrollierte Versuche (mit methodischen Mängeln)
	3a	Systemische Review von Fall-Kontroll-Studien
	3b	Einzelne Fall-Kontroll-Studien
C	4	Fall-Serien; Kohortenstudien und Fall-Kontroll-Studien (mit methodischen Mängeln)
D	5	Konsensuskonferenzen, Expertenmeinungen, narrative Übersichten

Reviews), die auf der Basis hochwertiger randomisierter kontrollierter Versuche erstellt werden. Eine Metaanalyse kann, muss aber nicht zwingend Bestandteil einer systematischen Review sein (24).

Auf Stufe 1b folgen qualitativ hochwertige einzelne randomisierte kontrollierte Versuche. Kohortenuntersuchungen hoher Qualität, die zu einer systematischen Review zusammengefasst sind – in manchen Einteilungen auch nicht-randomisierte kontrollierte Versuche – werden in Evidenzstufe 2a gereiht, einzelne Kohortenstudien in 2b. Es folgen Fall-Kontroll-Studien und Fallserien (Evidenzstufe 3 bzw. 4). Der untersten Stufe (Evidenzstufe 5) werden Konsensuskonferenzen, Expertenmeinungen oder traditionelle narrative Übersichtsarbeiten zugeordnet.

Bei dieser hierarchischen Einteilung der Evidenz handelt es sich primär um formale Kriterien, die eine möglichst verzerrungsfreie Wiedergabe wissenschaftlicher Ergebnisse gewährleisten sollen, d. h., eine niedrige Evidenzstufe ist nicht mit einem unzutreffenden Inhalt der Informationen gleichzusetzen.

Die aktuellsten evidenzbasierten Daten in Bezug auf unterschiedliche Endpunkte der Morbidität und Mortalität sind in Tab. 6 zusammengefasst. Angeführt werden jeweils die Anzahl einbeziehbarer Studien, ihre Evidenzstufe sowie Richtung und Stärke der Assoziation oder Wirkung bzw. der zu erwartende Effekt.

Die Evidenz zu den Auswirkungen der körperlichen Aktivität auf die Sekundärprävention der koronaren Herzkrankheit, Hypertonie, Adipositas, Fettstoffwechselstörungen, des Typ-2-Diabetes sowie der chronischen Rückenschmerzen und Osteoporose beruht auf systematischen Reviews von randomisierten kontrollierten Versuchen oder einzelnen hochwertigen randomisierten kontrollierten Versuchen und erreicht Evidenzstufe 1a und 1b (Grad der Empfehlung: A).

Die Evidenz zu den verschiedenen Mortalitätsendpunkten (Gesamt-, kardiovaskuläre, Krebsmortalität) beruht auf Kohorten- und Fall-Kontroll-Studien und erreicht Evidenzstufe 2a und 2b (Grad der Empfehlung: B).

Die CDC-Aktivitätsempfehlungen (12, 13) können, da sie noch nicht nach strengen evidenzbasierten Kriterien erstellt wurden, nur in Evidenzstufe 5 (Grad der Empfehlung: D) eingeordnet werden.

▷

Tab. 6
Übersicht zur Wirkungsweise gesteigerter körperlicher Aktivität/Fitness auf unterschiedliche Endpunkte der Morbidität und Mortalität auf der Grundlage aktueller evidenzbasierter Daten (20)

SR	Systematische Review
SR/MA	Systematische Review mit Metaanalyse
(RRR)*	Metaanalytisch berechnete relative Risikoreduktion einer eigenen, noch nicht abgeschlossenen systematischen Review nach COCHRANE-Richtlinien
RKV	Randomisierter kontrollierter Versuch
NKV	Nichtrandomisierter kontrollierter Versuch
EXP	Experimenteller/quasiexperimenteller Versuch
KHS	Kohortenstudie
FKS	Fall-Kontroll-Studie
QS	Querschnittstudie
⇓⇓	Starke Abnahme
⇓	Leichte bis mäßige Abnahme
⇑	Leichte bis mäßige Zunahme
⇔	Keine oder unklare Wirkung

Tab. 6

Endpunkt	Studiendesign Anzahl der Studien	Evidenz-stufe	Richtung der Assoziation bzw. Wirkung	Stärke der Wirkung
Gesamtmortalität	~ 45 KHS	2b, 4	Invers: 78% Unklar: 11% Keine: 11% Relative Risikoreduktion (RRR)* moderat aktiv: ~ 25%, sehr aktiv ~ 35% moderat fit: ~ 25%, sehr fit: ~ 50%	⇓⇓
Kardiovaskuläre Ereignisse (tödliche und nicht-tödliche)	~ 10 KHS	2b, 4	Invers: 70% Unklar: 10% Keine: 20% Relative Risikoreduktion (RRR)* moderat aktiv: ~ 20%, sehr aktiv ~ 40% moderat fit: ~ 25%, sehr fit: ~ 70%	⇓⇓
Koronare Herz-erkrankung (tödlich und nicht-tödlich)			Invers: 65% Unklar: 10% Keine: 25%	
Primärprävention	4 SR/MA ~ 20 KHS 1 FKS	2a 2b, 4 3b	Relative Risikoreduktion (RRR)* moderat aktiv: ~ 10%, sehr aktiv ~ 30% moderat fit: ~ 55%, sehr fit: ~ 75%	⇓⇓
Sekundärprävention	1 COCHRANE SR/MA von 32 RKV	1a	Abnahme Kardiale Mortalität: ~ 30%	⇓⇓
Apoplexie	13 KHS 2 FKS	2b, 4 3b	Invers: 38% Unklar: 12% Keine: 50%	⇔
Hypertonie	1 SR/MA von 44 RKV	1a	RR-Senkung normotensive Gruppen −2,6/−1,8 mmHg hypertensive Gruppen −7,4/−5,8 mmHg	⇓ ⇓⇓
Diabetes mellitus Typ 2				
Primärprävention	2 RKV 7 KHS	1b 2b	Abnahme der Inzidenz	⇓⇓
Sekundärprävention	6 RKV 5 NKV 6 KHS	1b 2a 2b	Abnahme des %HbA$_{1c}$: ~ 0,5–1%	⇓

Tab. 6

Endpunkt	Studiendesign Anzahl der Studien	Evidenz-stufe	Richtung der Assoziation bzw. Wirkung	Stärke der Wirkung
Blutlipide und Lipoproteine	28 RKV 23 NKV	1b 2a, 2b	Zunahme HDL-Cholesterin ~ 5% Abnahme Gesamtcholesterin ~ 1% Abnahme LDL-Cholesterin ~ 4% Abnahme Triglyzeride ~ 5%	⇑ ⇓ ⇓ ⇓
Adipositas	9 RKV 22 NKV	1b 2a, 2b	Kurzzeitprogramme (>2200 kcal/Woche) Gewichtsverlust von 0,26 kg/Woche Langzeitprogramme (1100 kcal/Woche) Gewichtsverlust von 0,06 kg/Woche	⇓⇓ ⇓
Maligne Tumor-erkrankungen (Primärprävention)				
Lunge	9 KHS 2 FKS	2b 3b	Invers: 55% Keine: 45%	⇔
Mamma	18 KHS 23 FKS	2b 3b	Invers: 63% Abnahme der Inzidenz Keine: 37%	⇓⇓
Kolon	23 KHS 25 FKS	2b 3b	Invers: 73% Abnahme der Inzidenz Keine: 27%	⇓⇓
Rektum	9 KHS 15 FKS	2b 3b	Invers: 25% Keine: 71% Positiv: 4%	⇔
Endometrium	4 KHS 8 FKS	2b 3b	Invers: 66% Keine: 34%	⇓
Ovarien	3 KHS 1 FKS	2b 3b	Invers: 25% Keine: 50% Positiv: 25%	⇔
Prostata	18 KHS 10 FKS	2b 3b	Invers: 46% Keine: 43% Positiv: 11%	⇔
Testikeln	2 KHS 5 FKS	2b 3b	Invers: 43% Keine: 43% Positiv: 14%	⇔

Tab. 6

Endpunkt	Studiendesign Anzahl der Studien	Evidenz-stufe	Richtung der Assoziation bzw. Wirkung	Stärke der Wirkung
Lumbale Schmerzsyndrome				
Primärprävention	1 SR von RKV 6 KHS 1 FKS	1a 2b 4	Abnahme der Inzidenz	⇓
Sekundärprävention	1 SR von 39 RKV	1a		
Akute Schmerzsyndrome		1a	Nicht effektiv	⇔
Chronische Schmerzsyndrome		1a	Schmerzreduktion	⇓
Osteoporose				
Primärprävention			Abnahme der Inzidenz	⇓
Jüngeres Alter	4 RKV 3 NKV 11 KHS, 9QS	1b 2a 2a, 4	Zunahme der Knochendichte	⇑
Premenopause	7 RKV 1 NKV	1b 2a	Erhaltung oder Zunahme der Knochen-dichte	⇑
Postmenopause	25 RKV 18 NKV	1b 2a	Verzögerung des Verlustes an Knochen-masse ~ 1%/Jahr (leicht und moderat intensive körperliche Aktivität nicht effektiv)	⇑
Depression/ Angstzustände				
Primärprävention	1 SR/MA 6 KHS 9 QS	2a 2b 4	Abnahme der Inzidenz	⇓⇓
Sekundärprävention	~ 20 EXP	(2c)	Abnahme der Symptome der Depression und Angstzustände (vergleichbar mit medikamentöser Therapie, jedoch zeitlich verzögerte Wirkung)	⇓⇓
Lebensqualität und Unabhängig-keit im höheren Lebensalter (> 65 Jahre)	11 EXP	(2c)	Erhaltung der physischen Funktion	⇑
	10 KHS 5 QS	2b, 4	Verzögerung einer Behinderung und Erhaltung der Unabhängigkeit	⇑
			Mentale Funktion	⇔

Perspektive

Angesichts der beschränkten Ressourcen im Gesundheitswesen werden evidenzbasierte Maßnahmen, die mit relativ »trivialen« Mitteln den Gesundheitszustand von Individuen und der Bevölkerung als Ganzes verbessern können, künftig an Stellenwert gewinnen. Eine aktuelle Analyse der Effektivität verschiedener evidenzbasierter Präventionsmaßnahmen verweist darauf, dass das Anpeilen einer moderaten Aktivitätsstufe mehr Menschenleben retten kann (Number Needed to Treat ~15) als viele andere primär-, sekundär- und tertiärpräventive Maßnahmen (26).

Regelmäßige körperliche Aktivität ist – da sie aufgrund ihrer multiplen biologischen Wirkmechanismen die Morbidität und Mortalität günstig beeinflussen und die Lebensqualität erhöhen kann – für die individuelle und öffentliche Gesundheit von Interesse. Ihre Förderung ist daher auch ein proklamiertes Ziel der Europäischen Kommission.

Ein breiterer präventiver und therapeutischer Einsatz setzt jedoch voraus, dass möglichst viele in Klinik und Praxis tätige Ärztinnen und Ärzte mehr Sicherheit im Umgang mit der indikationsbezogenen Anwendung des Arzneimittels »Bewegung« gewinnen.

Literatur

1. Casperson CJ, Powell KE, Christenson GM. Physical activity, exercise, and physical fitness: definitions and distinctions for health-related research. Public Health Rep 1985; 100: 126–131.
2. Montoye HJ, et al. Measuring Physical Activity and Energy Expenditure. Champaign: Human Kinetics; 1996.
3. Krisha AM. Introduction to a collection of physical activity questionnaires. Med Sci Sports Exerc 1997; 33 (Suppl): 5–9.
4. Howley ET. Type of activity: resistance, aerobic and leisure versus occupational physical activity. Med Sci Sports Exerc 2001; 33 (Suppl): 364–369.
5. Ainsworth BE. Challenges in measuring physical activity in women. Exerc Sport Sci Rev 2000; 28: 93–96.
6. Gordon NF, Kohl HW, Blair SN. Lifestyle exercise. A new strategy to promote physical activity for adults. J Cardiopulmonary Rehabil 1993; 13: 161–163.
7. Dunn A, et al. Comparison of lifestyle and structured interventions to increase physical activity and cardiorespiratory fitness. A randomized trial. JAMA 1999; 281: 327–334.
8. American College of Sports Medicine. Guidelines for Exercise Testing and Exercise Prescription. 6th ed. Baltimore: Lippincott Williams & Wilkins; 2000.
9. American College of Sports Medicine. ACSM's Exercise Management for Persons with Chronic Diseases and Disabilities. Champaign: Human Kinetics; 1997.
10. Bouchard C, et al., editors. Exercise, Fitness and Health. A Consensus of Current Knowledge. Champaign: Human Kinetics; 1994.
11. Ainsworth BE, et al. Compendium of physical activities: an update of activity codes and MET intensities. Med Sci Sports Exerc 2000; 32 (Suppl): 498–516.
12. Pate RR, et al. Physical activity and public health. A recommendation from the Centers for Disease Control and Prevention and the American College of Sports Medicine. JAMA 1995; 273: 402–407.
13. U.S. Department of Health and Human Services, Centers for Disease Control and Prevention, National Center for Chronic Disease Prevention and Health Promotion. Physical Activity and Health: a Report of the Surgeon General. Atlanta: USDHHS/CDC; 1996.
14. Debusk RF, et al. Training effects of long versus short bouts of exercise in healthy subjects. Am J Cardiol 1990; 65: 1010–1013.
15. Caspersen CJ. Physical activity epidemiology: concepts, methods, and applications to exercise science. Exerc Sports Sci Rev 1989; 17: 423–473.
16. Stephens T, Jacobs DR, White CC. The descriptive epidemiology of leisure-time physical activity. Public Health Rep 1985; 100: 147–158.
17. Bassett DR, et al. Validity of four motion sensors in measuring moderate intensity physical activity. Med Sci Sports Exerc 2000; 32 (Suppl): 471–480.
18. Thompson PD, et al. The acute versus the chronic response to exercise. Med Sci Sports Exerc 2001; 33 (Suppl): 438–445.
19. Haskell WL. Health consequences of physical - activity: understanding and challenges regarding

dose-response. Med Sci Sports Exerc 1994; 26: 649–660.

20. Pandolf KB, editor. Dose-response issues concerning physical activity and health: an evidence-based symposium. Med Sci Sports Exerc 2001; 33 (Suppl): 345–641.

21. Colbert LH, Hootman JM, Macera CA. Physical activity related injuries in walkers and runners in the Aerobics Center Longitudinal Study. Clin J Sports Med 2000; 10: 259–263.

22. Benson K, Hartz AJ. A comparison of observational studies and randomised, controlled trials. N Engl J Med 2000; 342: 1878–1886.

23. Kunz R, et al., Hrsg. Lehrbuch Evidenzbasierte Medizin in Klinik und Praxis. Köln: Deutscher Ärzteverlag; 2000.

24. Clarke M, Oxman AD, editors. Cochrane Reviewers Handbook 4.1 (updated June 2000). In: Review Manager (RevMan) [computer program]. Version 4.1. Oxford, England: The Cochrane Collaboration; 2000.

25. Oxford Center for Evidence Based Medicine. Levels of evidence and grades of recommendations. http://cebm.jr2.ox.ac.uk/docs/levels.html

26. Woolf SH. The need for perspective in evidence-based Medicine. JAMA 1999; 282: 2358–2365.

Epidemiologie des Aktivitätsverhaltens

Körperliches Aktivitätsverhalten in Deutschland

G. B. M. Mensink, Berlin

Einleitung

Der technische Fortschritt hat unsere Tätigkeiten im Alltag ständig erleichtert. Außerdem sind wir im Vergleich zu früheren Zeiten schneller da, wo wir sein wollen und müssen dazu immer weniger unsere eigenen Muskeln einsetzen. Dies hat zur Folge, dass unsere Gesellschaft immer beweglicher wird, aber das Individuum seinen Alltag immer mehr im Sitzen verbringt.

Dieser vorwiegend sitzende Lebensstil ist mit verantwortlich für die Zunahme einer Reihe von vor allem chronischen Krankheiten (1). Gesundheitswissenschaftler beschäftigen sich schon seit einigen Dekaden intensiv mit dieser Problematik, und in einigen Ländern gibt es staatlich geförderte Bemühungen, das Bewegungsniveau der Allgemeinbevölkerung entweder an der Arbeitsstelle oder in der Freizeit zu erhöhen. Auch Anbieter von Fit-ness- und Trendsportmöglichkeiten setzen vermehrt auf die gesundheitliche Bedeutung der körperlichen Aktivität.

Eine langfristig andauernde Verbesserung des Aktivitätsverhaltens der Bevölkerung ist jedoch ein schwieriges Unterfangen. So gelang es innerhalb der Deutschen Herz-Kreislauf-Präventionsstudie nicht, die Sportaktivität in den Interventionsregionen zu verbessern (2), obwohl es durch vielfältige Interventionsmaßnahmen beträchtliche Senkungen der klassischen Herz-Kreislauf-Risikofaktoren (erhöhtes Serumcholesterin, Bluthochdruck, Rauchen) gab. Auch die mit dieser Studie verbundenen nationalen Surveys ergaben, dass es von 1984–1992 kaum eine Veränderung des Anteils von Sporttreibenden in Deutschland gab.

Eine deutliche Verbesserung des körperlichen Aktivitätsverhaltens ist derzeit in Deutschland nicht zu erkennen, obwohl

35

die nachfolgenden repräsentativen Analysen leicht positive zeitliche Entwicklungen zeigen.

Datengrundlage

Der Bundes-Gesundheitssurvey 1998 ist eine repräsentative Bestandsaufnahme der Gesundheit und des Gesundheitsverhaltens in der erwachsenen Wohnbevölkerung in Deutschland (im Alter von 18–79 Jahren).

Nach 3 nationalen Gesundheitssurveys in den 80er- und Anfang der 90er-Jahre für Westdeutschland und einem für die neuen Bundesländer wurde 1998 erstmalig für Gesamtdeutschland ein Gesundheitssurvey durchgeführt und gesundheitliche Informationen von 7 124 Personen erfasst. Die Stichprobe wurde nach Alter, Geschlecht, Bundesland und Größe der Gemeinde stratifiziert. Dabei wurde ein »Oversampling« von Personen mit einer ostdeutschen Zugehörigkeit berücksichtigt, damit die Stichprobengröße ausreicht, um Ost- und Westdeutschland getrennt auswerten zu können.

Um die Repräsentativität der endgültigen Population zu erhöhen, wurden die Daten bei den Auswertungen mit einem Faktor gewichtet, der die Differenzen zwischen Brutto- und Nettostichprobe ausgleicht und das disproportionale Stichprobenverfahren für die neuen Bundesländer herausrechnet (3). Die Altersverteilung der Teilnehmer zeigt Tab. 1.

Neben einer ausführlichen körperlichen Untersuchung, einschließlich Blutentnahme für weitere Analysen, wurde u. a. ein umfassender Fragebogen zum gesundheitlichen Werdegang eingesetzt.

Erfassung der körperlichen Aktivität

Anhand einiger Fragen zum körperlichen Aktivitätsverhalten ermittelten wir u. a., wie viele Stunden pro Woche Sport betrieben wird und wie viel Zeit mit bestimmten Tätigkeiten im Tagesablauf (sowohl an Wochen- als auch an Wochenendtagen) verbracht wird.

Die Tätigkeiten waren in 5 verschiedene Kategorien – von »Schlafen und Ruhen« bis zu »körperlich anstrengenden Tätigkeiten« (schwere Aktivitäten) – mit Beispielen einzuordnen. Es wurde gefragt, wie oft pro Woche der Teilnehmer mehr als 30 Minuten hintereinander schwere Aktivitäten verrichtete und dabei ins Schwitzen bzw. außer Atem kam. Eine weitere Frage war, ob man nach 3 Stockwerken Treppensteigen außer Atem bzw. ins Schwitzen gerät.

Eine detaillierte Beschreibung dieser Fragen ist bereits publiziert (4). Um die Zeitangaben der täglichen Aktivitätskategorien insgesamt zu bewerten, wurde hieraus ein Aktivitätsscore erstellt, die Zeitangaben mit aus der Literatur (5) ermit-

Tab. 1
Anzahl der Teilnehmer
am Bundes-Gesundheitssurvey 1998

Alter (Jahre)	Männer	Frauen
18–19	142	125
20–29	504	513
30–39	767	788
40–49	630	682
50–59	677	682
60–69	495	541
70–79	235	343
Gesamt	3450	3674

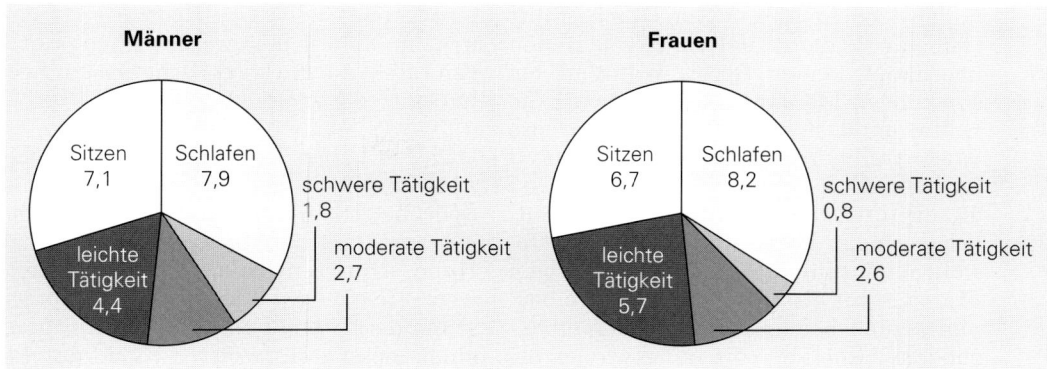

Abb. 1
Mittlerer Zeitaufwand für körperliche
Aktivitäten in Stunden pro Tag

telten durchschnittlichen metabolen Verbrauchswerten (MET-Werte) dieser Aktivitätskategorien gewichtet und zu einem Tageswert zusammengerechnet.

Der so entstandene MET-Index spiegelt sehr grob den Energieverbrauch der täglichen Aktivitäten wider. Da die Intensität der Aktivitäten auf Individualniveau nicht detailliert erfasst ist, sollte der MET-Index eher als eine Gesamtbewertung der Aktivitäten und nicht als ein individuell genauer Energieverbrauchswert benutzt werden.

Körperliche Aktivität im Jahr 1998

Im Durchschnitt sitzen Frauen 6,7 (95%-Konfidenzintervall [KI] 6,6–6,8) Stunden und Männer 7,1 (KI 7,0–7,2) Stunden am Tag (Abb. 1). Daneben verbringen Frauen durchschnittlich 5,7 (KI 5,6–5,8) Stunden und Männer 4,4 (KI 4,4–4,5) Stunden mit leichten Tätigkeiten, die kaum eine körperliche Anstrengung erfordern. Zusammen mit einer durchschnittlichen Schlafzeit von 8,2 (KI 8,1–8,2) Stunden für Frauen und 7,9 (KI 7,8–7,9) Stunden für

Männer ergibt sich daraus, dass lediglich 3,4 Stunden bei Frauen und 4,5 Stunden bei Männern mit moderaten bis schweren Tätigkeiten verbracht werden.

Bei den moderaten und schweren Tätigkeiten wurde nicht genau ermittelt, um welche Tätigkeiten es sich handelt und in welcher Intensität. Deshalb ist für diese Tätigkeiten nicht klar, ob sie immer einen positiven Effekt auf die Gesundheit haben (sog. health enhancing physical activity).

Die einfache Frage, wie viele Stunden pro Woche Sport betrieben wird, hat hingegen gezeigt, dass sie als ein wichtiger Prädiktor für die körperliche Gesundheit gelten kann. In einer früheren Longitudinalstudie wurde mit Hilfe dieser Frage festgestellt, dass Personen, die mehr als 2 Stunden Sport pro Woche treiben, ein signifikant geringeres Herz-Kreislauf- und auch Gesamtmortalitätsrisiko im Vergleich zu Personen haben, die keinen Sport treiben (6).

Die Angaben zur Sportbetätigung von Männern und Frauen nach Altersklassen finden sich in Abb. 2. Im Durchschnitt treiben 45% der deutschen Erwachsenen überhaupt keinen Sport. Während bei den jungen Männern noch mehr als die Hälfte mindestens 2 Stunden Sport pro Woche treibt, nimmt dieser Prozentanteil mit dem Alter rapide ab. Bei Frauen ist dieser Anteil in allen Altersklassen deutlich geringer als bei den Männern. Obwohl immerhin 32% der 18–19-jährigen Frauen mehr als 2 Stunden Sport treiben, nimmt auch bei ihnen der Anteil mit steigendem Alter ab – bis auf etwa 7% bei den 70–79-Jährigen. Der Anteil der Personen, die überhaupt keinen Sport treiben, nimmt mit dem Alter dramatisch zu – bis auf etwa 75% bei den 70–79-jährigen Männern und Frauen.

Eine Schwäche der Frage zur sportlichen Betätigung ist, dass unter Sport im deutschen Sprachgebrauch viele Leute nur organisierte sportliche Aktivitäten verstehen. Man könnte hierzu z. B. auch Bil-

lard spielen oder Denksportarten rechnen, die wohl keinen wesentlichen positiven Effekt auf die körperliche Gesundheit haben.

Dagegen haben auch andere körperliche Aktivitäten, die vielleicht nicht gezielt als Sport betrieben werden, wie z. B. Rad fahren zur Arbeit, stetiges Laufen mit dem Hund, anstrengende Gartenarbeiten, wenn sie eine gewisse Dauer und ein bestimmtes Anstrengungsniveau erreichen, einen messbaren positiven Effekt auf die Gesundheit (7).

Außerdem ist für eine gesundheitliche Wirkung nicht nur die Dauer oder der Energieverbrauch des Sporttreibens wichtig, sondern auch Intensität und Häufigkeit. Die körperliche Aktivität sollte vor allem mit einer gewissen Regelmäßigkeit erfolgen (8). Dieser Aspekt ist in der von amerikanischen Gesundheitsorganisationen entwickelten und auch vom Robert

Abb. 2
Prozentuale Verteilung der Sportbetätigung
in Stunden pro Woche

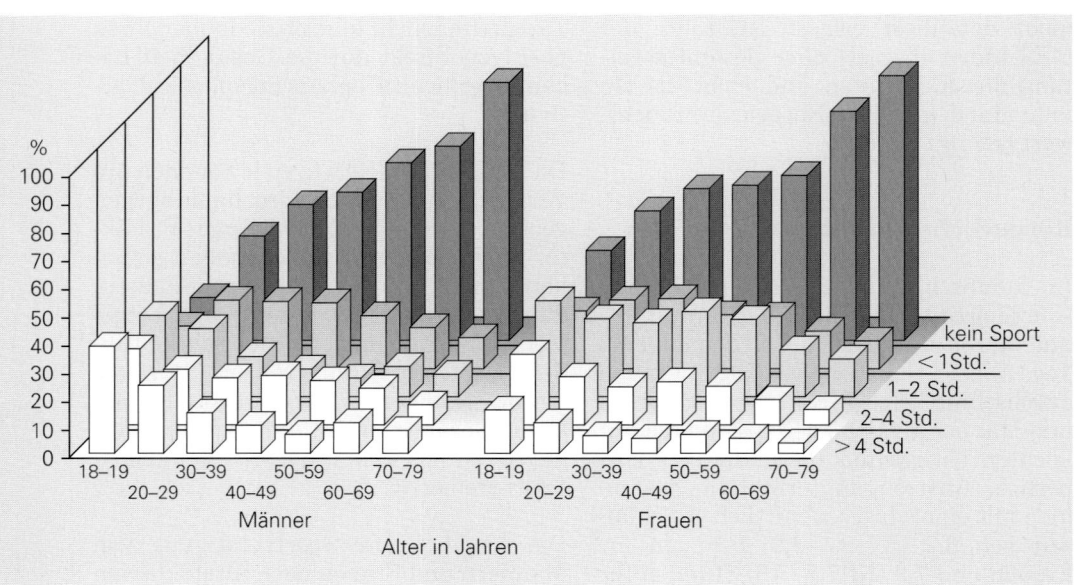

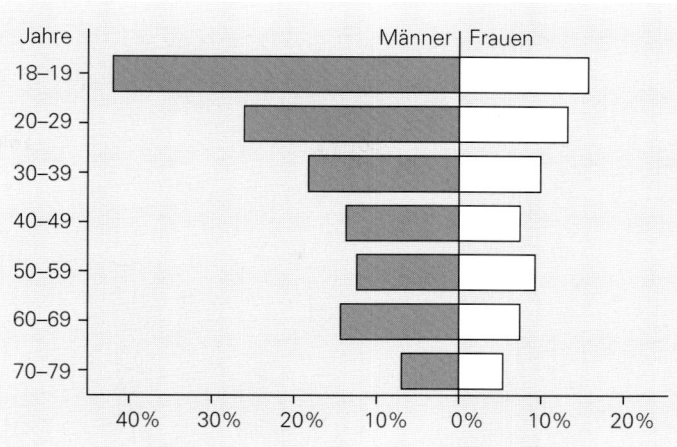

Abb. 3

Erreichung der derzeitigen
Empfehlung zum
körperlichen Aktivitätsniveau

Koch-Institut bekräftigten Empfehlung enthalten, die besagt, dass jeder Erwachsene mindestens ½ Stunde an den meisten, am besten an allen Tagen der Woche auf einem moderaten oder anstrengendem Niveau körperlich aktiv sein sollte (9).

Deshalb wurde eigens dafür eine Frage konstruiert, die u. a. die Erreichung dieser Empfehlung ermitteln soll (4). Im Durchschnitt erreichen 13% der deutschen Erwachsenen diese Empfehlung. Während etwa 42% der jungen Männer sie noch erfüllen, nimmt der Prozentanteil auch hier mit dem Alter stark ab. Bei Männern ab einem Alter von etwa 40 Jahren und bei Frauen in allen Altersklassen beträgt dieser Anteil lediglich zwischen 5–15%.

30% der Befragten gaben an, noch nie solche Aktivitäten verrichtet zu haben. Dieser Anteil ist ziemlich identisch mit den 27% der Amerikaner, die im Jahr 2000 körperlich inaktiv waren, obwohl letzteres mit einer telefonischen Befragung ermittelt wurde (11) (Abb. 3).

Einen Eindruck der körperlichen Leistungsfähigkeit der Bevölkerung vermittelt Abb. 4. Sie zeigt den Anteil der Bevölkerung, der entweder keine 3 Stockwerke Treppen steigen kann, ohne dabei außer Atem bzw. ins Schwitzen zu geraten, oder dem es erst gar nicht möglich ist, 3 Stockwerke zu steigen. Dies ist für mehr Frauen als Männer ein Problem. Wie erwartet, steigt der Anteil erheblich mit fortschreitendem Alter bis über die Hälfte bei Frauen ab 50 Jahren, bei Männern ab 70 Jahren.

Alarmierend ist, dass etwa 10% der jungen Männer und sogar 15% der jungen Frauen dies nicht schaffen. Der Anteil, der dies wegen Behinderung oder Krankheit nicht kann, ist in diesem Alter noch äußerst gering.

Aktivität und sozioökonomischer Status

Neben Alter und Geschlecht prägt der sozioökonomische Status das körperliche Aktivitätsverhalten. Dabei muss berücksichtigt werden, dass der sozioökonomische Status ebenfalls eine Abhängigkeit vom Alter zeigt. So haben junge Personen noch keinen hohen sozioökonomischen Status erreicht.

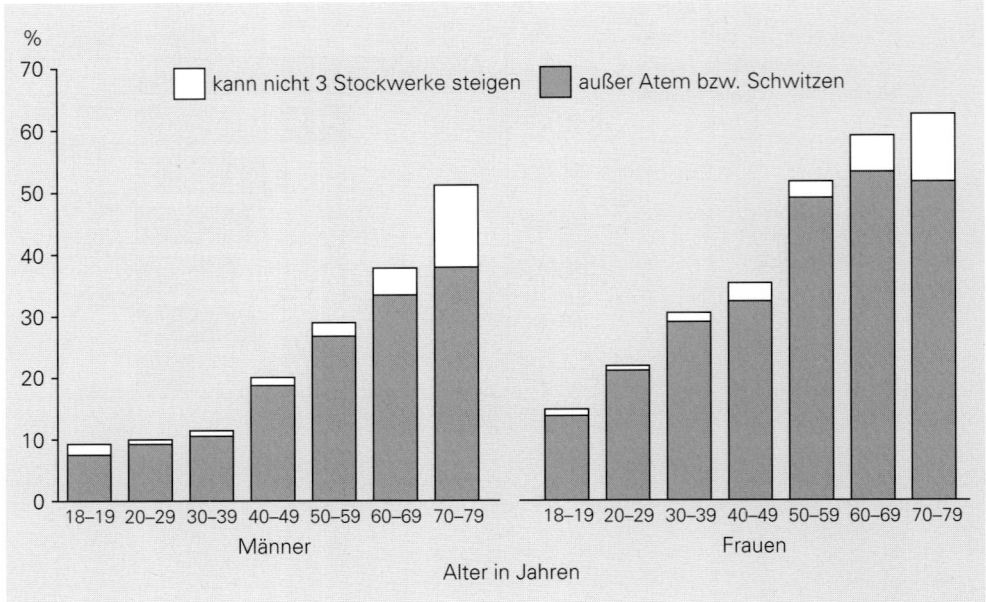

Abb. 4
Anteile der Personen, die nicht 3 Stockwerke Treppensteigen können,
ohne dabei außer Atem bzw. ins Schwitzen zu geraten

Abb. 5
Personen, die mehr als 2 Stunden Sport pro Woche treiben,
nach sozioökonomischem Status

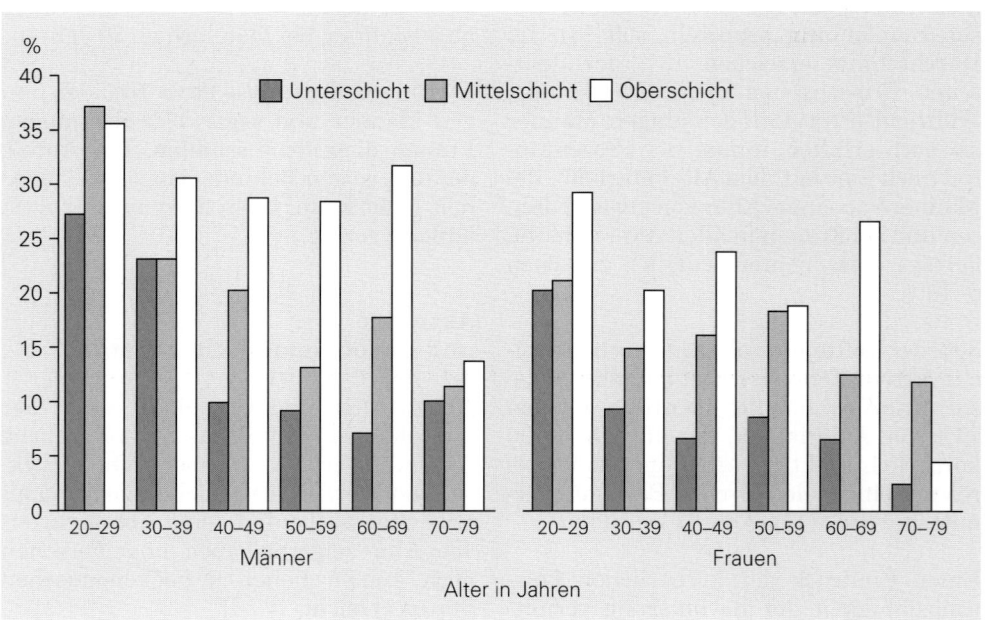

Ein Zusammenhang zwischen körperlicher Aktivität und sozioökonomischem Status ist aber auch unabhängig vom Alter zu beobachten. Um diesen Zusammenhang untersuchen zu können, wurde ein sozioökonomischer Schichtindex aus den Angaben zum Einkommen, zur Ausbildung und zum derzeitigen Beruf konstruiert (10). Anhand dieses Index verglich man das körperliche Aktivitätsverhalten in 3 sozioökonomischen Schichten.

In Abb. 5 ist die Sportbetätigung nach Geschlecht, Alter und sozioökonomischer Schicht dargestellt. Die jüngste Altersklasse fehlt, da sie kaum eine Besetzung in der Oberschicht hat.

In der Oberschicht ist der Anteil von Männern und Frauen, die mehr als 2 Stunden pro Woche Sport treiben, größer als in der Unterschicht. Die Differenz ist in den mittleren Altersklassen besonders groß, bei den über 70-Jährigen aber kaum noch vorhanden. In fast allen Altersklassen ist der Anteil der Sporttreibenden in der Oberschicht ebenfalls höher als in der Mittelschicht. Das könnte u. a. damit zu tun haben, dass Personen in der Oberschicht in ihrem Alltag weniger körperliche Arbeit leisten müssen und deshalb einen Ausgleich in ihrer Freizeit suchen, aber auch darauf hindeuten, dass Personen aus der Oberschicht gesundheitsbewusster und deshalb gezielter in ihrer Freizeit aktiv sind. Ebenfalls könnte eine Rolle spielen, dass einige Sportarten einen erheblichen finanziellen Aufwand erfordern, der von Personen der Unterschicht lieber für Anderes genutzt wird.

Weitere Hinweise für ein unterschiedliches Aktivitätsmuster in Beruf und Alltag versus Freizeit in den unterschiedlichen sozioökonomischen Schichten geben die Zahlen in Tab. 2. Die Männer in der Oberschicht sitzen im Durchschnitt am Tag deutlich länger als die in der Mittel- und Unterschicht. Sie schlafen aber weniger als die der Unterschicht und sind außerdem weniger mit schweren Aktivitäten im Alltag beschäftigt. Derartige Differenzen sind bei den Frauen kaum vorhanden.

Der gesamte MET-Index ist am geringsten für Personen der Oberschicht, während für diese Schicht die Differenz im MET-Wert für Wochen- und Wochenendtage am geringsten ist. An Wochentagen ist der MET-Index geringer, am Wochenende jedoch höher (allerdings nicht signifikant) als in der Unterschicht. Besonders für Männer der Unterschicht ist das Aktivitätsniveau während der Woche und am Wochenende sehr unterschiedlich. Diese Schichtdifferenz ist durchgängig in den Altersklassen zu beobachten, allerdings ist die Differenz bei den über 60-Jährigen kaum noch vorhanden (nicht dargestellt). Die Differenzen dürften vor allem auf unterschiedliche berufliche Tätigkeiten zurückzuführen sein.

Änderungen über die Zeit im Osten und Westen Deutschlands

Für den Westen Deutschlands wurden 1990/91 und für den Osten 1992 repräsentative Surveys durchgeführt, in denen man ebenfalls die Frage nach der Anzahl der Stunden Sport pro Woche stellte.

Ein Vergleich über die Zeit bietet sich an, um festzustellen, inwieweit sich die sportliche Aktivität verändert hat. Allerdings war damals die oberste Kategorie »mehr als 2 Stunden Sport pro Woche«; es wurde nicht zusätzlich differenziert zwischen »2–4 Stunden in der Woche« und »mehr als 4 Stunden in der Woche«. Für nachfolgende Auswertungen hat man deshalb diese Kategorien zusammengefasst. Es kann jedoch nicht ganz ausgeschlossen werden, dass die unterschiedliche Anzahl der Antwortkategorien das Antwortverhalten beeinflusst hat. Diese Zahlen gelten nicht als Referenzwerte für diese beiden Zeitpunkte und können von früher veröffentlichten Zahlen abweichen. Man setzte nämlich einen speziellen Gewichtungsfaktor ein, sodass diese beiden Populationen in ihrer Verteilung

	Sozioökonomischer Index		
	Unterschicht Mittelwert (95%-Konfidenzintervall)	Mittelschicht Mittelwert (95%-Konfidenzintervall)	Oberschicht Mittelwert (95%-Konfidenzintervall)
Männer			
Tätigkeit in Stunden			
Schlafen	8,1 (7,9–8,2)	7,8 (7,8–7,9)	7,8 (7,7–7,8)
Sitzen	6,7 (6,5–6,9)	6,8 (6,7–7,0)	8,2 (8,0–8,4)
Leichte Tätigkeiten	4,3 (4,1–4,5)	4,4 (4,2–4,5)	4,7 (4,5–4,9)
Moderate Tätigkeiten	2,8 (2,6–3,0)	3,0 (2,9–3,1)	2,1 (2,0–2,2)
Schwere Tätigkeiten	2,1 (1,9–2,3)	2,0 (1,9–2,1)	1,2 (1,1–1,3)
MET-Index			
Wochentage	54,5 (53,3–55,7)	54,0 (53,3–54,7)	45,8 (45,0–46,7)
Wochenendtage	45,8 (44,9–46,6)	47,8 (47,3–48,3)	47,2 (46,4–47,9)
Woche gesamt	52,0 (51,0–53,0)	52,2 (51,6–52,8)	46,2 (45,5–46,9)
Frauen			
Tätigkeit in Stunden			
Schlafen	8,3 (8,2–8,4)	8,1 (8,1–8,2)	8,1 (8,0–8,2)
Sitzen	6,9 (6,7–7,0)	6,6 (6,5–6,7)	6,8 (6,6–7,0)
Leichte Tätigkeiten	5,5 (5,4–5,7)	5,8 (5,7–5,9)	5,9 (5,7–6,1)
Moderate Tätigkeiten	2,5 (2,4–2,6)	2,6 (2,5–2,7)	2,5 (2,4–2,6)
Schwere Tätigkeiten	0,8 (0,7–0,9)	0,9 (0,8–1,0)	0,8 (0,7–0,9)
MET-Index			
Wochentage	47,6 (46,8–48,3)	48,3 (47,8–48,8)	47,0 (46,3–47,8)
Wochenendtage	43,4 (42,9–44,0)	45,1 (44,7–45,5)	45,9 (45,3–46,5)
Woche gesamt	46,4 (45,8–47,0)	47,4 (47,0–47,8)	46,7 (46,1–47,4)

Tab. 2
Mittelwerte (95%-Konfidenzintervalle) für
alltägliche körperliche Aktivitäten und MET-Index
nach sozioökonomischen Kategorien

für Alter, Bundesland und Gemeindegröße vergleichbar werden und die aufgezeigten Differenzen nicht auf Veränderungen dieser Faktoren zurückzuführen sind. Im Übrigen handelt es sich hier lediglich um die Gruppe der 25–69-Jährigen, da nur dieser Altersbereich in allen Surveys erhoben wurde.

Bei den Männern im Westen Deutschlands ist in allen Altersklassen ein Anstieg jener zu sehen, die mehr als 2 Stunden pro Woche Sport treiben (Abb. 6). Im Osten Deutschlands ist allerdings ein deutlicher Rückgang bei den 25–29-Jährigen festzustellen. Auch bei den 50–59-jährigen Männern im Osten ist die Sportbeteiligung leicht zurückgegangen. Bei den Frauen ist allerdings in allen Altersklassen (sowohl im Osten als auch im Westen) eine deutliche Zunahme jener zu beobachten, die mehr als 2 Stunden Sport pro Woche treiben (Abb. 7). Im Übrigen ist der Personenanteil, der mehr als 2 Stun-

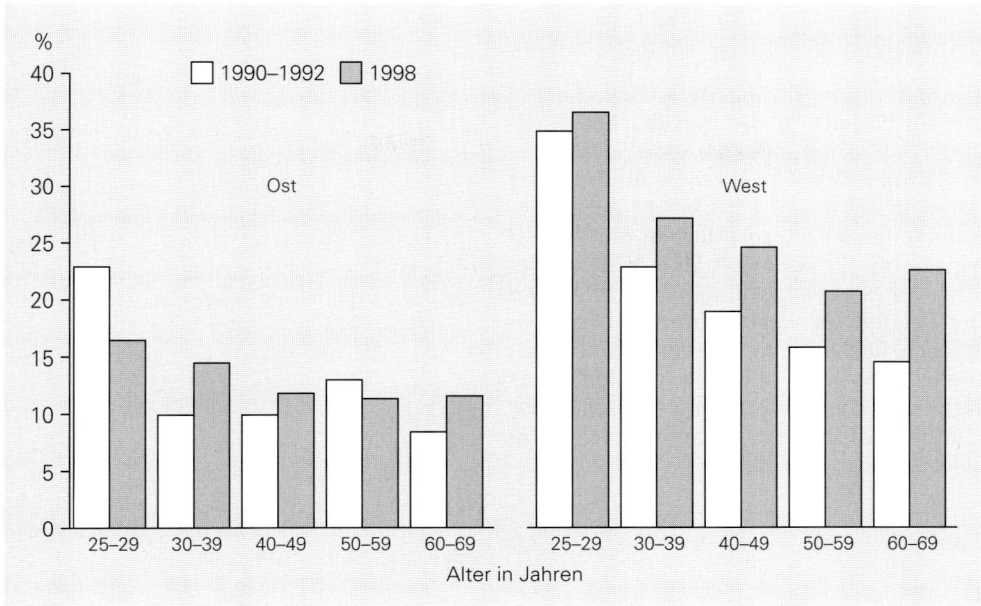

Abb. 6
Männer in Ost- und Westdeutschland,
die mehr als 2 Stunden pro Woche Sport treiben

Abb. 7
Frauen in Ost- und Westdeutschland,
die mehr als 2 Stunden pro Woche Sport treiben

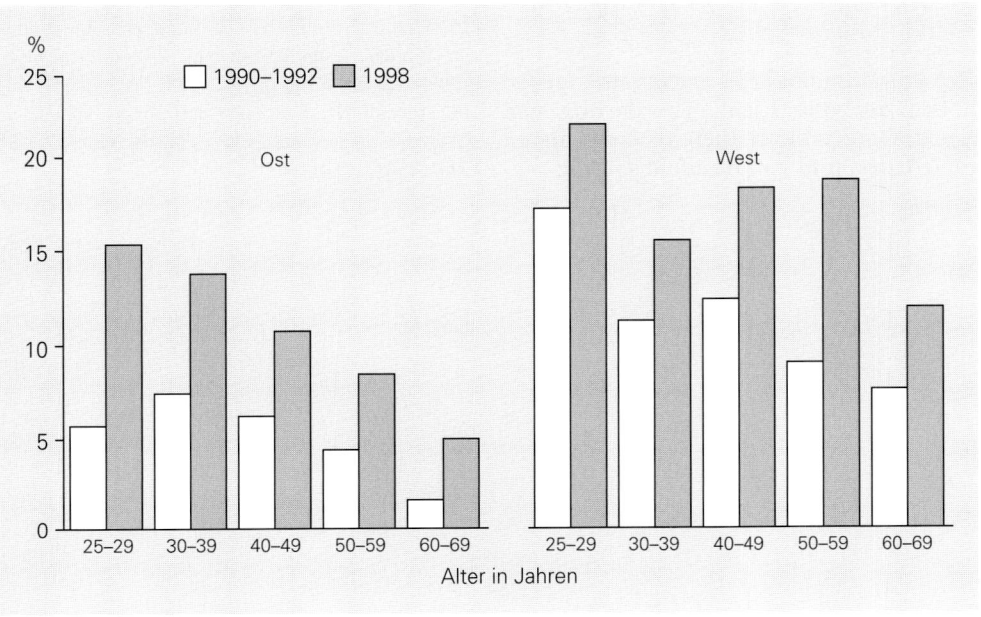

den Sport pro Woche treibt, in West-deutschland höher als in Ostdeutschland.

Diese überwiegend positive Veränderung ist ein Schritt in die gewünschte Richtung. Außerdem ist der Anteil derer, die gar keinen Sport treiben, in den höheren Altersklassen (ab ±40 Jahre) zurückgegangen (nicht dargestellt). In der Altersklasse bis 39 Jahre ist dieser Anteil jedoch vor allem bei Männern im Osten und bei Frauen im Westen Deutschlands gestiegen. Diese jungen Personen sollten zu mehr Bewegung bewogen werden. Aber auch die meisten älteren Personen erreichen noch nicht ein gesundheitlich wünschenswertes Niveau.

Fazit

Derzeit sind 30% der Deutschen körperlich kaum aktiv, 45% treiben keinen Sport und nur 13% erreichen die Gesundheitsempfehlung zum körperlichen Aktivitätsniveau. Aus gesundheitlicher Sicht sollte das körperliche Aktivitätsverhalten der Deutschen erheblich stimuliert werden. Hierzu kann auch der Arzt einen Beitrag leisten, indem er im ärztlichen Beratungsgespräch die positive gesundheitliche Wirkung einer erhöhten körperlichen Aktivität hervorhebt.

Für anhaltende Verbesserungen könnten neben der öffentlichen Förderung von Sportmöglichkeiten auch Veränderungen im Arbeits- und Wohnumfeld sorgen.

Literatur

1. Bouchard C, Shephard RJ, Stephens T, editors. Physical activity, fitness and health: International proceedings and consensus statement. Champaign: Human Kinetics; 1994.
2. Kreuter H, et al. Prävention von Herz-Kreislaufkrankheiten. Weinheim-München: Juventa; 1995.
3. Thefeld W, Stolzenberg H, Bellach BM. Bundes-Gesundheitssurvey: Response, Zusammensetzung der Teilnehmer und Non-Responder-Analyse. Gesundheitswesen 1999; 61: S57–S61.
4. Mensink GBM. Körperliche Aktivität. Gesundheitswesen 1999; 61: S126–S131.
5. Ainsworth BE, et al. Compendium of Physical Activities: an update of activity codes and MET intensities. Med Sci Sports Exerc 2000; 32: S498–S504.
6. Mensink GBM, et al. Physical activity and its association with cardiovascular risk factors and mortality. Epidemiology 1996; 7: 391–397.
7. Mensink GBM, Ziese T, Kok FJ. Benefits of leisure time physical activity on the cardiovascular risk profile at older age. Int J Epidemiol 1999; 28: 659–666.
8. Mensink GBM, et al. Intensity, duration and frequency of physical activity and coronary risk factors. Med Sci Sports Exerc 1997; 29: 1192–1198.
9. Pate R, et al. Physical activity and public health: A recommendation from the Centers for Disease Control and Prevention and the American College of Sports Medicine. JAMA 1995; 273: 402–407.
10. Winkler J, Stolzenberg H. Der Sozialschichtindex im Bundes-Gesundheitssurvey. Gesundheitswesen 1999; 61: S178–S183.
11. Mokdad AH, et al. The Continuing Epidemics of Obesity and Diabetes in the United States. JAMA 2001; 286: 1195–1200.

Körperliches Aktivitätsverhalten in der Schweiz

B. W. Martin und U. Mäder, Magglingen

Einleitung

Die vielfältige und große Bedeutung von regelmäßiger körperlicher Aktivität für die Gesundheit ist seit Mitte der 90er-Jahre des letzten Jahrhunderts eindrücklich dokumentiert (1). Aus der gleichen Zeit stammen auch die internationalen Empfehlungen für gesundheitswirksame Bewegung, bei denen das regelmäßige, idealerweise tägliche Bewegungsverhalten und körperliche Aktivitäten sog. mittlerer Intensität (entsprechend zügigem Gehen, verkürzend teilweise auch als moderate Aktivitäten bezeichnet) im Vordergrund stehen (2).

Eine Abschätzung zum Bewegungsverhalten der Schweizer Bevölkerung wurde erstmals 1995 veröffentlicht (3). Da bis dahin noch keine entsprechenden Repräsentativuntersuchungen auf nationaler Ebene publiziert worden waren, musste sich diese Abschätzung auf eine Review der bis dahin durchgeführten lokalen Studien abstützen.

Da außerdem bis zu diesem Zeitpunkt nur schweißtreibende Aktivitäten sog. hoher Intensität (verkürzend teilweise auch als schwere Aktivitäten bezeichnet) systematisch erfasst worden waren, musste sich auch eine Definition des Aktivitätsniveaus noch auf diese abstützen:

»Wird die Substanz der 12 analysierten Studien zusammengefasst, so zeigt sich, dass nicht mehr als ein Drittel der Schweizer Bevölkerung Sport und Bewegung in einer gesundheitlich ausreichenden Häufigkeit ausführt, das heißt mindestens zweimal pro Woche. Mindestens ein Drittel der Bevölkerung ist nie oder so gut wie nie körperlich aktiv.«

Zudem ergaben sich Hinweise auf Unterschiede im Bewegungsverhalten der verschiedenen Bevölkerungsgruppen:

»Was einzelne soziodemographische Gruppen betrifft, so ergab die vorliegende Analyse konsistent höhere Aktivitätsniveaus bei männlichen, jüngeren, ledigen und besser gebildeten Personen aus der Deutschschweiz. Jene Personen, die ein höheres Risiko für chronisch-degenerative Krankhei-

ten aufweisen – Verwitwete, ältere Menschen, Personen mit geringem Sozialstatus – sind also auch diejenigen, die sich seltener körperlich betätigen.«

In der Schweizerischen Gesundheitsbefragung, einer im 5-Jahres-Rhythmus vom Bundesamt für Statistik in der gesamten Schweiz durchgeführten repräsentativen Bevölkerungsbefragung bei einer Stichprobe von mehr als 13 000 Personen, wurde erstmals 1992 eine Frage zum Bewegungsverhalten bis zum Schwitzen in der Freizeit aufgenommen. Die Resultate wurden 1997 veröffentlicht und brachten eine Bestätigung der »Drei-Drittel-Regel« (4): 35,7% der Schweizer gaben an, nie durch körperliche Aktivität in der Freizeit ins Schwitzen zu kommen. 37,8% waren mäßig aktiv (1–2 Schwitzepisoden pro Woche), während 26,3% über mindestens 3 Tage pro Woche mit Bewegung bis zum Schwitzen berichteten.

Seit 1997 umfasst die Schweizerische Gesundheitsbefragung weitere Items zur körperlichen Aktivität. Zudem konnten eindrückliche Veränderungen im Bewegungsverhalten festgestellt werden: In

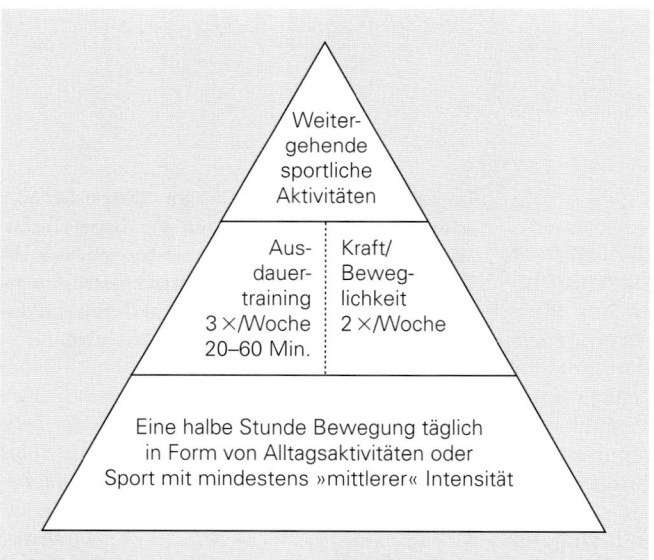

○ Frauen und Männern in jedem Lebensalter wird mindestens eine halbe Stunde Bewegung täglich in Form von Alltagsaktivitäten oder Sport mit mindestens »mittlerer« Intensität empfohlen. Hiermit werden bedeutende und vielfältige Wirkungen auf Gesundheit und Lebensqualität erreicht.

○ Bereits Aktive können mit einem zusätzlichen Training von Ausdauer, Kraft und Beweglichkeit noch mehr für ihr Wohlbefinden, ihre Gesundheit und ihre Leistungsfähigkeit tun.

○ Bei Trainierten bringen weitergehende sportliche Aktivitäten zusätzlichen gesundheitlichen Nutzen. Dieser nimmt aber nicht mehr in gleichem Maße zu.

Abb. 1

Zusammenfassung der Empfehlungen für gesundheitswirksame Bewegung des Bundesamtes für Sport (BASPO), des Bundesamtes für Gesundheit (BAG) und des Netzwerks Gesundheit und Bewegung Schweiz (zugänglich über die Website des Netzwerks Gesundheit und Bewegung Schweiz www.hepa.ch)

den 5 Jahren zwischen den beiden Befragungen nahm der Anteil der Personen ohne Schwitzepisoden um etwa 4 Prozentpunkte zu (5, 6).

Außerdem hatten sich die sozialen Unterschiede im Bewegungsverhalten zwischen 1992 und 1997 akzentuiert. Die Inaktivität stieg in denjenigen Bevölkerungsgruppen, die sich bereits zuvor weniger körperlich betätigt hatten, besonders stark. So vergrößerten sich zwischen 1992 und 1997 die Unterschiede im Bewegungsniveau in Bezug auf Geschlecht, Alter, Sprachregion, Bildung und Haushaltseinkommen teilweise massiv.

Ende der 90er-Jahre sind auch in der Schweiz Empfehlungen für gesundheitswirksame Bewegung herausgegeben worden, die in Anlehnung an die internationalen Dokumente (2) Mindestempfehlungen zum allgemeinen Bewegungsverhalten enthalten (Abb. 1): Frauen und Männern jeden Alters wird eine halbe Stunde Bewegung täglich empfohlen – mit einer Intensität, die zumindest zügigem Gehen entspricht. Dabei besteht die Möglichkeit, »Bewegungsepisoden« über den ganzen Tag zusammenzuzählen, wobei Aufteilungen bis zu etwa 10 Minuten noch sinnvoll sind.

Sind diese Mindestempfehlungen bereits erreicht, kann noch mehr für Wohlbefinden, Gesundheit und Leistungsfähigkeit getan werden, wenn ein gezieltes Training von Ausdauer, Kraft und Beweglichkeit aufgenommen wird. Ein Training der Ausdauer oder der kardiorespiratorischen Fitness umfasst mindestens 3 Trainingseinheiten pro Woche über 20–60 Minuten bei einer Intensität, die leichtes Schwitzen und beschleunigtes Atmen verursacht, das Sprechen aber noch zulässt.

Ein Krafttraining zur Erhaltung der Muskelmasse wird besonders etwa ab dem 50. Lebensjahr als wichtig für Leistungsfähigkeit und Erhaltung der Selbstständigkeit empfohlen. Es sollte zweimal in der Woche durchgeführt und durch Gymnastik- oder Stretchingübungen zur Verbesserung der Beweglichkeit ergänzt werden.

Um das Bewegungsverhalten der Schweizer Bevölkerung im Verhältnis zu diesen Empfehlungen beschreiben zu können, wurde 1999 vom Bundesamt für Sport mit Unterstützung durch das Bundesamt für Statistik ein repräsentativer Bevölkerungssurvey durchgeführt.

In diesem Artikel sollen die an anderer Stelle (7) bereits publizierten Prävalenzdaten zum allgemeinen Bewegungsverhalten und zum Ausdauertraining zusammengefasst, die Unterschiede zwischen den verschiedenen Bevölkerungsgruppen detaillierter dargestellt und mit detaillierteren Angaben zum Krafttraining sowie mit Angaben der Bereitschaft zur Verhaltensänderung ergänzt werden.

Methoden

Ausgehend von einer Stichprobe von 2 829 Telefonnummern wurden in einem Random-Random-Verfahren Personen ab 15 Jahren für die Beteiligung an einer computergestützten Telefonbefragung ausgewählt und für die 3 Sprachregionen Deutschschweiz, Romandie (französischsprachig) und Tessin (italienischsprachig) abweichend von den tatsächlichen Bevölkerungsanteilen gleich große Stichproben gezogen. Weitere Details finden sich bei MARTIN et al. (7).

Der Fragebogen zielte auf die globale Erfassung von Aktivitäten mindestens mittlerer Intensität, bei denen man »zumindest etwas außer Atem« gerät. Als Beispiele wurden zügiges Laufen, Wandern, Tanzen, viele Gartenarbeiten oder viele Sportarten angeführt. Es wurden die nötigen Angaben erhoben, um eine Klassifizierung in die 5 Stufen der Verhaltensänderung gemäß dem Transtheoretischen Modell zu erlauben. Dabei wurden nicht die ursprünglichen Definitionen verwendet, nach denen sich alle 5 Stufen auf das

Zielverhalten (in der vorliegenden Studie also auf die Mindestempfehlungen) beziehen (8), sondern eine Operationalisierung entsprechend der Adaptation für den Bewegungsbereich von MARCUS (9).

So bewegen sich Personen auf der Stufe der Absichtslosigkeit (Precontemplation) nicht mit mittlerer Intensität und haben auch keinerlei Absicht, damit in nächster Zeit zu beginnen. In der Absichtsbildung (Contemplation) besteht der Wille, aber noch kein entsprechendes Verhalten. Das Verhalten ist auf der Stufe der Vorbereitung (Preparation) vorhanden, aber noch nicht im nötigen Ausmaß.

In der Stufe der Handlung (Action) klassierte Befragte gaben an, sich täglich oder an den meisten Tagen der Woche mindestens eine halbe Stunde lang körperlich so zu betätigen, dass sie ein bisschen außer Atem kamen. Dies war aber erst seit weniger als einem halben Jahr der Fall, während die Personen in der Aufrechterhaltung (Maintenance) über entsprechende sportliche Aktivitäten über einen längeren Zeitraum berichteten.

Um einen Vergleich mit der ursprünglichen Definition der Stufe Vorbereitung zu erlauben, wurde den Personen mit Aktivitäten mittlerer Intensität, aber weniger als eine halbe Stunde täglich, eine Zusatzfrage nach der entsprechenden Absicht für den nächsten Monat gestellt.

Der Fragebogen enthielt auch einen Klassierungsalgorithmus für Aktivitäten hoher Intensität und das spezifische Zielverhalten 3-mal 20 Minuten pro Woche für die Stufen Handlung und Aufrechterhaltung. Befragte, die zu den Mindestempfehlungen eine tiefere Stufe der Verhaltensänderung als bezüglich einem sportlichen Training vom Ausdauertyp angaben, wurden für die Auswertungen in die entsprechend höhere Kategorie »umgeteilt«.

Die statistischen Analysen wurden in der Statistiksoftware Stata, Version 6.0 durchgeführt (10). Um die durch das Random-Random-Verfahren,

die bewusst disproportionale Stichprobenziehung in den verschiedenen Landesteilen und allfällige Unterschiede in der Interviewbeteiligung möglichen Verzerrungseffekte auszugleichen, wurde in der Berechnung der Prävalenzdaten ein Gewichtungsverfahren mit Berücksichtigung von Haushaltsgröße, Landesteil, Alter und Geschlecht angewendet. Um die Zusammenhänge des Bewegungsverhaltens mit den verschiedenen Einflussfaktoren simultan beschreiben zu können, wurden sie in logistischen Regressionen, basierend auf den ungewichteten Daten, modelliert.

Ergebnisse

Mit 1529 realisierten Interviews wurde eine Beteiligung von 64,2% erreicht, die in allen 3 Landesteilen zwischen 63,4% und 64,8% lag. 65 Personen gaben an, weniger als 200 m beschwerdefrei und ohne Hilfe gehen zu können und wurden in den weiteren Analysen nicht berücksichtigt.

50,6% (95%-Konfidenzintervall: 46,9–54,5) der Befragten gaben an, im Sinn der aktuellen Mindestempfehlungen für gesundheitswirksame Bewegung körperlich aktiv zu sein. Weitere 12,3% (10,0–15,0) gaben an, zwar nicht die Mindestempfehlungen, aber die Kriterien für ein sportliches Training vom Ausdauertyp zu erfüllen. So ergab sich ein Anteil der körperlich zumindest ansatzweise Aktiven von 62,9% (59,4–66,4) und ein Anteil der körperlich Inaktiven oder ungenügend Aktiven von 37,1% (33,6–40,6).

Der Anteil der Inaktiven war bei den Frauen höher als bei den Männern (41,5% vs. 32,3%; p [aus design-basiertem F-Test] = 0,01), er war nur in der obersten Altersklasse signifikant höher als in den übrigen (bis 34 Jahre 33,7%; 35–49 Jahre 36,8%; 50–64 Jahre 34,7%; ab 65 Jahren 49,7%; p = 0,03) (Abb. 2). Es gab beim Anteil der Inaktiven deutliche Unterschiede zwischen den Sprachregionen (Deutschschweiz 27,2%; Romandie 62,4%; Tessin 55,0%; p < 0,001), ebenso zwischen Haushalten mit hohem Einkommen (bei Ein-

Abb. 2

Anteile Inaktiver, Aktiver und sportlich
Trainierter in den verschiedenen
Altersklassen (7)

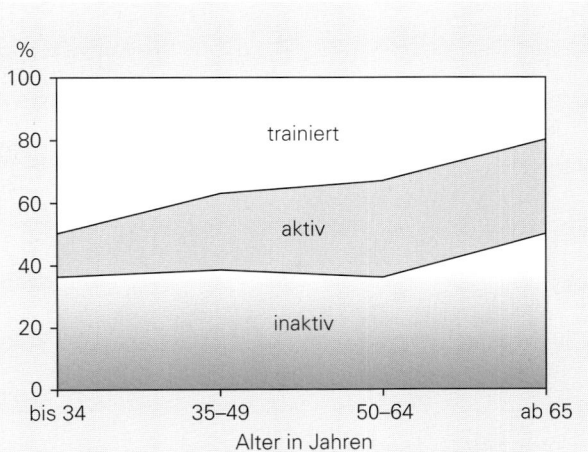

○ Trainierte geben an, mindestens 3-mal pro Woche
während 20 Minuten sportlicher Betätigung zu schwitzen

○ Aktive kommen während mindestens einer halben Stunde
täglich ein bisschen außer Atem

○ Inaktive geben an, weniger oder gar nicht körperlich
aktiv zu sein

personenhaushalt ab sFr. 6000,–; bei Mehrpersonenhaushalt ab sFr. 9000,– pro Monat) und geringen Einkommen (28,9% vs. 40,1%; p = 0,04). Unterschiede zwischen Befragten Schweizer und anderer Nationalität deuteten sich an (35,9% vs. 43,3%; p = 0,13), erreichten aber, wie die Unterschiede nach Ausbildung und Agglomerationstyp (Stadt, Agglomerations- oder ländliche Gemeinde), kein Signifikanzniveau.

Tab. 1 stellt die Odds Ratios für die verschiedenen Prädiktoren aus einfachen und multiplen logistischen Regressionen dar. Die unkorrigierten Odds Ratios beschreiben das Risiko, als inaktiv klassiert zu werden, unter Berücksichtigung jeweils nur eines Einflussfaktors. Die korrigierten Odds Ratios wurden unter gleichzeitiger Berücksichtigung aller anderen Variablen im Modell berechnet.

Außer der im endgültigen Modell berücksichtigten Interaktion zwischen weiblichem Geschlecht und geringem Einkommen wurden auch die verschiedenen jeweiligen Interaktionen zwischen Landesteil, Geschlecht, Einkommen und Alter untersucht. Die Resultate für die Interaktion zwischen den verschiedenen Altersgruppen und Landesteilen waren dabei nicht konsistent, alle übrigen Odds Ratios schlossen in ihrem 95%-Konfidenzintervall den Wert 1 klar ein und lagen damit deutlich oberhalb eines Signifikanzniveaus von 0,05.

37,3% der Befragten (95%-Konfidenzintervall: 33,5–41,1) gaben an, ein regelmäßiges Training vom Ausdauertyp (mindestens 3 Einheiten von mindestens 20 Minuten ununterbrochener Dauer pro Woche mit schweißtreibender Intensität) zu betreiben, während 25,6% (22,3–29,2) aktiv

	Unkorrigiert	Korrigiert*	Korrigiert**
Mann	1	1	1
Frau	1,64 (1,33–2,02)	1,61 (1,27–2,05)	0,93 (0,50–1,73)
bis 35 Jahre	1	1	1
35–49 Jahre	1,30 (0,99–1,71)	1,19 (0,87–1,64)	1,22 (0,88–1,68)
50–64 Jahre	1,38 (1,04–1,84)	1,37 (0,98–1,91)	1,39 (1,00–1,93)
65 Jahre und älter	1,86 (1,37–2,52)	1,55 (1,08–2,21)	1,57 (1,10–2,25)
Hohes Einkommen	1	1	1
Geringes Einkommen	1,57 (1,14–2,16)	1,38 (0,98–1,94)	1,03 (0,65–1,62)
Interaktion Frau/geringes Einkommen	–	–	1,92 (0,97–3,77)
Deutschschweiz	1	1	1
Romandie	3,47 (2,68–4,51)	3,51 (2,61–4,71)	3,53 (2,63–4,75)
Tessin	2,77 (2,13–3,59)	2,75 (2,04–3,71)	2,74 (2,03–3,69)
Schweizer Nationalität	1	1	1
Andere Nationalität	1,05 (0,80–1,36)	0,97 (0,71–1,33)	0,99 (0,72–1,35)

Tab. 1
Odds Ratios für die verschiedenen Prädiktoren der körperlichen Inaktivität als Punktschätzungen; in Klammern als 95%-Konfidenzintervalle

* für alle anderen Variablen im Modell
** für alle anderen Variablen im Modell inklusive der Interaktion Frau/geringes Einkommen

im Sinn der Mindestempfehlungen, aber nicht sportlich trainiert waren. Der Anteil von sportlich Trainierten war bei Männern signifikant höher als bei Frauen (42,5% vs. 32,3%; p <0,01), nahm von der jüngsten zur zweitjüngsten und dann vor allem wieder zur ältesten Gruppe ab (bis 34 Jahre 49,4%; 35–49 Jahre 35,3%; 50–64 Jahre 33,4%; ab 65 Jahren 17,8%; p <0,001) (Abb. 2) und war in den Sprachregionen unterschiedlich (in der Deutschschweiz 41,5%; in der Romandie 27,0%; im Tessin 25,9%; p <0,001).

Die Unterschiede zwischen den Agglomerationstypen, die sich beim Anteil Inaktiver erst angedeutet hatten, wurden für das sportliche Training signifikant: So lag der Anteil Trainierter in der Agglomeration deutlich höher als auf dem Land oder in der Stadt (43,5%; 34,1%; 28,8%; p <0,01). Nicht signifikant waren die Unterschiede nach Haushaltseinkommen, Ausbildung und Nationalität.

Regelmäßiges Krafttraining einmal pro Woche wurde von 6,0% (95%-Konfidenzintervall: 4,3–8,3) der Befragten berichtet, 2 Trainings pro Woche oder mehr von 15,0% (12,4–17,9). Wurden nur die Personen berücksichtigt, die von ihren 2 Krafttrainingseinheiten pro Woche mindestens eine im Fitnesscenter absolvierten, waren es 8,5% (6,5–10,9). Dabei ergaben sich keine Unterschiede nach den Geschlechtern, aber deutliche Unterschiede nach Altersklassen (bis 34 Jahre 12,6%; 35–49 Jahre 9,0%; 50–64 Jahre 5,0%; ab 65 Jahren 2,7%; p <0,01). Die Unterschiede nach Sprachregionen waren nicht signifikant (Deutschschweiz 9,1%; Romandie 7,0%; Tessin 6,0%; p = 0,28), ebenso die nach Haushaltseinkommen (hoch 10,8%; niedrig 6,6%; p = 0,17). Deutlich häufiger war dagegen zweimaliges Krafttraining im Fitnesscenter in der Agglomeration (10,8%) oder in der Stadt (9,6%) als auf dem Land (4,4%; p = 0,04).

Tab. 2
Stufen der Verhaltensänderung in Bezug auf Mindestempfehlungen für gesundheitswirksame Bewegung nach dem Transtheoretischen Modell. Prävalenzangaben, gewichtet auf die Schweizer Bevölkerung (n = 1 448)

Stufe	Geschlecht		Alter in Jahren			
	♂	♀	bis 34	34–49	50–64	ab 65
Aufrechterhaltung	63,1%	52,6%	58,1%	58,6%	61,8%	48,0%
Handlung	4,9%	5,9%	8,4%	4,9%	3,5%	2,3%
Vorbereitung	25,3%	31,5%	27,7%	30,1%	26,7%	30,1%
Absichtsbildung	2,4%	2,2%	1,9%	2,9%	1,5%	3,3%
Absichtslosigkeit	4,3%	7,8%	3,9%	3,5%	6,6%	16,3%

Stufe	Sprachregion			Einkommen	
	Deutsch-schweiz	Romandie	Tessin	gering	hoch
Aufrechterhaltung	67,4%	32,5%	38,4%	55,3%	68,7%
Handlung	5,4%	5,3%	7,0%	4,7%	2,4%
Vorbereitung	22,0%	46,2%	36,5%	31,3%	21,6%
Absichtsbildung	1,9%	2,6%	6,9%	1,9%	2,1%
Absichtslosigkeit	3,3%	13,5%	11,2%	6,8%	5,2%

Die vollständige 2. Stufe der Bewegungspyramide mit einem sportlichen Training vom Ausdauertyp, 2 Krafttrainingseinheiten pro Woche im Fitnesscenter und zweimal wöchentlich einem Beweglichkeitstraining erreichten 4,4% (95%-Konfidenzintervall: 3,1–6,3) der Befragten. Es waren keine signifikanten Zusammenhänge mit den erwähnten Einflussfaktoren zu beobachten.

Die Stufen der Verhaltensänderung gemäß dem Transtheoretischen Modell verteilten sich, bezogen auf die Mindestempfehlungen für die Gesamtbevölkerung, wie folgt: Absichtslosigkeit 6,1% (95%-Konfidenzintervall: 4,8–7,8); Absichtsbildung 2,3% (1,5–3,5); Vorbereitung 28,5% (25,4–31,9); Handlung 5,4% (3,9–7,4); Aufrechterhaltung 57,7% (54,0–61,4).

Tab. 2 zeigt die entsprechenden Prävalenzen für die verschiedenen Bevölkerungsgruppen. Innerhalb der Aktiven ergaben sich bezüglich des Verhältnisses der Personen in der Stufe Handlung gegenüber denen in der Stufe Beibehaltung nur zwischen den Sprachregionen signifikante Unterschiede: Hier war der Anteil in der Stufe Handlung in der Romandie und im Tessin höher als in der Deutschschweiz (p = 0,02). Auch zwischen den Altersgruppen waren Unterschiede im Sinne eines mit zunehmendem Alter abnehmenden Anteils in der Stufe Handlung zu beobachten; diese erreichten aber kein Signifikanzniveau (p = 0,11).

Unter den Inaktiven war der Anteil der Personen in der Stufe Vorbereitung bei den 65-Jährigen und Älteren deutlich tiefer als in den anderen Altersgruppen (p < 0,01). In der Romandie und besonders im Tessin war dieser Anteil geringer als in der Deutschschweiz, wobei die Unterschiede ebenfalls kein Signifikanzniveau erreichten (p = 0,09).

Auch die Personen vor der Stufe Vorbereitung, also die nach eigenen Angaben gänzlich Inaktiven, wurden hinsichtlich der verschiedenen Bevölkerungsgruppen verglichen. Dabei zeigte sich, dass der Anteil in der Stufe Absichtslosigkeit in der Deutschschweiz und im Tessin vergleichbar war, in der Romandie aber deutlich höher lag (p = 0,04). Diese Stufe war auch bei den über 50-Jährigen stärker vertreten als bei den Jüngeren, wobei der Unterschied kein Signifikanzniveau erreichte (p = 0,12).

6,9% (95%-Konfidenzintervall: 5,3–9,0) der Befragten berichteten über Aktivitäten mit mittlerer Intensität (aber weniger als eine halbe Stunde täglich), und hatten gleichzeitig vor, ab dem nächsten Monat diesen Umfang zu erreichen. Bezogen auf die jeweilige Gruppe der Inaktiven waren dabei Unterschiede zwischen den verschiedenen Altersgruppen zu beobachten (bis 34 Jahre 17,2% der Inaktiven; 35–49 Jahre 28,3%; 50–64 Jahre 19,4%; ab 65 Jahren 6,8%; p = 0,01). Der Anteil war in der Romandie (11,6% der Inaktiven) und im Tessin (9,6%) geringer als in der Deutschschweiz (25,7%; p < 0,001). Die übrigen Unterschiede erreichten kein Signifikanzniveau.

Diskussion

Die systematische Erfassung des Bewegungsverhaltens der Schweizer Bevölkerung erfolgt seit der 1. Schweizerischen Gesundheitsbefragung 1992. Vergleiche zwischen den Durchführungen 1992 und 1997 weisen darauf hin, dass der Anstieg der körperlichen Inaktivität noch nicht zum Stillstand gekommen ist und besonders bei den ohnehin schon weniger aktiven Bevölkerungsgruppen weiter stattfindet. Seit dem Bewegungssurvey 1999 stehen auch zuverlässige Prävalenzdaten zum Bewegungsverhalten zur Verfügung, die Bezug auf die gültigen Bewegungsempfehlungen nehmen und damit auch Aktivitäten »mittlerer« Intensität mit einbeziehen.

Die globale Beurteilung des Bewegungsverhaltens (⅓ inaktiv, ⅓ aktiv im Sinn der Mindestempfehlungen, ⅓ sportlich trainiert) weist wie die zuvor geltende und rein auf schweißtreibende Aktivitäten abgestützte Einschätzung (⅓ inaktiv, ⅓ mäßig aktiv, ⅓ aktiv) auf ein erhebliches Bewegungsdefizit in der Schweizer Bevölkerung hin.

Auf die große volksgesundheitliche und volkswirtschaftliche Bedeutung der körperlichen Aktivität weist auch eine kürzlich vorgestellte Studie hin, die auf der Basis der hier beschriebenen Daten die Folgen des Bewegungsmangels in der Schweiz auf 1,4 Millionen Erkrankungen, knapp 2 000 Todesfälle und direkte Behandlungskosten von 1,6 Milliarden sFr. jährlich schätzt (11). Die gleiche Studie geht aber auch davon aus, dass die aktuelle körperliche Aktivität einer Mehrheit der Schweizer Bevölkerung heute schon 2,3 Millionen Erkrankungen, gut 3 300 Todesfälle und direkte Behandlungskosten von 2,7 Milliarden sFr. im Jahr vermeidet.

Beim Vergleich der verschiedenen Bevölkerungsgruppen zeigten sich deutliche Zusammenhänge des Bewegungsverhaltens mit den Sprachregionen. Die Größe der Unterschiede in den gewichteten Prävalenzdaten und vor allem auch in der multivariaten Analyse erstaunt und geht über das aus anderen Studien bekannte Maß deutlich hinaus (5). Dies legt den Schluss nahe, dass die Wahrnehmung körperlicher Aktivitäten mittlerer Intensität auch kulturell geprägt wird und dass in einer auf ein konkretes Verhaltensziel Bezug nehmenden Befragung je nach kulturellem Hintergrund die soziale Wünschbarkeit größeren Einfluss im Sinne eines »Over-Reporting« haben könnte.

Zweitstärkster Einflussfaktor war das Alter, wo der Anteil der Inaktiven in den gewichteten Prävalenzdaten erst bei der höchsten Altersgruppe anstieg, während sich bei der multivariaten Analyse Hinweise auf eine geringere Zunahme bereits ab etwa dem 50. Lebensjahr ergaben. Der Anteil an Inaktiven war höher in Haushalten mit niedrigem Einkommen als in Haushalten mit höherem Einkommen

und höher bei Frauen als bei Männern. Die multivariate Analyse deutet darauf hin, dass diese Beobachtungen praktisch vollständig durch Unterschiede zwischen dem Bewegungsverhalten von Männern und Frauen in den Haushalten mit geringem Einkommen erklärt werden bzw. dass bei hohem Einkommen keine Unterschiede nach dem Geschlecht und bei Männern keine Unterschiede nach dem Einkommen vorliegen.

Die Unterschiede zwischen Personen mit Schweizer Staatsangehörigkeit und ausländischen Einwohnern sind gering und verschwinden in der logistischen Regression nach dem Kontrollieren für alle übrigen Variablen im Modell völlig. Aus dieser Beobachtung können für die Gesamtheit der ausländischen Wohnbevölkerung nur beschränkt Rückschlüsse gezogen werden, da mit einem in Deutsch, Französisch und Italienisch geführten Telefoninterview nur der sprachassimilierte Teil dieser Bevölkerungsgruppe erreicht wird.

Unter den Inaktiven befinden sich immerhin drei Viertel im Stadium der Vorbereitung nach MARCUS (9), bewegen sich also mit mittlerer Intensität, wenn auch nicht eine halbe Stunde täglich. Ein Viertel dieser Personen bejahte die Absicht, ab dem nächsten Monat diesen Bewegungsumfang zu erreichen.

Bemerkenswert erscheint, dass in der Deutschschweiz mit einem Viertel aller Inaktiven ein mehr als doppelt so hoher Anteil wie in der Romandie und im Tessin dieses Ziel angibt, obwohl im Rahmen der gleichen Studie auch in einer gestützten Befragung nur ein Achtel der Befragten die Häufigkeits- und die Intensitätsmerkmale dieser Mindestempfehlungen korrekt auswählen konnte (7). Auch die beschriebenen Unterschiede in den Intentionen von gänzlich Inaktiven weisen darauf hin, dass die Wahrnehmung und wohl auch die soziale Wünschbarkeit von körperlicher Aktivität zwischen verschiedenen Bevölkerungsgruppen beträchtliche Unterschiede zeigen kann.

Ein Training der Ausdauer wird auf der 2. Stufe der Bewegungspyramide empfohlen und (mit einem deutlichen Altersgradienten sowie Geschlechterunterschied) von gut einem Drittel der Bevölkerung wahrgenommen. Daneben wird besonders ab dem Alter von etwa 50 Jahren zweimal wöchentlich ein Training zur Erhaltung von Muskelkraft und -masse empfohlen.

Aufgrund der Probleme bei der allgemeinen Verständlichkeit des Begriffs »Krafttraining« wurden bei den Analysen die Personen berücksichtigt, die mindestens eines dieser Trainings im Fitnesscenter absolvieren. Unter dieser Vorgabe erfüllte weniger als ein Zehntel der Bevölkerung die Empfehlungen; bei den älteren Bevölkerungsgruppen, die besonders von einem Training profitieren würden, waren es sogar deutlich weniger. Die tieferen Prävalenzen auf dem Lande weisen auf die Bedeutung der Infrastruktur für ein solches Training hin.

Weitere Differenzierungen zwischen den einzelnen Bevölkerungsgruppen stoßen aufgrund der kleinen Anzahl von Nennungen an statistische Grenzen. Das Gleiche gilt für die weniger als 5% der Befragten, die die 2. Stufe der Bewegungspyramide im Sinne eines Trainings von Kraft, Ausdauer und Beweglichkeit vollständig erfüllen.

Wie der interkulturelle Vergleich innerhalb eines Landes ist auch der internationale Vergleich von Bewegungsprävalenzen nur beschränkt möglich, da standardisierte Fragebögen zu diesem Zweck sich erst in Entwicklung befinden. Seit kurzem steht aber eine Studie zur Verfügung, in der erstmals für alle 15 Mitgliedsstaaten der Europäischen Union das Bewegungsverhalten unter Berücksichtigung von Aktivitäten mit mittlerer Intensität erhoben worden ist. Der Anteil von Befragten, die über höchstens 3 Stunden entsprechende Aktivitäten pro Woche berichteten, lag im nach Bevölkerungszahlen gewichteten EU-Mittel bei 57% (12).

Die geringsten Anteile an (nach dieser Definition) Inaktiven hatten Schweden (32%) und Finnland (33%). Die Nachbarländer der Schweiz waren mit Anteilen von 56% in Deutschland, 38% in Österreich, 63% in Frankreich und 66% in Italien vertreten.

Über keinerlei körperliche Betätigung aus einer Liste von 23 möglichen Sport- und Freizeitaktivitäten berichteten 27% der Befragten (Deutschland 29%, Österreich 13%, Frankreich 34%, Italien 38% [13]). Ein Vergleich mit den in den Stufen Absichtslosigkeit und Absichtsbildung Klassierten in der vorliegenden Schweizer Studie scheint aufgrund der großen methodischen Unterschiede wenig sinnvoll.

Auch wenn methodisch besonders bezüglich des Vergleichs der Sprachregionen noch Vorbehalte bestehen und eher von einer Überschätzung des tatsächlichen Bewegungsverhaltens ausgegangen werden muss, deuten die Resultate des Bewegungssurveys doch auf ein wesentliches Bewegungsdefizit in verschiedenen Gruppen der Schweizer Bevölkerung hin. Die weitergehenden Möglichkeiten eines Krafttrainings werden besonders in den höheren Altersgruppen nur von einer verschwindend kleinen Minderheit genutzt.

Angesichts der grundsätzlich guten Akzeptanz für körperliche Bewegung in allen Teilen der Bevölkerung (7) kann von einem großen Potenzial für die Gesundheitsförderung ausgegangen werden. Auch im Sinne einer Evaluation dieser Anstrengungen ist die weitere Erfassung des Bewegungsverhaltens der Bevölkerung von großer Bedeutung.

Die Aufnahme von Items zur Erfassung von Aktivitäten mittlerer Intensität in die Schweizerische Gesundheitsbefragung 2002, die Validierung von Kurzfragebögen und mittelfristig wohl auch die Entwicklung anderer breit einsetzbarer Methoden zur Erfassung des Bewegungsverhaltens werden wichtige Meilensteine sein.

Literatur

1. Department of Health and Human Services. Physical Activity and Health: A Report of the Surgeon General. Atlanta, GA: U.S. Department of Health and Human Services, Centers for Disease Control and Prevention, National Center for Chronic Disease Prevention and Health Promotion; 1996.

2. Pate RR, et al. Physical activity and public health: a recommendation from the Centers for Disease Control and Prevention and the American College of Sports Medicine. JAMA 1995; 273: 402–407.

3. Hättich A. Bewegung und Sport. Bestandesaufnahme 1994 der epidemiologischen Erhebungen zu Bewegung und Sport in der Schweizer Bevölkerung. Magglingen: Schriftenreihe der Eidgenössischen Sportschule Magglingen; 1995.

4. Calmonte R, Kälin W. Körperliche Aktivität und Gesundheit in der Schweizer Bevölkerung. Eine Sekundäranalyse der Daten aus der Schweizerischen Gesundheitsbefragung 1992. Bern: Institut für Sozial- und Präventivmedizin; 1997.

5. Lamprecht M, Stamm HP. Bewegung, Sport und Gesundheit in der Schweizer Bevölkerung. Sekundäranalyse der Daten der Schweizerischen Gesundheitsbefragung 1997 im Auftrag des Bundesamtes für Sport. Forschungsbericht. Zürich, L&S Sozialforschung und Beratung AG, 1999 (Kurzfassung in Deutsch, Französisch, Italienisch und Englisch auf www.hepa.ch; BFS-Bericht in Druck).

6. Martin BW, et al. Körperliche Aktivität in der Schweizer Bevölkerung: Niveau und Zusammenhänge mit der Gesundheit. Gemeinsame wissenschaftliche Stellungnahme von Bundesamt für Sport (BASPO), Bundesamt für Gesundheit (BAG), Bundesamt für Statistik (BFS) und Netzwerk Gesundheit und Bewegung Schweiz. Schweiz Z Sportmed Sporttrauma-tol 2000; 48: 87–88 und BAG-Bulletin 2000; 47: 921–923.

7. Martin BW, Mäder U, Calmonte R. Einstellung, Wissen und Verhalten der Schweizer Bevölkerung bezüglich körperlicher Aktivität: Resultate aus dem Bewegungssurvey 1999. Schweiz Z Sportmed Sport-traumatol 1999; 47: 165–169.

8. Schmid S, et al. Das Transtheoretische Modell und die Förderung körperlicher Aktivität. In: Keller S, Hrsg. Motivation zur Verhaltensänderung: das Transtheoretische Modell in Forschung und Praxis. Freiburg im Breisgau: Lambertus; 1999.

9. Marcus BH, Simkin LR. The transtheoretical model: applications to exercise bevior. Med Sci Sports Exerc 1994; 26: 1400–1404.

10. StataCorp. Stata Statistical Software: Release 6.0. College Station, TX: Stata Corporation, 1999.

11. Martin BW, et al. Volkswirtschaftlicher Nutzen der Gesundheitseffekte der körperlichen Aktivität: erste Schätzungen für die Schweiz. Gemeinsame wissenschaftliche Stellungnahme von Bundesamt für Sport BASPO, Bundesamt für Gesundheit BAG, Schweizerischer Beratungsstelle für Unfallverhütung bfu, Schweizerischer Unfallversicherungsanstalt SUVA, Abteilung für medizinische Ökonomie des Instituts für Sozial- und Präventivmedizin und des Universitätsspitals Zürich sowie Netzwerk Gesundheit und Bewegung. Schweiz. Schweiz Z Sportmed Sporttraumatol 2001: 49: 84–86 und BAG-Bulletin 2001; 33: 604–607.

12. European Commission, Directorate-General for Employment, Industrial Relations and Social Affairs. A pan-EU survey on consumer attitudes to physical activity, body-weight and health. Luxembourg: Office for Official Publications of the European Communities, 1999.

13. Martinez-Gonzales MA, et al. Prevalence of physical activity during leisure time in the European Union. Med Sci Sports Exerc 2001; 33: 1142–1146.

Körperliches Aktivitätsverhalten in Österreich

G. SAMITZ, Wien

Einleitung

Eine möglichst präzise qualitative und quantitative Erfassung der verschiedenen Komponenten und Subkomponenten der körperlichen Aktivität ist für die valide Einschätzung der Prävalenz des Bewegungsmangels sowie für die weitere Gesundheitsplanung von besonderer Bedeutung (1–3).

Für fragebogen- oder interviewgestützte Aktivitätserhebungen, der in nationalen Bewegungssurveys am häufigsten verwendeten Techniken, wird daher die Einhaltung bestimmter Mindeststandards gefordert (1, 3, 4). Sie betreffen die Validität und Reliabilität des verwendeten Messinstrumentariums, die notwendigen Informationen zu qualitativen (Aktivitätstyp, Komponenten, Subkomponenten) und quantitativen (Intensität, Dauer, Häufigkeit, Gesamtdosis, Energieverbrauch) Faktoren sowie den rückver-folgten Zeitraum (Tage, Wochen, Jahre) (Tab. 1) (4–9).

Zur Einschätzung des aktuellen Aktivitätsverhaltens der österreichischen Bevölkerung liegen Daten aus 3 voneinander unabhängigen Erhebungen vor (10–13). Die Charakteristika der in den Untersuchungen verwendeten Messinstrumentarien sind in Tab. 2 zusammengefasst.

Mikrozensuserhebung »Freizeitkultur in Österreich« 1998

Ziel dieser Erhebung war, kulturelle sowie andere Freizeitaktivitäten der österreichischen Bevölkerung zu erfassen. Zum Thema »sportliche Aktivitäten« liegen aus dieser Befragung Angaben über regelmäßig bzw. gelegentlich betriebene Sportarten vor (10).

○ Verwendung operationalisierter und
klar interpretierbarer Definitionen

○ Ausreichende Validität und Reliabilität
des verwendeten Instrumentariums

○ Repräsentative Erfassung der letzten
12 Monate (Minimum: 4-Wochen-
Recall)

○ Simultane Erfassung freizeitbezogener,
berufs- und haushaltsbezogener
Aktivitäten

○ Einschluss von Informationen
über Intensität, Dauer und Frequenz
der Aktivitäten

○ Berechnung der durchschnittlichen
wöchentlichen Gesamtdosis
(Min. bzw. Std./Woche)

○ Berechnung eines Summenscores
zur Einschätzung des wöchentlichen
Energieverbrauchs (z. B. MET-Min./
Woche, MET-Std./Woche, kcal/Woche
oder kcal/kg/Woche)

Tab. 1
Qualitätsstandards für körperliche
Aktivitätserhebungen mit Fragenbogen-
und/oder Interviewtechnik (4–9)

◁

▽

Tab. 2
Charakteristika der in den Untersuchungen
verwendeten Erhebungsinstrumentarien

? = nicht geprüft
(+) = pilotgetestet

Erhebung	Mikrozensus-erhebung (10)	Gallup-Umfrage (11)	Pan-EU-Survey (12, 13)
Erhebungsmethode	Interviewtechnik/ Global	Interviewtechnik/ Global/Recalltyp	Interviewtechnik/ Recalltyp
Rückverfolgter Zeitraum	Generell, Jahr, Saison	Woche	Woche
Erfasste Komponenten bzw. Subkomponenten	Sport	Sport	Freizeitbezogene und berufsbezogene körperliche Aktivität
Dosisangaben	Häufigkeit/Global	Häufigkeit/Woche	Stunden/Woche MET-Std./Woche
Validität	?	?	?
Reliabilität	?	?	? (+)

Erhebung	Mikrozensus-erhebung (10)	Gallup-Umfrage (11)	Pan-EU-Survey (12, 13)
Radfahren	59,4	53,0	39,0
Schwimmen	53,4	45,0	20,0
Wandern/Berg-wandern	45,3	34,0	20,0
Gehen (kontinuier-lich 30 Min.)	nicht erhoben	nicht erhoben	42,0
Alpinschilauf	39,0	28,0[1]	15,0
Inline-, Roller-skating, Skateboard	20,6	12,0[2]	nicht erhoben
Laufen/Joggen	16,3	26,0	nicht erhoben
Gymnastik/Fitness/Aerobic	14,7	12,0	13,0
Tennis/Racquet-Sport	12,7	16,0	10,0
Gartenarbeit	nicht erhoben	nicht erhoben	37,0

Tab. 3
Vergleich der relativen Teilnahme an sportlichen/körperlichen Aktivitäten auf der Grundlage von 3 unabhängigen Erhebungen (Angaben in %)

[1] plus Schilanglauf
[2] nur Inlineskating

Es wurde die Frage gestellt: *»Welche der folgenden sportlichen Tätigkeiten üben Sie in der Freizeit regelmäßig (d. h. das ganze Jahr oder die ganze Saison über), gelegentlich oder gar nicht aus«?* 24 aufgelistete Sportarten standen zur Auswahl.

Nach den Ergebnissen dieser Erhebung liegt Radfahren mit 59,4% an 1. Stelle der regelmäßig oder gelegentlich ausgeübten Sportarten, gefolgt von Schwimmen, Wandern und (erwartungsgemäß) Alpinschilauf (Tab. 3). Erstmals erhobene Trendsportarten, wie Inline- und Rollerskating erreichen bereits eine Partizipationsrate von annähernd 21%.

Sport betreiben mehr Männer als Frauen, Gymnastik und Fitnesstraining werden jedoch von Frauen häufiger ausgeübt (Frauen 20%, Männer 9%).

Mit zunehmendem Alter sinkt die Partizipation in den meisten Sportarten. Ausnahme bildet das Wandern bzw. Bergwandern, das noch von 46% der 60–69-Jährigen häufig betrieben wird.

Mit höherer beruflicher Qualifikation steigt die Bereitschaft, Sport zu treiben. Angestellte und Beamte sowie Selbstständige außerhalb der Land- und Forstwirtschaft gehen häufiger sportlichen Aktivitäten nach als Arbeiter.

Im Bundesländervergleich haben Salzburg und Tirol bei allen Sportarten und der regelmäßigen Sportausübung die höchsten Anteile. Das Burgenland weist bei fast allen Sportarten die geringste Beteiligung auf.

Die Teilnahme an sportlichen Aktivitäten hat im Vergleich zur Mikrozensuserhebung 1992 zugenommen. Gaben 1992 noch 22% an, überhaupt keinen Sport zu betreiben, waren es 1998 nur noch 16%.

Das für die Mikrozensuserhebung 1998 verwendete Instrumentarium erfüllt nur einen der in Tab. 1 angeführten Mindeststandards (rückverfolgter Zeitrahmen). Die erhobenen Aktivitäten beziehen sich ausschließlich auf sportliche Tätigkeiten, eine Subkomponente der körperlichen Freizeitaktivität. Die Frage nach der Häufigkeit der Sportteilnahme (regelmäßig, gelegentlich, nie) ist zudem so global formuliert, dass die Gefahr einer systematischen Verzerrung des Ergebnisses hoch ist. Daten zur Intensität, Dauer bzw. dem wöchentlichen Zeitaufwand wurden nicht erhoben. Eine quantitative Einschätzung der sportinduzierten Gesamtdosis ist damit nicht möglich. 1-Item-Fragen sind generell ungeeignet, um eine valide quantitative Einschätzung des Aktivitätsverhaltens der Bevölkerung ableiten zu können (14).

Die Ergebnisse dieser Erhebung haben daher nur sehr eingeschränkte Aussagekraft: Die verwertbaren Punkte liegen darin, dass Subgruppenunterschiede (nach Geschlecht, Alter, Bildungsniveau, Regionen) im Sportverhalten aufgezeigt wurden, die bei der Planung möglicher Interventionsstrategien zu berücksichtigen sind.

»Sportverhalten in Österreich« 2000

Diese Untersuchung wurde vom österreichischen Meinungs- und Marktforschungsinstitut »Gallup« durchgeführt (11). Befragt wurden 1000 Personen aus dem gesamten Bundesgebiet – eine für die österreichische Wohnbevölkerung (ab 14 Jahren) repräsentative Stichprobe.

Die Frage lautete: *»Welche Sportart(en) üben Sie aus«?*

Auch in dieser Untersuchung führen Rad fahren (53%), Schwimmen (45%) und Wandern (34%) die Liste der beliebtesten Sportarten an (Tab. 3).

Im Unterschied zur Mikrozensuserhebung wurde nach der Häufigkeit der Sportausübung etwas detaillierter gefragt. 24% der österreichischen Bevölkerung sind demnach täglich oder mehrmals pro Woche sportlich aktiv. 16% betreiben nur einmal pro Woche, 27% 1–2-mal pro Monat oder seltener und 33% betreiben überhaupt keinen Sport (Tab. 4).

Das Sportengagement der Männer ist deutlich höher als das der Frauen, ebenso sinkt die Sportteilnahme mit zunehmendem Lebensalter merkbar ab. Die geringste Sportteilnahme weisen Landwirte (13%) und Pensionisten (23%) auf. Sehr gering ist das Sportengagement auch unter Arbeitern (33%) und Hausfrauen (34%). Die höchste Sportpartizipation findet sich bei Schülern und Studenten (74%), Selbstständigen, freiberuflich Tätigen sowie leitenden Angestellten bzw. Beamten (56%).

Ebenso übt die Ortsgröße einen beträchtlichen Einfluss auf die Sportpartizipation aus. In Orten mit ≤5000 Einwohnern be-

	Täglich	Mehrmals/ Woche	1-mal/ Woche	1–2-mal/ Monat	Seltener	Nie
Total	5	19	16	8	19	33
Männer	5	26	14	7	19	29
Frauen	5	13	17	8	20	37
14–29 Jahre	11	32	19	9	21	9
30–49 Jahre	2	18	17	8	19	35
> 50 Jahre	4	5	7	3	19	63

Tab. 4

Häufigkeit der Sportausübung nach Geschlecht und Alter auf Grundlage der Ergebnisse aus der Gallup-Umfrage (Angaben in %) (11)

trägt die Sportabstinenz 43%, in städtischen Regionen mit mehr als 50 000 Einwohnern hingegen nur etwa 20%.

Auch das in dieser Untersuchung verwendete Erhebungsinstrumentarium entspricht nicht den qualitativen Mindeststandards für nationale Bewegungssurveys.

Es wurde wiederum nur die Subkomponente »sportliche Aktivität« untersucht, die besonders bei nicht berufstätigen Frauen und Senioren kein valides Bild der körperlichen Aktivität vermitteln kann, da Haushaltsaktivitäten in diesen beiden Gruppen bis zu 80% des täglichen durch körperliche Aktivität induzierten Energieverbrauchs ausmachen können (8, 9, 15). Trotz der detaillierten Erhebung der Häufigkeit der Sportpartizipation ist aufgrund der fehlenden Erfassung der Dauer keine Einschätzung der wöchentlichen Sportdosis möglich. Der rückverfolgte Zeitraum von 1 Woche ist außerdem zu kurz, um ein repräsentatives Bild des Aktivitätsverhaltens widerzuspiegeln (7). Die Studie bestätigt die in der Mikrozensuserhebung beschriebenen Unterschiede in Bezug auf den Beliebtheitsgrad ver-

schiedener Sportarten sowie der Sportteilnahme, bringt jedoch kaum einen zusätzlichen Erkenntnisgewinn.

Pan-EU-Survey 1999

In dieser Querschnittsuntersuchung wurden erstmals für alle 15 Mitgliedsstaaten der Europäischen Union die Konsumentengewohnheiten in Bezug auf körperliche Aktivität, Körpergewicht und Gesundheit untersucht (12, 13). Die Einschätzung der freizeit- und arbeitsbezogenen Aktivität erfolgte mithilfe eines »Recall-Fragebogens« der einschränkende Terminus »Sport« wurde bewusst vermieden. Das Erhebungsinstrumentarium erfasste auch moderate Aktivitäten, wie z. B. Gartenarbeit oder Gehen.

In jedem Mitgliedsstaat wurden etwa 1 000 Personen im Alter von 15 Jahren und älter (eine repräsentative Stichprobe) befragt, wobei in Österreich das »Fessel-Institut« mit der Erhebung beauftragt war und 931 Personen interviewte.

Auch in dieser Untersuchung ähnelt die Reihung der beliebtesten Sportarten jener der beiden erstgenannten Erhebun-

61

gen, die Partizipationsraten fallen jedoch deutlich niedriger aus (Tab. 3). Die Ursache dafür könnte im genaueren Erhebungsinstrumentarium liegen.

Österreich weist bei der als moderat eingestuften Aktivität »Gartenarbeit« mit einer Partizipationsrate von 37% unter allen EU-Staaten die mit Abstand höchste Beteiligung auf. Bei den Gehgewohnheiten (42%) erreichen nur die Finnen (68%) Schweden (61%) und Iren (55%) noch höhere Werte.

Zusätzlich wurde die Anzahl der Stunden pro Woche erhoben, in der die EU-Bürger in körperliche Freizeitaktivitäten involviert sind und die medianen MET-Wochenstunden berechnet (Abb. 1). Dadurch ist ein direkter Vergleich mit aktuellen Bewegungsempfehlungen möglich.

Unter Heranziehung der Ergebnisse des Pan-EU-Surveys erfüllen derzeit 62% der österreichischen Bevölkerung die Mindestempfehlungen der »Centers for Disease Control and Prevention« (CDC) (mindestens 30 Minuten moderate Aktivitäten an den meisten Tagen der Woche, besser jedoch täglich) (16).

Die Prävalenz der körperlichen Inaktivität beträgt demzufolge in Österreich 38%. Dieser Wert liegt deutlich unter dem EU-Durchschnitt von 57%. Die geringste Anzahl körperlich inaktiver Personen haben im Vergleich mit den CDC-Empfehlungen Schweden (32%) und Finnland (33%), die höchste Portugal mit 83%.

Für Österreich beträgt der mediane Wert für den als MET-Stunde/Woche berechneten wöchentlichen Energieverbrauch durch körperliche Freizeitbetätigung 23 MET-Stunden/Woche (1380 MET-Min./Woche); er liegt ebenfalls deutlich über dem EU-Durchschnitt von 15 MET-Stunden/Woche (900 MET-Min./Woche) (13).

Das arbeitsbezogene körperliche Aktivitätsverhalten wurde eingeschätzt, indem man die Anzahl der Stunden erfasste, die

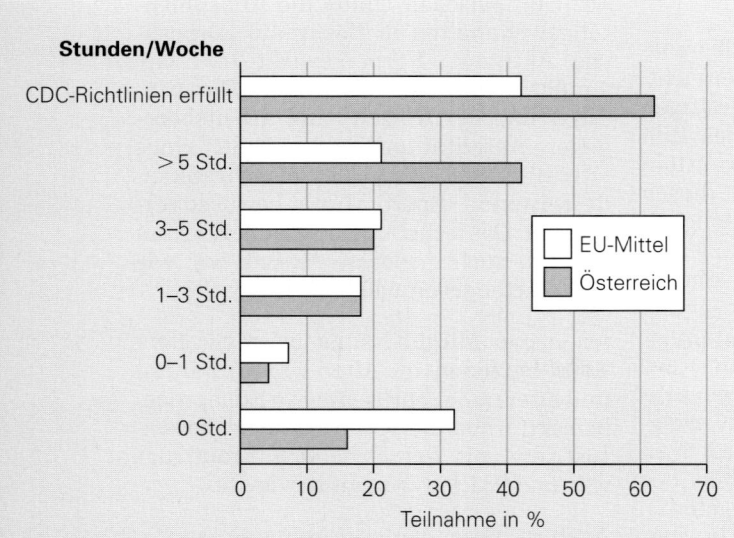

Abb. 1

Anteil der Personen (in %) und Anzahl der Stunden, die in einer typischen Woche in moderater oder schwerer freizeitbezogener körperlicher Aktivität verbracht werden (12, 13)

Arbeitsbezogene Tätigkeit		> 6 Std./d	2–6 Std./d	< 2 Std./d	Keine
Sitzend	Österreich	22	38	30	10
	EU-Mittel	19	47	27	7
Stehend/gehend (moderat aktiv)	Österreich	25	45	27	3
	EU-Mittel	21	50	28	1
Mehr als stehend/ gehend (sehr aktiv)	Österreich	15	28	34	23
	EU-Mittel	5	17	36	42

Tab. 5
Anteil an Personen (in %) und Anzahl
der Stunden, die an einem typischen Arbeitstag
in unterschiedlich intensiven arbeitsbezogenen
Tätigkeiten verbracht werden (12)

am Arbeitsplatz, in der Schule oder der Universität bzw. zu Hause sitzend, stehend oder mit anstrengenderer manueller Arbeit verbracht werden.

Der Anteil von Personen mit typisch sitzender Tätigkeit liegt in Österreich mit 23% ebenfalls deutlich unter dem EU-Durchschnitt von 42% (Tab. 5).

Die für Österrreich im EU-Vergleich sehr hohen Werte für anstrengendere manuelle Tätigkeiten (15%) von mehr als 6 Stunden pro Tag werden auf den hohen Anteil der in der Landwirtschaft tätigen Personen zurückgeführt.

Zusätzlich wurde in dieser paneuropäischen Untersuchung eine Reihe anderer Fragen zum Gesundheitsverhalten, Körpergewicht und Körperimage gestellt, die hier nicht näher erläutert werden. Es wurde auch gefragt, ob Ärzte gute Vermittler der gesundheitlichen Vorteile der körperlichen Aktivität sind. Dies wurde von 70–72% der Österreicherinnen und Österreicher bejaht, im EU-Mittel war eine leichte Abnahme der Zustimmung

mit zunehmendem Bildungsniveau zu beobachten; niedriges, mittleres bzw. hohes Bildungsniveau: 78%, 73% bzw. 70%.

Das in dieser Untersuchung verwendete Erhebungsinstrumentarium erfüllt zumindest einige wesentliche Mindeststandards. So wurden das freizeit- und berufsbezogene Aktivitätsverhalten erfasst, ohne jedoch die Daten zusammenzuführen. Eine Dosiseinschätzung war für die freizeitbezogenen Aktivitäten möglich. Der Rückverfolgungszeitraum (1 typische Woche in den Monaten März oder April) war allerdings auch in dieser Erhebung zu kurz, um ein repräsentatives Bild des habituellen Aktivitätsverhaltens zu erhalten (7). Immerhin wurde der Fragebogen pilotgetestet, Angaben zur Validität fehlen jedoch.

Im Vergleich mit den beiden erstgenannten Untersuchungen liefert der Pan-EU-Survey aus epidemiologischer Sicht die verlässlichsten Daten, da zumindest eine weite Bandbreite moderater und schwerer körperlicher Aktivitäten erhoben und quantitativ erfasst wurde.

Schlussfolgerung

Die Prävalenz der körperlichen Inaktivität, obwohl absolut gesehen hoch, fällt im EU-Vergleich für Österreich relativ günstig aus. Österreich zählt zu den aktiveren Nationen in Europa.

Mögliche Gründe dafür könnten die günstige geographische und klimatische Lage Österreichs sowie die gute Infrastruktur sein, die eine Vielzahl von Bewegungsmöglichkeiten in einer noch weitgehend intakten Natur, selbst in unmittelbarer Nähe größerer Ballungszentren, erlaubt.

Die Bemühungen sollten in Österreich vor allem darauf ausgerichtet werden, zielgruppenspezifische Strategien zu entwickeln, um das körperliche Aktivitätsverhalten bisher unterrepräsentierter Subgruppen (vor allem nicht berufstätige Frauen, Arbeiter, Senioren) zu verbessern. Da annähernd ¾ der österreichischen Bevölkerung ihrem Arzt auch in Zusammenhang mit Fragen zur körperlichen Aktivität besondere Kompetenz zusprechen, bietet das ärztliche Beratungsgespräch eine günstige Basis zur individuellen Bewegungsintervention (17), die jedoch durch gruppenbezogene- und Public-Health-Maßnahmen ergänzt werden sollte (18).

Literatur

1. Wareham NJ, Rennie KL. The assessment of physical activity in individuals and populations: why try to be more precise about how physical activity is assessed? Int J Obes Relat Metab Disord 1998; 22 (Suppl 2): 30–38.
2. Paffenbarger RS, et al. Measurement of physical activity to assess health effects in free-living populations. Med Sci Sports Exerc 1993; 25: 60–70.
3. Ainsworth BE, Montoye HJ, Leon AS. Methods of assessing physical activity during leisure and work. In: Bouchard C, Shephard RJ, Stephens T, editors. Physical Activity, Fitness, and Health. Champaign: Human Kinetics; 1994. p.146–159.
4. Laport RE, Montoye HJ, Caspersen CJ. Assessment of physical activity in epidemiologic research: problems and prospects. Public Health Rep 1985; 100: 131–146.
5. Dominguez-Berjon F, et al. Physical activity assessment in population surveys: can it really be simplified? Int J Epidemiol 1999; 28: 53-57.
6. Lamonte MJ, Ainsworth BE. Quantifying energy expenditure and physical acitivity in the context of dose response. Med Sci Sports Exerc 2001; 33 (Suppl): 370–378.
7. Jakobs DR, et al. A simultaneous evaluation of 10 commonly used physical activity questionnaires. Med Sci Sports Exerc 1993; 25: 81–91.
8. DiPietro L, et al. A survey for assessing physical activity among older adults. Med Sci Sports Exerc 1993; 25: 628–642.
9. Ainsworth BE. Challenges in measuring physical activity in women. Exerc Sport Sci Rev 2000; 28: 93–96.
10. Zeidler S. Sportliche Aktivitäten der Österreicher. Ergebnisse des Mikrozensus September 1998. Statistische Nachrichten 2000; 1: 10–20.
11. Pratscher H. Sportverhalten in Österreich. J Ernährungsmed 2000; 2: 18–23.
12. European Commission, Directorate-General for Employment, Industrial Relations and Social Affairs. A pan-EU survey on consumer attitudes to physical activity, body-weight and health. Luxembourg: Office for Official Publications of the European Communities, 1999.
13. Martinez-Gonzales MA, et al. Prevalence of physical activity during leisure time in the European Union. Med Sci Sports Exerc 2001; 33: 1142–1146.
14. Weiss TW, et al. The validity of single-item self-assessment questions as measures of adult physical activity. J Clin Epidemiol 1990; 43: 1123–1129.
15. Weller I, Corey P. The impact of excluding non-leisure energy expenditure on the relation between physical activity and mortality in women. Epidemiology 1998; 6: 632–635.
16. Pate RR, et al. Physical activity and public health: A recommendation from the Centers for Disease Control and Prevention and the American College of Sports Medicine. JAMA 1995; 273: 402–407.
17. Eakin EG, Glasgow RE, Riley KM. Review of primary care-based physical activity intervention studies. Effectiveness and implications for practice and future research. J Fam Pract 2000; 49: 158–168.
18. Samitz G. Körperliche Aktivität zur Senkung der kardiovaskulären Mortalität und Gesamtmortalität – eine Public Health Perspektive. Wien Klin Wochenschr 1998; 110: 589–596.

Diagnose und Aktivitätsberatung

Ärztliche Untersuchung und körperliche Aktivität

H. LÖLLGEN, R. GERKE und DEBORAH LÖLLGEN, Remscheid

Einleitung

Eine bewegungs- bzw. sportmedizinische Vorsorgeuntersuchung wird sowohl für körperlich inaktive Patienten, die aus gesundheitlichen Gründen ihren Aktivitätsstatus verbessern möchten, als auch für Personen, die regelmäßig körperliche und sportliche Aktivitäten betreiben, generell als sinnvoll und notwendig erachtet (1–3).

Die »American Heart Association«, das »American College of Cardiology« und das »American College of Sports Medicine« haben dazu ausführliche Empfehlungen veröffentlicht (2, 3).

Im deutschsprachigen Raum fehlen bisher einheitliche Leitlinien. Nach einer bundesweiten Umfrage bei den Sportärzte- und Landessportverbänden werden in Deutschland derzeit unterschiedliche und zum Teil nicht standardisierte Untersuchungsbögen verwendet. Von der Deutschen Gesellschaft für Sportmedizin und Prävention sind neue Empfehlungen zu Vorsorgeuntersuchungen in Ausarbeitung.

Da das Risiko einer Gefährdung vor allem durch den Einstieg in intensivere körperliche Aktivität und Sport mit dem Alter ansteigt, wird in Deutschland eine eingehende bewegungsmedizinische Vorsorgeuntersuchung bereits ab dem 35. Lebensjahr empfohlen. Die amerikanischen Leitlinien legen die Grenze bei 40 Jahren (Männer) bzw. 50 Jahren (Frauen) (2, 3). Untersuchungen zur Effektivität und zur Kosten-Nutzen-Relation dieser Vorsorgemaßnahme sind bis jetzt nur ansatzweise publiziert worden (4, 5).

Ziel der bewegungsmedizinischen Vorsorgeuntersuchung

Bewegungs- und sportmedizinisch ausgerichtete Vorsorgeuntersuchungen bei bis-

Stufe 1

Zielgruppe	○ Reihenuntersuchung aller Sportler im Kindes- und Jugendalter ○ Körperlich inaktive und aktive Personen bis 35 Jahre
Untersuchung	○ Anamnesebogen zum Selbstausfüllen ○ Standardisierte Anamnese (durch den Arzt) ○ Körperliche Untersuchung (internistische und orthopädische) gemäß einem Erhebungsbogen, gegebenenfalls zusätzliche Untersuchungen bei bestimmten Sportarten (z. B. Schwimmen, Tauchen) ○ Ekg in Ruhe, Blutdruckmessung ○ Fakultativ: Laboruntersuchungen (Harnstatus) Belastungsuntersuchung (Ergometrie) Sportartspezifische Untersuchungen (z. B. Tauchen)
Beurteilung/ Beratung	○ Gesund, tauglich für alle Sportarten ○ Gesund mit Einschränkung, tauglich für alle Sportarten bzw. Belastungsformen, außer: nicht sporttauglich, weitere Klärung erforderlich ○ Aktivitäts- bzw. Trainingsempfehlungen
Häufigkeit	○ Mindestens alle 2–4 Jahre, jährlich wünschenswert

Stufe 2

Zielgruppe	○ Körperlich inaktive und aktive Personen über 35 Jahre (vor allem solche mit mehr als einem Risikofaktor) ○ Kinder und Jugendliche mit auffälligen Befunden
Untersuchung	○ Anamnese und Untersuchung wie in Stufe 1 ○ Ergänzende Untersuchungen: Laboruntersuchungen (einschließlich Harnstatus), Gesamtcholesterin, LDL, Triglyzeride, Glukose, gegebenenfalls weitere Untersuchungen je nach Anamnese und klinischem Befund Ergometrie (Fahrrad, Laufband) und Belastungs-Ekg einschließlich Blutdruck unter Belastung ○ Beratung zu gesunder Lebensführung, Risikofaktorenprofil, Erkennung kardiovaskulärer Symptome ○ Altersbezogene Leistungsfähigkeit
Beurteilung/ Beratung	○ Gesund, tauglich für alle moderaten und schweren körperlichen Aktivitäten bzw. Sportarten ○ Gesund mit Einschränkung, tauglich für alle moderaten und schweren körperlichen Aktivitäten bzw. Sportarten, außer: nicht sporttauglich bzw. nicht tauglich für schwere körperliche Aktivitäten, weitere Klärung erforderlich ○ Aktivitäts- bzw. Trainingsberatung ○ Empfehlungen zu Prävention, Leistungsfähigkeit
Häufigkeit	○ Mindestens alle 2–4 Jahre, wenn möglich jährlich

Tab. 1
Stufe 1 (bewegungsmedizinische Vorsorgeuntersuchung)

Tab. 2
Stufe 2 (bewegungsmedizinische Untersuchung)

◁

Tab. 3
Stufe 3 (erweiterte bewegungs- bzw. sportmedizinische Untersuchung)

▽

her inaktiven Patienten oder regelmäßig Sporttreibenden werden primär aus 2 Gründen durchgeführt:

1. Erkennung möglicher internistischer oder orthopädischer Risiken durch den Sport: »Gesundheitsuntersuchung«.
2. Beurteilung des Trainingszustandes und Trainingsberatung: »Leistungsdiagnostik«.

Schwerpunkt ist der kardiologisch-internistische Bereich. Spezielle Untersuchungen, z. B. für Tauchen oder verschiedene Trendsportarten, sind nach den Empfehlungen der Fachgesellschaften durchzuführen.

Für eine bewegungsmedizinische Vorsorgeuntersuchung kommen Kinder- und Jugendliche, Personen < 35 Jahre und Personen > 35 Jahre mit oder ohne kardiale Risikofaktoren infrage. Die Grenze

Stufe 3	
Zielgruppe	○ Körperlich inaktive und aktive Personen mit einer diagnostizierten Herz-Kreislauf- oder sonstigen chronischen Erkrankung ○ Freizeitportler mit Wunsch einer eingehenden Leistungsdiagnostik zur Optimierung der Trainingsplanung ○ Freizeitsportler mit zukünftiger Wettkampfteilnahme oder bei Trainingsumfang >6 Std./Woche bzw. Leistungssportler
Untersuchung	○ Vorsorgeuntersuchung wie in Stufe 1 ○ Ergänzende Untersuchungen: Labordiagnostik (z. B. Ferritin, Kalium, Magnesium, Cholesterin, LDL, Triglyzeride, γ-GT, Kreatinin, Blutzucker, Harnstatus) Leistungsdiagnostik: Ergometrie (Fahrrad, Laufband) und gegebenenfalls sportartspezifische Diagnostik, Bestimmung von Laktat unter Belastung, gegebenenfalls Spiroergometrie und Kraftdiagnostik Echokardiographie Spezielle orthopädische Untersuchungen Trainingsanalyse, Beurteilung der altersbezogenen Leistungsfähigkeit
Beurteilung/ Beratung	○ Gesundheitszustand ○ Allgemeiner Leistungs- bzw. Trainingszustand ○ Aktivitätsempfehlung ○ Trainingsempfehlung bzw. Beratung
Häufigkeit	○ Jährlich, gegebenenfalls weitere Untersuchungen nach Bedarf

wird bei 35 Jahren gelegt, da ab diesem Zeitpunkt bereits ein erhöhtes kardiovaskuläres Risiko besteht (5, 7–10).

Mit besonderer Sorgfalt sind bisher inaktive Patienten und Wiedereinsteiger zu behandeln, die vermehrt durch kardiale Zwischenfälle gefährdet sind (6), ebenso Patienten mit einem oder mehreren kardiovaskulären Risikofaktoren und Personen ab dem 55. Lebensjahr.

Die bewegungsmedizinische Eingangsuntersuchung betrifft auch Patienten mit unterschiedlichen, beginnenden Organerkrankungen, die sich im Rahmen der Sekundärprävention körperlich betätigen möchten. Hierzu zählen Personen mit Bluthochdruck, Übergewicht und Symptomen wie Luftnot, Herzschmerzen, Palpitationen, Gelenk- oder unspezifischen Rückenbeschwerden (1, 11–13).

Für Patienten nach Herzinfarkt oder nach kardiovaskulären Eingriffen existieren ärztliche Untersuchungsanleitungen vor der Teilnahme an Rehabilitationsprogrammen (2, 3, 11, 12).

Abgestufte Vorsorgeuntersuchung

Zur Erreichung einer sinnvollen Kosten-Nutzen-Relation wird für die jeweiligen Personengruppen ein abgestuftes Untersuchungsschema vorgeschlagen (Tab. 1–3). Dieses Untersuchungsprogramm setzt einen qualifizierten, sportmedizinisch vorgebildeten Arzt ebenso voraus wie eine Untersuchungsstelle mit Geräten nach den Qualitätsrichtlinien der Fachgesellschaften (1, 5, 11, 14).

Bewegungsmedizinische Untersuchung bei latenten Erkrankungen

Für diesen Personenkreis treffen grundsätzlich die Empfehlungen der Stufe 2 zu. Zusätzlich müssen aber symptom- und befundorientierte ergänzende Untersu-

chungen erfolgen. Diese richten sich nach den allgemeinen Empfehlungen der klinischen Medizin. Bei Symptomen wie Brustschmerz ist ein Belastungs-Ekg immer erforderlich, bei Luftnot zusätzlich eine Lungenfunktion, bei erhöhten Blutdruckwerten in Ruhe oder während Belastung eine Langzeitblutdruckmessung. Bei Verdacht auf oder bei nachgewiesenen Arrhythmien ist ein Langzeit-Ekg anzufertigen.

Diese Schritte sind keine sportärztliche Untersuchung mehr, sondern eine internistische oder kardiologische Abklärung vor Aufnahme der körperlichen Aktivität oder sportlichen Betätigung.

Untersuchungsprogramm

Die Erhebung der Vorgeschichte erfordert einen Fragebogen für den Patienten und einen Anamnesebogen für den Arzt.

Fragebogen für den Patienten

Dieser Fragebogen erweist sich als hilfreich und zeitsparend. In der Wartezeit oder auch bereits zu Hause können wichtige Fragen z. B. zu Impfungen, Medikamenteneinnahme, Operationen etc. vorab beantwortet werden. Ein solcher Fragebogen muss leicht verständlich und EDV-gerecht aufbereitet sein.

Fragebogen
ohne spätere ärztliche Untersuchung

Langjährig bewährt hat sich der in Kanada entwickelte PAR-Q-Fragebogen (Physical Activity Readiness Questionnaire) (4, 15). Er besteht aus 7 kurzen Fragen und ist zum Screening gedacht (Abb. 1). Werden alle Fragen dieses Bogens negativ beantwortet, so kann nach den Empfehlungen der Kanadischen Gesellschaft für Sportmedizin auf eine ärztliche Untersuchung verzichtet werden. Bei einer oder mehreren positiven (d. h. potenziell

JA	NEIN	
☐	☐	**1.** Hat Ihr Arzt jemals gesagt, dass Sie mit Ihrem Herz Probleme hätten und nur solche körperliche Aktivitäten betreiben sollten, die Ihnen von einem Arzt empfohlen werden?
☐	☐	**2.** Verspüren Sie, wenn Sie körperlich aktiv sind, öfters Schmerzen in der Brust?
☐	☐	**3.** Hatten Sie irgendwann im letzten Monat, als Sie nicht körperlich aktiv waren, Brustschmerzen?
☐	☐	**4.** Haben Sie Gleichgewichtsprobleme, da Sie unter Schwindel leiden oder verlieren Sie öfter das Bewusstsein?
☐	☐	**5.** Haben Sie ein Knochen- oder Gelenksproblem, das sich durch mehr körperliche Betätigung verschlechtern könnte?
☐	☐	**6.** Hat Ihnen Ihr Arzt in letzter Zeit Medikamente für den Blutdruck oder das Herz verschrieben?
☐	☐	**7.** Ist Ihnen irgendein anderer Grund bekannt, warum Sie nicht körperlich aktiv sein sollten?

Abb. 1
PAR-Q-Fragebogen (**P**hysical **A**ctivity **R**eadiness **Q**uestionnaire)

krankheitsanzeigenden) Antworten wird zu einer ärztlichen Untersuchung geraten.

Dieser Fragebogen bietet jedoch nur einen sehr groben Filter, bei dem Krankheitszeichen übersehen werden können.

**Fragebogen mit
nachfolgender ärztlicher Untersuchung**

Die Deutsche Gesellschaft für Sportmedizin und Prävention empfiehlt ein umfangreicheres Untersuchungsprogramm (Stufen 1–2).

Wir haben dazu einen ausführlichen Fragebogen entworfen, der dem später untersuchenden Arzt Hinweise auf Vorerkran-

kungen und mögliche Gefährdungen gibt. Dabei spielt nach neuesten Erkenntnissen die Familienanamnese eine wichtige Rolle. Zwar ist der Bogen umfangreich – er dient aber als Grundlage für Wiederholungsuntersuchungen, bei denen dann nur kurze Zwischenanamnesen erhoben werden müssen.

Darüber hinaus kann dieser Fragebogen für andere Arztbesuche verwendet werden. Er entbindet den Arzt nicht, eine eigene Anamnese bei der Untersuchung zu erheben, dieser kann dabei aber vom Probandenfragebogen ausgehen und korrigierende oder ergänzende Fragen stellen.

Schwerpunkte bei der Anamnese sind die Erfassung der möglichen Risiken für einen kardialen Zwischenfall bei Teilnahme

Herzmuskelveränderungen	○ Hypertrophe (nicht-obstruktive) Kardiomyopathie ○ Linkshypertrophie (schwerer arterieller Hochdruck) ○ Arrhythmogene rechtsventrikuläre Dysplasie ○ Myokarditis ○ Dilatative Kardiomyopathie ○ Koronare Muskelbrücken, Koronaraneurysmen
Koronare Genese	○ Koronare Herzkrankheit ○ Koronaranomalien (BLAND-WHITE-GARLAND-Syndrom u. a.)
Vitien	○ Mitralklappenprolaps ○ Kongenitale angeborene oder erworbene Herz(klappen)fehler ○ MARFAN-Syndrom
Elektrophysiologische Veränderungen	○ WOLFF-PARKINSON-WHITE-Syndrom (speziell mit intermittierendem Vorhofflimmern) ○ Lange bestehendes QT-Syndrom (angeboren, erworben, Medikamente) ○ BRUGADA-Syndrom, arrhythmogene rechtsventrikuläre Dysplasie ○ Medikamenteneinnahme (z. B. Kokain u. a.) ○ Idiopathisches Kammerflimmern ○ Angeborene Störungen im Reizleitungssystem
Sonstige Erkankungen	○ Arteriovenöse Missbildungen ○ Aortendissektion ○ Embolien (Hirn, Lunge) (Economy-Class-Syndrom)

Tab. 4
Kardiovaskuläre Ursachen plötzlicher Todesfälle

Tab. 5
Angaben, bei denen eine gezielte Nachfrage
durch den Arzt erforderlich ist

Familienanamnese	○ Gehäufte plötzliche Todesfälle in jüngerem Alter ○ Familiäre Belastung durch Herz-Kreislauf-Krankheiten, Schlaganfall, Diabetes mellitus und Bluthochdruck
Angaben zur eigenen Vorgeschichte	○ Brustschmerzen ○ Luftnot ○ Bewusstlosigkeit/Ohnmacht/Schwindel ○ Erhöhter Blutdruck ○ Vorausgegangener Infekt (Fieber, Grippe) ○ Weitere Risikofaktoren: Übergewicht, Rauchen, Hochdruck, Fettstoffwechselstörung, Diabetes mellitus ○ Medikamenteneinnahme

Tab. 6

Marfan-Syndrom
(siehe auch: De Paepe, et al.
[21], dort Auflistung der
Haupt- und Nebensymptome)

Kardial	○ Dilatation der Aorta ascendens ○ Aortendissektion ○ Aortenklappeninsuffizienz ○ Mitralklappenprolaps ○ Myxödematöse Mitralklappe ○ Bauchaortenaneurysma ○ Periphere Gefäßdissektion
Auge	○ Ektope Linse ○ Flache Kornea ○ Elongierter Augapfel ○ Retinaablösung ○ Myopie
Muskel/Skelett	○ Brustdeformität (Trichter- oder Hühnerbrust) ○ Unproportional lange Finger, flache Füße ○ Deformierungen der Wirbelsäule ○ Große Körperlänge (im Vergleich zur Familie) ○ Überdehnbare Gelenke, Gebissstörungen
Haut	○ Striae, Hernien
Lunge	○ Spontanpneumothorax
ZNS	○ Ektasie der Dura

an intensiverer körperlicher bzw. sportlicher Aktivität (Tab. 4).

Wichtige Angaben im Fragebogen, bei denen eine gezielte Nachfrage durch den Arzt und gegebenenfalls weitere Untersuchungen erforderlich erscheinen, sind in Tab. 5 zusammengefasst.

M e r k e : Auch bei aktiven Sportlern kann eine koronare Herzkrankheit auftreten. Stets sollte eine gezielte Frage nach Angina pectoris oder deren Äquivalent gestellt werden.

In eigenen Beobachtungen konnte sowohl bei aktiven Marathonläufern wie auch bei aktiven Radrennfahrern eine koronare Eingefäßerkrankung mit einer Angina pectoris (als Durchgeh-phänomen oder auf hoher Belastungsstufe) nachgewiesen werden. Ischämieveränderungen traten im Belastungs-Ekg bei 250–275 Watt auf.

Körperliche Untersuchung

Die körperliche Untersuchung erfolgt in der gewohnten klinischen Art mit Inspektion, Palpation, Perkussion und Auskultation. Zum Vorgehen sei auf die klassischen Lehrbücher verwiesen.

Von besonderer Bedeutung ist wiederum die Suche nach möglichen Risiken. Die Bestimmung des Bodymass-Index (BMI) ist dabei Standard der Untersuchung. Die Inspektion vermag Zeichen eines Marfan-Syndroms zu erkennen (Tab. 6).

○ Physiologische vs. pathologische Linkshypertrophie

○ AV-Blockierungen (benigne oder pathologisch)

○ Inkompletter Rechtsschenkelblock

○ Arrhythmogene rechtsventrikuläre Kardiomyopathie (Dysplasie)

○ BRUGADA-Syndrom

○ WPW-Syndrom (akzessorische Leitungsbahnen)

○ Lange bestehendes QT-Syndrom

○ Eventuell Infarktzeichen nach stummen Ischämien

○ Physiologische vs. pathologische Erregungsrückbildungsstörungen

○ Permanente oder intermittierende Arrhythmien

Tab. 7
Erkenntnisse aus dem Ruhe-Ekg

Tab. 8
Normvarianten im Ekg bei Sportlern

○ Sinusbradykardie

○ Sinusarrhythmie

○ Inkompletter Rechtsschenkelblock

○ Vorhofleitungsstörungen (P-Welle)

○ Links- und Rechtshypertrophie nach Spannungskriterien

○ ST-Hebungen oder ST-Senkungen

○ QT-Dauer im oberen Grenzbereich

○ Schmale vergrößerte oder negative T-Wellen

Die Auskultation des Herzens muss obligat im Liegen und im Stehen erfolgen, da nur so pathologische Geräusche durch einen Mitralklappenprolaps oder eine Ausflussbahnobstruktion (bei hypertrophischer obstruktiver Kardiomyopathie) sicher erfasst werden. Auch die Aorteninsuffizienz kann im Sitzen, mit vornübergebeugtem Oberkörper, Auskultation am ERB-Punkt und in exspiratorischem Atemanhalten deutlich besser gehört werden. Gerade diese Krankheitsbilder sind potenziell gefährlich. Der Blutdruck muss an beiden Armen vergleichend gemessen werden, eine Palpation der Fußpulse ist obligat.

Was die klinisch-orthopädische Untersuchung (Wirbelsäule, Gelenke, Füße, Muskelfunktion etc.) anbelangt, sei auf die entsprechende Literatur verwiesen. Die Muskelfunktionsanalyse einschließlich möglicher Dysbalancen ist Bestandteil der sportärztlichen Vorsorgeuntersuchung.

Ruhe-Ekg

Nachdem lange umstritten war, ob ein Ekg in Ruhe für die Beurteilung von körperlich aktiven Personen und Sporttreibenden von Bedeutung ist, haben Befunde der letzten Jahre den positiven Stellenwert des Ruhe-Ekg bestätigt. Allerdings werden ein qualitativ gutes Ekg sowie ausreichende Fachkennntnisse in der Ekg-Beurteilung gefordert. Eine computergestützte Auswertung verbessert die Analyse der Zeitwerte und Amplituden, die vorgeschlagenen Diagnosen müssen aber kritisch überprüft werden und bedürfen langjähriger Erfahrung (Tab. 7).

Ärzte sollten in der Lage sein, diese Veränderungen zu erkennen und zu bewerten; bestehen Zweifel, so muss ein sportmedizinisch erfahrenerer Kardiologe konsiliarisch hinzugezogen werden.

Physiologische Ekg-Veränderungen bei trainierten Sportlern finden sich in der Tab. 8. Hinzuweisen ist darauf, dass bei älteren Sporttreibenden die Abgrenzung schwieriger wird, da durchaus stumm verlaufende Herzerkrankungen vorkommen. Dies betrifft sowohl die stumme myokardiale Ischämie bis hin zum stummen Infarkt, aber auch die mitunter asymptomatisch verlaufenden Vitien (Aortenvitien) oder Kardiomyopathien. 2 aktuelle Krankheitsbilder mit einem erhöhten kardialen Risiko beim Sport, die aus dem Ruhe-Ekg mitunter vermutet werden können, sind der arrhythmogene rechte Ventrikel und das BRUGADA-Syndrom (Tab. 9).

Belastungsuntersuchung, Belastungs-Ekg

Die Belastungsuntersuchung erfolgt in der sportärztlichen Untersuchung fakultativ. Sie ist nicht obligat, sollte jedoch körperlich inaktiven wie aktiven Patienten, vor allem älteren, angeboten werden. Sie ist immer mit Blutdruckmessung und Belastungs-Ekg zu kombinieren. Einzelheiten zum Vorgehen beim Belastungs-Ekg sind der Literatur zu entnehmen (11, 14, 16). Leitlinien der Deutschen Gesellschaft für Sportmedizin und Prävention sind in Ausarbeitung. Die typischen Fehler in Verbindung mit der Durchführung eines Belastungs-Ekg zeigt Tab. 10.

Gesundheitsaspekt der Ergometrie

Für Arzt und Patient ist zu beachten, dass ein Belastungs-Ekg nur über eine begrenzte Zuverlässigkeit verfügt (Sensitivität etwa 70%, Spezifität etwa 80%, positiver Vorhersagewert etwa 70%). Dies bedeutet, dass ein normales Belastungs-Ekg eine (koronare) Herzkrankheit wenig wahrscheinlich macht, diese aber nicht ausschließen kann. Je höher die Ausbelastung des Probanden ist, umso empfindlicher wird die Methode. Der Patient ist vor der Belastungsuntersuchung zu motivieren. Nur bei erschöpfender Ergometerbelastung (im Interesse des Probanden) sind zuverlässigere Aussagen möglich. Stets ist die Prävalenz der koronaren

ARVD	○ Globale oder regionale rechtsventrikuläre Dysfunktion
	○ Histologie: Fibrolipomatose (Typ 1, 2)
	○ Repolarisationsstörungen T-Inversion Epsilonpotenzial oder QRS >110 ms Positive Spätpotenziale
	○ Form der Arrhythmien: Kammertachykardien oder gehäufte ventrikuläre Extrasystolen
	○ Familiäre Belastung
BRUGADA-Syndrom	○ Primär abnorme elektrophysiologische Aktivität im rechten Ventrikel (Frühform der ARVD?)
	○ Familiäre (genetische) Veranlagung
	○ Ekg: Deszendierend verlaufende ST-Hebung in V_1–V_3 mit negativem T, eventuell Knotung im deszendierenden Teil von QRS

Tab. 9
Arrhythmogene rechtsventrikuläre Dysplasie (ARVD) und BRUGADA-Syndrom

Tab. 10
Häufige Fehler bei der Durchführung eines Belastungs-Ekg

○ Unzureichende Ausbelastung

○ Unzureichende Registrierqualität

○ Nicht kalibriertes Ergometer

○ Zu wenige Ekg-Ableitungen (6 oder 12 sind obligat, immer V_2, V_4–V_6!)

○ Unzureichende Dokumentation (kein Dokumentationsbogen)

○ Nichtbeachtung der üblichen Qualitätsrichtlinien (Arzt, Mitarbeiter, Geräte)

Herzkrankheit zu beachten. Sie ist häufiger bei Vorliegen von einem oder mehreren Risikofaktoren sowie bei einer positiven Familienanamnese.

Leistungsdiagnostik, Aktivitäts-, Trainings- und Gesundheitsberatung

Aus dem Belastungstest kann anhand der maximalen Wattleistung die kardiorespiratorische Leistungsfähigkeit abgeschätzt und auf Grundlage der Ausbelastungsherzfrequenz die Trainingsherzfrequenz berechnet werden. Die individuell bestimmte Ausbelastungsherzfrequenz ist zuverlässiger als eine Schätzung der maximalen Herzfrequenz aus Nomogramm, Tabelle oder Faustformel.

In der Regel wird die Trainingsdosis nach Typ, Intensität, Dauer und Häufigkeit festgelegt. Das American College of Sports Medicine empfiehlt ein Training mit primär- bzw. sekundärpräventiver Ausrichtung und einer relativen Intensität von 40–85% der Herzfrequenzreserve, wobei vormals inaktive Personen sowie Personen mit bestehenden kardiovaskulären Risikofaktoren im unteren Bereich dieses Bereiches beginnen sollten (3). Tab. 11 zeigt ein Beispiel einer Trainingsherzfrequenzberechnung mit der KARVONEN-Methode.

Die Aktivitäts- oder Trainingsberatung umfasst natürlich auch eine Beratung in Bezug auf die Risikofaktoren, z. B. Gewicht, Nikotinmissbrauch und Lebensstil (9, 13, 17–19).

Ebenso muss dem Patienten erläutert werden, dass bei neuen Symptomen oder Beschwerden unbedingt der (Sport)Arzt aufgesucht werden sollte. Regelmäßige körperliche Aktivität oder regelmäßiger Sport bietet keinen 100%igen Schutz gegen Herzkrankheiten. Herz- oder Lungenbeschwerden dürfen nicht verharmlost werden.

Die abschließende Beratung sollte in Abhängigkeit der jeweiligen Zielsetzung, z. B. Erhöhung der Alltagsaktivität mit moderater körperlicher Aktivität oder gezieltes Training durch mäßig intensive oder intensivere sportliche Aktivitäten schriftlich festgelegt werden, mit gezielten Hinweisen auf die Art des Trainings (Ausdauer, Kraft, Beweglichkeit etc.) und Hinweisen auf Funktionseinbußen oder Organerkrankungen.

Weiterführende Untersuchungen: Echokardiographie

Bei auffälligen Befunden in Verbindung mit der körperlichen Untersuchung oder dem Ekg und Belastungs-Ekg gilt heute die Echokardiographie als wichtigste weiterführende Untersuchungsmethode. Sie erlaubt eine Beurteilung der Anatomie (Klärung von Vitien etc.), der Dimensionen der Herzabschnitte, der Funktion (systolisch, diastolisch), des Bewegungsmusters der Kammern (global, regional) und der Herzklappen. Sportmedizinische Besonderheiten sind zu beachten (5, 7, 10, 12, 14).

Die Abgrenzung einer physiologischen, trainingsbedingten Herzveränderung gegenüber einer pathologischen Linkshypertrophie gelingt am sichersten mit der Echokardiographie.

Spezielle Belastungsuntersuchungen

Laktatanalyse oder Spiroergometrie (auch als Feldtest mit tragbarer Einheit) dienen mehr der Beurteilung von Leistungssportlern und gegebenenfalls der Klärung bei Befunden ungeklärter Genese (z. B. Übertraining, Dyspnoe etc.).

Andere weiterführende Untersuchungen richten sich nach dem Vorgehen in der Inneren Medizin bzw. Kardiologie und sind bei Bedarf einzusetzen. Hierzu gehören Langzeit- und Spätpotenzial-Ekg, Stress-Echokardiographie, Lungenfunktionsprüfung mit Blutgasanalyse, Langzeitblutdruckmessung, eine eingehende Labordiagnostik und bei Indikation eine invasive Diagnostik (Rechts- und Links-herzkatheter).

In Zukunft dürfte bei differenzialdiagnos-tisch ungeklärten kardialen Befunden der Stellenwert der Kernspindiagnostik erheblich ansteigen.

Labordiagnostik

Laboruntersuchungen gehören nicht pri-mär zur sportärztlichen Vorsorgeuntersu-chung. Sie dienen vielmehr der Bestim-mung von Risikofaktoren oder möglichen Begleitveränderungen bei regelmäßigem Sport sowie der Gesundheitsvorsorge. Die Indikation sollte gezielt und unter Ver-meidung redundanter Messungen erfol-gen. So genügt in der Regel die Kreatinin-wertbestimmung; eine zusätzliche Harn-stoffmessung ist nicht erforderlich.

Bei Verdacht auf einen Eisenmangel ist die Ferritinbestimmung die entscheiden-de Größe. Der Eisenspiegel selber ist ohne besonderen Wert. Elektrolytbestimmun-gen können hilfreich sein (Magnesium, Kalium), geben aber keine Aussage über den Gesamtbestand der Salze im Körper. Bei den Fettstoffwechselwerten genügen die angeführten Parameter, vor allem im Hinblick auf eine vernünftige Kosten-Nutzen-Relation. Der Harnstatus ist wün-schenswert, es muss aber eine rasche Ver-arbeitung eingeplant werden.

Laboruntersuchungen sind bei älteren Personen eher angezeigt, bei Kindern und Jugendlichen nur bei besonderer Indika-tion. Bei Verdacht auf krankhafte Verän-derungen sind selbstverständlich weitere Untersuchungen zu veranlassen.

Empfehlungen zu den Eingangsuntersuchungen

Kinder und Jugendliche (Stufe 1)

Sie haben in der Regel die sog. U-Unter-suchungen beim Kinderarzt durchlaufen, dabei werden in der Regel schwerwiegen-

Maximale Herzfrequenz (HF_{max}): 156/Min.
Ruheherzfrequenz (HF_{Ruhe}): 70/Min.
Intensität: 40–85%[1] der Herzfrequenzreserve (HFR)

$HFR = HF_{max} - HF_{Ruhe}$
KARVONEN-Methode: (Intensität $\times$ [$HF_{max}-HF_{Ruhe}$]) + HF_{Ruhe}

(0,40 $\times$ [156–70]) + 70 $\rightarrow$ 104
(0,85 $\times$ [156–70]) + 70 $\rightarrow$ 143

Trainingsherzfrequenz = 104–143/Min.

[1] 40–70%: gesunde Personen >35 Jahre, inaktive Patienten, Patienten mit kardiovaskulären Risikofaktoren
60–85%: gesunde Personen <35 Jahre, gesunde trainierte Personen

Tab. 11
Beispiel der Berechnung der Trainings-herzfrequenz auf Grundlage der Herzfrequenzreserve mithilfe der KARVONEN-Methode

de Erkrankungen ausgeschlossen. Den-noch können eine hypertrophe Kardio-myopathie oder ein Mitralklappenprolaps eventuell erst im Jugendalter manifest werden.

Untersuchungsplan: Anamnese, Fra-gebogen, körperliche Untersuchung. Wei-tere Untersuchungen nur bei spezieller Fragestellung oder bei Befunden. Wieder-holung alle 2–4 Jahre, bei Beschwerden früher.

Erwachsene <35 Jahre (Stufe 1)

Untersuchungsplan: Anamnese, Fra-gebogen, körperliche Untersuchung, Ruhe-Ekg. Weitere Untersuchungen nur bei spe-zieller Fragestellung oder bei Befunden.

Zur Trainingsberatung wird eine Belastungsuntersuchung angeraten. Bei Risikofaktoren (Rauchen, Übergewicht, familiäre Belastung) wird empfohlen, weitere Laborwerte zu erheben. Wiederholung alle 2–4 Jahre, bei Beschwerden früher.

Erwachsene >35 Jahre (Stufe 2)

Untersuchungsplan: Anamnese, Fragebogen, körperliche Untersuchung, Ruhe-Ekg, Belastungs-Ekg, Laborstatus.

Inaktive oder Sporttreibende mit Erkrankungen des Herzkreislaufsystems (Stufe 3)

Untersuchungsplan: siehe Tab. 3.

Erwachsene Sportler mit Wettkampfambitionen (Stufe 3)

Hierzu gehören Personen, die Sport mit höherer Intensität, etwa >60% der maximalen Herzfrequenzreserve, betreiben wollen.

Tab. 12
Faktoren, die auf ein erhöhtes Risiko
bei körperlicher Aktivität hinweisen

○ Familiäre Belastung durch eine koronare Herzkrankheit

○ Eigene Risikofaktoren, speziell eine Fettstoffwechselstörung, Nikotinabusus

○ Nichterkennen oder Fehldeuten sog. prämonitorischer Beschwerden (wie Angina pectoris) oder Herzbeschwerden, die als Magen-, Schulter- oder Rückenbeschwerden fehlgedeutet werden

Untersuchungsplan: Anamnese, Fragebogen, körperliche Untersuchung, Ruhe-Ekg, Belastungs-Ekg, Laborstatus. Je nach Klinik oder geplanter Trainingsintensität: Echokardiographie, Ergometrie mit Laktatanalyse oder Spiroergometrie.

Kommentar

Systematische Untersuchungen, speziell prospektiver Art, zum Wert und zur Kosten-Nutzen-Relation bewegungsmedizinischer Vorsorgeuntersuchungen liegen bisher nicht vor. Eine kleine Studie mittels Echokardiographie zur Früherkennung einer hypertrophischen obstruktiven Kardiomyopathie ergab bei 500 Personen, dass eine solche Untersuchung als »Screening« aus Kostengründen nicht zu empfehlen ist. Das »American College of Sports Medicine« empfiehlt – auch unter juristischen Aspekten – lediglich eine Anamneseerhebung alle 4 Jahre. Bei auffälligen Befunden wird eine ärztliche Untersuchung veranlasst.

Praktikabilität

Die verschiedenen Anamnese- und Untersuchungsbögen sind auf ihre Praktikabilität hin nicht geprüft. Lediglich der Untersuchungsbogen des Sportmedizinischen Institutes aus Saarbrücken erreichte größere Personenzahlen.

Validität

Mit einer bewegungsmedizinischen Vorsorgeuntersuchung lassen sich eine familiäre Belastung, latente Erkrankungen sowie pathologische Veränderungen erkennen. Derzeit liegen aber keine Studien vor, die nachweisen könnten, ob durch diese Untersuchung zukünftige Risiken und Komplikationen verhindert oder gemindert werden. Dies gilt auch für orthopädische Befunde. Prospektive Untersuchungen, möglichst multizentrisch, sind zur Validierung der Vorsorgeuntersuchung dringend erforderlich .

Für die Praxis der Vorsorgeuntersuchung sind 3 Faktoren, die auf ein erhöhtes Risiko bei körperlicher Betätigung hinweisen, besonders zu beachten (Tab. 12) (20). In der Beratung ist hierauf hinzuweisen (5, 8, 10, 17, 20).

Reihenuntersuchungen mit einem Belastungs-Ekg bei allen Personen, die in moderat intensive oder intensivere körperliche bzw. sportliche Betätigung einsteigen möchten oder bereits regelmäßig aktiv sind, sind derzeit aus ökonomischen Gründen kaum machbar, da falsch-positive Befunde hohe Folgekosten durch weiterführende Diagnostik bewirken können und außerdem die notwendigen Untersuchungsstellen fehlen (8, 20).

Die Kosten für die sportmedizinische Untersuchung werden derzeit von den gesetzlichen Krankenversicherern noch nicht übernommen. Doch diese sind zweifelsohne auch den Patienten zumutbar, da die Untersuchung wichtige Informationen liefern kann. Dennoch sind bisher nur wenige Patienten bereit, diese selbst zu tragen. Einige private Versicherungen haben jedoch den Wert der Untersuchung erkannt und gewähren einen Zuschuss.

Mit dem hier präsentierten Untersuchungsschema und bei sorgfältiger, fachkompetenter Bewertung können nicht alle zukünftigen Komplikationen verhindert werden, da auch falsch-negative Befunde vorkommen. Die Güte der bewegungsmedizinischen Vorsorgeuntersuchung hängt, dies sei betont, vor allem von der Qualität der Methodik und fachlichen Kompetenz der (Sport)Ärzte ab.

Nach allen Literaturangaben sowie Erfahrungen aus der täglichen Beratung von körperlich inaktiven und aktiven Patienten spielt eine sorgfältige Anamnese die zentrale Rolle in der Vorsorgeuntersuchung.

Literatur

1. Bouchard C, et al., editors. Exercise, Fitness and Health. A Consensus of Current Knowledge. Champaign: Human Kinetics; 1994.
2. American Heart Association/American College of Cardiology. Gibbons RJ, Balady GJ, Beasley JW, editors. Guidelines for exercise testing. J Am Coll Cardiol 1997; 30: 260–315.
3. American College of Sports Medicine. Guidelines for Exercise Testing and Exercise Prescription. 6th ed. Baltimore: Lippincott-Williams & Wilkins; 2000.
4. Cardinal BJ, Esters J, Cardinal MK. Evaluation of the revised physical activity readiness questionnaire in older adults. Med Science Sports Exerc 1996; 28: 468–472.
5. Maron BJ. Cardiovascular risks to young persons on the athletic field. Ann Intern Med 1998; 129: 379–386.
6. Maron BJ, Mitchell JH, editors. 26th Bethesda Conference: Recommendations for determining eligibility for competition in athletes with cardiovascular abnormalities. J Am Coll Cardiol 1994; 24: 845–899.
7. Estes NAM, Sales DN, Wang PJ. Sudden cardiac death in the athlete. Armonk: Futura Publishing Company; 1998.
8. Maron BJ, Araujo CGS, Thompson PD, editors. Recommendations for participation screening and the assessment of cardiovascular disease in masters athletes. Circulation 2001; 103: 327–334.
9. Waller BF, Harvey WP. Cardiovascular evaluation of athletes. Newton: Laennec Publishing; 1993.
10. Williams RA, editor. The athlete and heart disease. Philadelphia: Lippincott; 1999.
11. Löllgen H, Erdmann E, Hrsg. Ergometrie. Belastungsuntersuchungen in Klinik und Praxis. 3. Aufl. Berlin-Heidelberg-New York: Springer; 2000.
12. Froelicher VF, Myers J. Exercise and the heart. 4th ed. Sidcup: Saunders; 1999.
13. Shephard RJ, Miller HS. Exercise and the heart in health and disease. New York: Dekker; 1999.
14. Löllgen H. Kardiopulmonale Funktionsdiagnostik. 3. Aufl. Wehr-Nürnberg: Editio Novartis; 2000.
15. Thomas S, Reading J, Shephard RJ. Revision of the physical activity readiness questionnaire (PAR-Q). J Sport Sci 1992; 17: 338–345.
16. Löllgen H, Ulmer HV, Crean P. Recommendations and standard guidelines for ergometry. Eur Heart J 1988; 9 (Suppl K): 1–37.
17. Dickhuth HH, Löllgen H. Trainingsberatung für Sporttreibende. Dtsch Ärztebl 1996; 93: A1192–1198.
18. Levy P, editor. Total sports health advice for the amateur athlete. New York: Wiley; 1993.

19. Thompson PD. Exercise & Sports Cardiology. New York: McGrawHill; 2001.

20. Gordon NF, et al. Reassessment of the guidelines for exercise testing. Sports Med 1992; 13: 293–302.

21. de Paepe A, Devereux RB, Dietz HC. Revised diagnostic criteria for the Marfan syndrome. Am J Med Genet 1996; 62: 417–426.

Fragebögen und Vordrucke sind bei der Geschäftsstelle der Deutschen Gesellschaft für Sportmedizin und Prävention (DGSP), Institut für Sportmedizin und Rehabilitation, Hugstetter Straße 55, 79106 Freiburg, oder beim Sportärztebund Nordrhein, Deutsche Sporthochschule, Carl-Diem-Weg 6, 50933 Köln, erhältlich.

Erfassung
der körperlichen Aktivität
in Klinik und Praxis

INGRID FREY und A. BERG, Freiburg im Breisgau

Einleitung

Bewegungsmangel zählt zusammen mit Fehlernährung zu den in der Bevölkerung am weitesten verbreiteten gesundheitlichen Fehlverhalten, die in der Folge die Genese verschiedener Erkrankungen begünstigen. Den Patienten in Bezug auf sein Fehlverhalten zu sensibilisieren und ihn zu Verhaltensänderungen anzuregen und zu unterstützen, ist eine große Herausforderung für die Ärzteschaft.

Zunächst ist zu überprüfen, ob in den Bereichen Ernährung und Bewegung Defizite vorliegen. Zur Erfassung des Aktivitätsstatus reicht die Frage: »Treiben Sie Sport?« nicht aus. Sport treiben ist nur eine Facette gesundheitswirksamer körperlicher Aktivität. Alltagsaktivitäten, wie Treppensteigen, Spaziergänge usw., bringen ebenfalls gesundheitlichen Nutzen. Um einen aussagekräftigen Aktivitätsstatus zu erstellen, müssen möglichst alle gesundheitlich wirksamen Aktivitä-ten erfasst werden. Ein standardisierter Fragebogen oder eine Checkliste ist hier sehr hilfreich (1).

Freiburger Fragebogen zur Erfassung körperlicher Aktivität (2)

Die Kurzform des Fragebogens besteht aus 8 Fragen, welche sich auf die Erfassung körperlicher Aktivität bei beruflicher Tätigkeit, typischer Alltagsaktivitäten (Wege zu Fuß/per Fahrrad, Treppensteigen, Gartenarbeit), Freizeitaktivitäten (Spaziergänge, Radtouren, Tanzen oder Kegeln) und auf Sportaktivitäten beziehen (Abb. 1).

Es gibt 2 Varianten, den Fragebogen zu bearbeiten. Wird er bei einem Patienten zum ersten Mal eingesetzt, sollte die Bearbeitung ein Dialog begleiten. Verständnisfragen können so umgehend geklärt werden, und gleichzeitig wird das Thema »Bewegung« für den Patienten transparenter.

Abb. 1

Freiburger Fragebogen zur körperlichen Aktivität –
Kurzform

▷

Mitunter bereitet die Beantwortung der Fragen 2 und 3 Probleme. Um das Memorieren von Alltagsaktivitäten zu erleichtern, ist es hilfreich, konkret nach einzelnen Aktivitäten zu fragen und einen aktuellen Bezug herzustellen: *Wie kommen Sie zur Arbeit? – Gehen Sie zu Fuß oder fahren Sie mit dem Rad zum Einkaufen? – Führen Sie ihren Hund aus? – Wie lange sind Sie dabei zu Fuß bzw. mit dem Rad unterwegs? – Wie oft in der Woche? – Vergangenes Wochenende? – Waren Sie letzte (vergangene) Woche spazieren? Waren Sie letzten Monat schwimmen?).*

Das Ergebnis der Erhebung ist dann am aussagekräftigsten, wenn der erfragte Zeitraum den »gewöhnlichen Alltag« widerspiegelt. Außergewöhnliche Situationen, wie z. B. Urlaub, Kuraufenthalt, krankheitsbedingte Inaktivität, gehen häufig mit einem veränderten Aktivitätsverhalten einher und lassen keine Rückschlüsse auf das (habituelle) Aktivitätsmuster zu.

Wird der Fragebogen bei Patienten wiederholt eingesetzt, ist es durchaus möglich, ihn vom Patienten vorbereitend (zu Hause) ausfüllen zu lassen. Im gemeinsamen Gespräch können dann die Daten ausgewertet werden.

Der Fragebogen wird anschließend einer Auswertungsmatrix unterzogen (Abb. 2). Man überträgt die Angaben, ermittelt die zugehörigen Punkte und addiert diese. Anhand der Beurteilungstabelle (Abb. 3), die auf der Grundlage gängiger Empfehlungen zum Bewegungssoll erstellt wurde, können die Ergebnisse interpretiert werden.

Empfehlungen zum Bewegungssoll

Bis Mitte der 90er-Jahre ging man davon aus, dass körperliche Aktivitäten nur dann gesundheitlich wirksam sind, wenn bestimmte Belastungsintensitäten erreicht werden. Gestützt auf leistungsphysiologische Erkenntnisse wurden im »Position Stand of the American College of Sports Medicine« noch 3–5 Trainingseinheiten von je 20–60 Minuten Dauer mit einer Belastungsintensität von mindestens 60% der maximalen Herzfrequenz empfohlen (3, 4). Der durch diese ausdauerorientierten Aktivitäten erbrachte Aktivitätsumsatz sollte bei etwa 14 kcal/kg KG/Woche liegen. Allerdings wiesen die Autoren im Kommentar darauf hin, dass auch körperliche Aktivitäten unterhalb der vorgeschlagenen Intensität gesundheitlichen Nutzen haben können.

Auf der Grundlage neuerer epidemiologischer Studien wurde erstmals 1995 durch die amerikanischen Centers of Disease Control and Prevention (CDC) und das American College of Sports Medicine (ACSM) eine konkrete Mindestempfehlung formuliert (5). Danach werden täglich 30 Minuten Bewegung mit mindestens »moderater« Intensität – beispielhaft zügiges Gehen – idealerweise an allen Tagen der Woche gefordert. Dies entspricht einem zusätzlichen Aktivitätsumsatz von etwa 1000 kcal/Woche (2 kcal/kg KG/d bzw. 14 kcal/kg KG/Woche). Viele Befunde deuten darauf hin, dass zwischen dem Umfang körperlicher Aktivität und dem gesundheitlichen Gewinn eine lineare Beziehung besteht (6).

In den großen Kohortenstudien lassen sich auch Hinweise auf einen »besonders günstigen« Aktivitätsumfang finden (7, 8). Nach PAFFENBARGER liegt dieser günstige Gesamtaktivitätsumsatz, der sich aus dem Umsatz der Alltags- (Gehen, Treppensteigen usw.) und Freizeitaktivitäten errechnet, zwischen 2000 und 3500 kcal/Woche (30–50 kcal/kg KG/Woche) (8).

Freiburger Fragebogen zur körperlichen Aktivität – Kurzform

Name:.. **Größe**: ....cm **Gewicht**: ....kg

1) **Sind Sie berufstätig** (auch Hausfrau) **oder in Ausbildung?**

    ○ nein   ○ ja   Ihre berufliche Tätigkeit beinhaltet hauptsächlich:

            ○ **sitzende Tätigkeiten** (z.B.: Büro, Student...)

            ○ **mäßige Bewegung** (z.B.: Handwerker, Hausmeister, Hausfrau...)

            ○ **intensive Bewegung** (z.B.: Postzusteller, Wald- und Bauarbeiter...)

---

2) **Waren Sie in der <u>letzten Woche</u> zu Fuß unterwegs,**

a) **... auf dem Weg zur Arbeit oder zum Einkaufen usw.?**   ○ nein   ○ ja

     Wenn ja, wie lange sind Sie dabei gegangen?   <u>**Insgesamt**</u> .... Minuten/Stunden

b) **... zum Spazierengehen?**   ○ nein   ○ ja

     Wenn ja, wie lange waren Sie <u>letzte Woche</u> spazieren?   <u>**insgesamt**</u> .... Minuten/Stunden

---

3) **Sind Sie in der <u>letzten Woche</u> Fahrrad gefahren,**

a) **... zur Arbeit oder zum Einkaufen usw.?**   ○ nein   ○ ja

     Wenn ja, wie lange sind Sie dabei geradelt?   <u>**Insgesamt**</u> .... Minuten/Stunden

b) **... auf dem Heimtrainer bzw. auf Radtouren?**   ○ nein   ○ ja

     Wenn ja, wie lange sind Sie dabei geradelt?   <u>**insgesamt**</u> .... Minuten/Stunden

                                               .... Watt

---

4) **Haben Sie einen Garten?**   ○ nein   ○ ja   Wenn ja,

     wie viele <u>**Stunden**</u> haben Sie <u>letzte Woche</u> in Ihrem Garten verbracht? .... **Stunden pro Woche.**

                         Davon waren   .... Stunden **Gartenarbeit**

                                 und   .... Stunden **Ruhe und Erholung**

---

5) **Steigen Sie regelmäßig Treppen?**   ○ nein

                               ○ ja, ... Stockwerke, ... mal am **Tag**

---

6) **Sind Sie im <u>letzten Monat</u> geschwommen?**   ○ nein

                               ○ ja, ca.......... Stunden im **Monat** (reine **Schwimm**zeit)

---

7) **Haben Sie im <u>letzten Monat</u> Sport betrieben?**

     (z.B.: Jogging, Fußball, Handball, Federball, Squash, Gymnastik, Tennis, Tischtennis ....)

     ○ nein

     ○ ja   **wenn ja, welchen Sport**

Beispiel:			
.....1.. Dauerlauf.......	ca.	..30..	Minuten/~~Stunden~~ pro Woche/~~Monat~~
.....2.. Federball.......		..2...	~~Minuten~~/Stunden pro ~~Woche~~/Monat

     1. ....   ca.   ....   Minuten/Stunden pro Woche/Monat

     2. ....   Minuten/Stunden pro Woche/Monat

     3. ....   Minuten/Stunden pro Woche/Monat

     4. ....   Minuten/Stunden pro Woche/Monat

---

8) **Gehen Sie zu Tanzveranstaltungen und/oder kegeln Sie?**

     Tanzen: ○ nein ○ ja   ......mal / **Monat**   je: .... **Stunden**

     Kegeln: ○ nein ○ ja   ......mal / **Monat**   je: .... **Stunden**

                                                     Vielen Dank

Auswertungsmatrix »Fragebogen zur körperlichen Aktivität«

Frage	Aktivität	Ihre wöchentliche Aktivität Punkte für			Punkte
		15 Min.	30 Min.	60 Min.	
2a	Wege zu Fuß	0,7	1,5	3	
2b	Spaziergänge	0,9	1,7	3,5	
3a	Wege per Rad	1	2	4	
3b	Radtouren (16–20 km/h)	1,3	3	6	
	Ergometer (75 Watt)	1	2	4	
	(100 Watt)	1,4	2,7	5,5	
	(150 Watt)	1,8	3,5	7	
4	Gartenarbeit	0,7	1,5	3	
5	Treppensteigen (Stockwerke × Frequenz/d)	0,5 (4)	1 (8)	1,2 (10)	
	Sport				
6	Schwimmen	1,5	3	6	
7	Walking (etwa 6,4 km/h)	1,3	2,5	5	
	Jogging (etwa 7 km/h)	1,8	3,5	7	
	Dauerlauf (etwa 8 km/h)	2	4	8	
	Gymnastik, Krafttraining	1,1	2,3	4,5	
	Tennis	1,5	3	6	
	Fußball, Handball, Basketball	1,8	3,5	7	
	Volleyball			5	
	Schilanglauf (7 km/h)			8	
8	Tanzen, Kegeln	0,7	1,5	3	

Gesamtpunkte
davon »Sport«punkte

Beurteilung		
30 und mehr Gesamtpunkte oder 14 und mehr »Sport«punkte	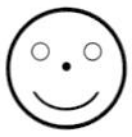 ☺	Ausreichend aktiv
15–29 Gesamtpunkte	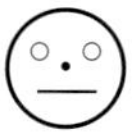 ☺	Mindestforderung erfüllt
Weniger als 14 Gesamtpunkte	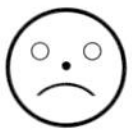 ☹	Viel zu wenig aktiv

Abb. 2
Auswertungsmatrix zum Fragebogen

◁

Abb. 3
Beurteilungsbogen

△

Obwohl wissenschaftlich noch nicht abschließend beantwortet, weist Vieles darauf hin, dass die geforderte körperliche Aktivität nicht »am Stück« geleistet werden muss, sondern auch die Summe kürzerer Aktivitäten gesundheitlichen Nutzen mit sich bringt (9). Eine Aktivitätsdauer von 10 Minuten sollte nicht unterschritten werden. Die geleistete Gesamtaktivitätszeit bzw. der Gesamtumsatz sind entscheidend. Als Faustregel gilt, dass jede Aktivität, die zumindest zur Beschleunigung der Atmung führt, gesundheitswirksame Intensität erreicht, wobei höhere Intensitäten zusätzlichen Nutzen versprechen (10).

Der Nutzen einer standardisierten Erfassung gesundheitswirksamer körperlicher Aktivität liegt nicht nur in der Erfassung und Abbildung des Ist-Zustandes und den daraus ableitbaren Empfehlungen, vielmehr wird auch der Patient durch die spezifische Befragung angeregt, sein aktuelles Aktivitätsverhalten zu reflektieren und möglichen Handlungsbedarf wahrzunehmen. Im Arzt-Patienten-Gespräch kann dann gezielt das Problembewusstsein des Patienten erkundet und eventuell bestehender Informationsbedarf gedeckt werden.

Die Entwicklung des Problembewusstseins und die Einsicht in den Handlungsbedarf gelten als zentrale Voraussetzungen für zukünftige Verhaltensänderungen.

Erläuterungen zur Auswertung des Freiburger Fragebogens zur körperlichen Aktivität

1) Körperliche Aktivität bei beruflicher Tätigkeit

Auf eine Quantifizierung haben wir verzichtet, da die Angaben in der Literatur zu diesem Punkt sehr heterogen sind. Bei Patienten, die berufsbedingt intensiv körperlich aktiv sind, sollte dies jedoch in der Beurteilung des Aktivitätsstatus berücksichtigt werden.

Die »Punkte« (kcal/kg KG/Zeiteinheit) in der Auswertungsmatrix orientieren sich an den Vorgaben der Literatur (11). Es handelt sich hierbei um Durchschnittswerte, die vom tatsächlichen Energieumsatz abweichen können.

Beispiele zur Auswertung einzelner Fragen:

2a) Zu Fuß unterwegs:

Insgesamt 40 Minuten/Woche. Der Punktwert für 40 Minuten beträgt 2 Punkte (40/60 Min. × 3 Punkte = 2).

2b) Spazierengehen:

Insgesamt 2 Stunden/Woche. Punktwert für 2 Stunden: 7 Punkte (2 × 3,5 Punkte).

3a) wie Frage 2a)

3b) Radtouren:

Insgesamt 3 Stunden/Woche. Punktwert für 3 Stunden: 18 Punkte (3 × 6 Punkte) (bei einer angenommenen Geschwindigkeit von 16–20 km/h).

Ergometer:

Insgesamt 1,5 Stunden pro Woche (mit 75 Watt). Punktwert für 1,5 Stunden: 6 (1,5 × 4 Punkte).

5) Treppensteigen:

Täglich 2 Stockwerke, 10-mal am Tag. Produkt aus Stockwerken und Frequenz: 2 × 10 = 20. Hier beträgt der Punktwert 2,4 Punkte (20/10 × 1,2 Punkte = 2,4; wöchentlicher Umsatz/kg KG).

6) Schwimmen:

2 Stunden pro Monat. Umrechnen in Std./Min. pro Woche: 0,5 Stunden/Woche. Punktwert für 0,5 Stunden: 3 Punkte.

7) Jogging:

0,5 Stunden pro Woche. Der Punktwert für 0,5 Stunden: 3,5 Punkte.

Fußball:

6 Stunden pro Monat. Umrechnen in Std./Min. pro Woche: 1,5 Stunden. Punktwert für 1,5 Stunden: 10,5 Punkte.

Sportarten, die nicht in der Matrix genannt werden, können entsprechend den Angaben aus der Literatur (10) oder anhand einer Erweiterungsliste (bei der Verfasserin erhältlich) ergänzt werden.

8) Tanzen:

2-mal im Monat, jeweils 2 Stunden. Umrechnen in Std./Min. pro Woche: 1 Stunde. Der Punktwert für 1 Stunde: 3 Punkte.

Literatur

1. Frey I, Berg A, Keul J. Notwendigkeit der Erfassung von körperlicher Aktivität. Dtsch Z Sportmed 1996; 47: 591–594.
2. Frey I, et al. Freiburger Fragebogen zur körperlichen Aktivität – Entwicklung, Prüfung und Anwendung. Soz Präventivmed 1999; 44: 55–64.
3. American College of Sports Medicine. The recommended quantity and quality of exercise for developing and maintaining cardiorespiratory and muscular fitness in healthy adults. Med Sci Sports Exerc 1990; 22: 265–274.
4. American College of Sports Medicine. Position stand: physical activity, physical fitness, and hypertension. Med Sci Sports Exerc 1993; 25: i–x.
5. Pate RR, et al. Physical activity and public health. JAMA 1995; 273: 402–407.
6. Bouchard C. Physical activity and health: introduction to the dose response symposium. Med Sci Sports Exerc 2001; 33: S347–S351.
7. Paffenbarger RS jr. Physical activity, all-cause mortality, and longevity of college alumni. N Engl J Med 1986; 314: 605–613.
8. Leon AS, et al. Leisure-time physical activity levels and risk of coronary heart disease and death. JAMA 1987; 258: 2388–2395.
9. Murphy MH, Hardmann AE. Training effects of short and long bouts of brisk walking in sedentary women. Med Sci Sports Exerc 1998; 30: 152–157.
10. Lee IM, Hsieh CC, Paffenbarger RS jr. Exercise intensity and longviety in men. The Harvard Alumni Health Study. JAMA 1995; 273: 1179–1184.
11. Ainsworth BE, et al. Compendium of physical activities: classification of energy costs of human physical activities. Med Sci Sports Exerc 1993; 25: 71–80.

Aktivitätsberatung

Intervention bei inaktiven Patientinnen und Patienten

SYLVIA TITZE, Graz, und B. MARTI, Magglingen

Einleitung

Welche guten Argumente gibt es, Maßnahmen zur Förderung regelmäßiger körperlicher Aktivität zu ergreifen, und welches Veränderungspotenzial wird hierbei dem ärztlichen Beratungsgespräch zugesprochen? Wie ist im Beratungsgespräch vorzugehen, damit Arzt und Patient zu Erfolgserlebnissen kommen?

Die Autoren vertreten die Ansicht, dass eine längerfristige Verhaltensänderung nur möglich ist, wenn für die betroffene Person nicht nur rational, sondern auch emotional die Veränderung mehr Vor- als Nachteile bringt. Zweitens wird angenommen, dass der Veränderungsprozess von weniger und kürzer andauernden Rückfällen durchbrochen wird, wenn die betroffene Person eine konkrete Vorstellung des angestrebten Ziels hat. Individuelle Aktivitätsberatung in der Arztpraxis enthält daher folgende Themen:

1. Im Dialog das Ziel »greifbar« werden lassen.
2. Fehlendes Wissen ergänzen.
3. Für und Wider abwägen sowie Gefühle benennen lassen.
4. Vertrauen in die Machbarkeit aufbauen.
5. Über Beharrlichkeit reden.

In der Gesundheitspolitik ist die Frage noch nicht beantwortet, wie Gesundheitsförderung bevölkerungsweit möglichst effektiv gestaltet werden kann. Ein vielversprechender Ansatz ist das ärztliche Beratungsgespräch. Welche Effekte solche Beratungsgespräche haben, wird anhand der Ergebnisse von Interventionsstudien diskutiert. Die Identifikation des körperlichen Aktivitätsniveaus sowie die Strukturierung des Beratungsgespräches auf der Basis des transtheoretischen Modells (1) bilden den Abschluss dieses Beitrags.

Bewegung – Gesundheit – Fitness

Wie viel körperliche Aktivität ist gut für die Gesundheit? Im Jahr 1978 veröffentlichte das American College of Sports Medicine zum ersten Mal Bewegungsempfehlungen zur Verbesserung der Fitness. Gegen Ende der 80er-Jahre mehrten sich Studienergebnisse, nach denen die Empfehlung in Bezug auf Dauer, Intensität und Häufigkeit der Bewegung anzupassen ist; je nachdem, ob die Gesundheitsförderung oder die Verbesserung der kardiorespiratorischen Fitness angestrebt wird. 1996 wird im »Report of the Surgeon General on Physical Activity« (2) diese Annahme bestätigt.

Nicht nur sportliche Bewegung mit höherer Intensität über mindestens 20 Minuten, sondern bereits alltagsnahe Bewegung vor allem bei körperlich Inaktiven haben einen positiven gesundheitlichen Effekt.

Die heute in Europa und im angloamerikanischen Raum anerkannte B a s i s - e m p f e h l u n g für gesunde Frauen und Männer in jedem Lebensalter lautet: Mindestens ½ Stunde Bewegung täglich mit mittlerer Intensität. Dabei entspricht mittlere Intensität körperlichen Aktivitäten, bei denen man etwas außer Atem (z. B. zügiges Gehen, Treppensteigen oder Rad fahren), aber nicht unbedingt ins Schwitzen kommt. Dies entspricht einem zusätzlichen Energieverbrauch von etwa 150 kcal/d beziehungsweise 1 000 kcal in der Woche.

Frauen und Männer, die ihre Leistungsfähigkeit verbessern wollen, können dies mit gezieltem Training von Ausdauer, Kraft und Beweglichkeit erreichen. Ein Training der A u s d a u e r oder der k a r - d i o r e s p i r a t o r i s c h e n F i t n e s s umfasst mindestens 3 Trainingseinheiten pro Woche über 20–60 Minuten bei einer Intensität, die leichtes Schwitzen und beschleunigtes Atmen verursacht (3, 4).

K r a f t t r a i n i n g trägt in jedem Alter zu Wohlbefinden und Gesundheit bei; besonders wichtig für die Leistungsfähigkeit und die Erhaltung der Selbstständigkeit wird das Krafttraining ab dem 50. Lebensjahr (5). Die Kräftigung der Muskulatur sollte zumindest 2-mal pro Woche durchgeführt werden, wobei Übungen zu Hause durchaus wirkungsvoll sein können.

Das Wissen über den Zusammenhang zwischen der Bewegungsdosis und der Wirkung auf die Gesundheit wurde kürzlich von Experten neu beurteilt (6). Das Anfangsniveau und die Dosis der Aktivität bestimmen das Ausmaß des gesundheitlichen Nutzens. Der w e s e n t l i c h e Schritt zur Verbesserung der Gesundheit ist der von der Inaktivität zur ½ Stunde Bewegung täglich.

Zusammenhang zwischen regelmäßiger Bewegung und Gesundheit (4, 6)

Regelmäßige körperliche Aktivität

○ reduziert das Risiko, vorzeitig zu sterben (ein zusätzlicher Verbrauch von 1 000 kcal/Woche durch Bewegung mittlerer Intensität führt zu einer 30%igen Reduktion der vorzeitigen Todesrate);
○ reduziert das Risiko, vorzeitig an einem Herzinfarkt zu sterben;
○ hilft, ein Normalgewicht zu halten;
○ reduziert das Risiko, an nicht-insulinabhängigem Diabetes zu erkranken;
○ reduziert das Dickdarmkrebsrisiko;
○ beugt der Osteoporose vor;
○ erhält bei älteren Menschen länger die Fähigkeit, ihr Leben selbstständig gestalten zu können;
○ bringt Besserung bei Depressionen und Angstzuständen;
○ fördert kurzfristig das psychisch-seelische Wohlbefinden.

Trotz dieser eindrücklichen Liste darf nicht übersehen werden, dass die meisten Effekte nicht unmittelbar nach der Aktivität erfahrbar sind und daher auch nicht als intrinsische Motivation wirken können. Vermutlich sind sogar vor allem extrinsische Motive zu Beginn der Bewegungskarriere für die Verhaltensänderung ausschlaggebend. Motivstudien zeigen, dass bei Erwachsenen das körperliche und psychische Gesundheitsmotiv an 1. Stelle steht (7), ein Hinweis, dass extrinsische Motivation sowohl wirksam ist, um mit Bewegung zu beginnen als auch, um Bewegung beizubehalten.

Effektivität individueller Aktivitätsberatung in der Arztpraxis

Es gibt verschiedene Strategien, um gesundheitsförderliche Verhaltensweisen bevölkerungsweit zu verbreiten.

1. Plakatkampagnen sowie Fernseh- und Radioeinschaltungen können über das gesundheitsgefährdende Problem informieren und Bewältigungsstrategien anbieten. In vielen europäischen Ländern gibt es bereits ein nationales Health Enhancing Physical Activity (HEPA)-Programm. Im deutschsprachigen Raum erwähnenswert ist in diesem Zusammenhang HEPA Schweiz (3), eine ideenreiche und laufend evaluierte nationale Kampagne.

2. Interventionsmaßnahmen, um »gefährdete« Bevölkerungsgruppen gezielt zu kontaktieren. Im Bereich Bewegung wären das beispielsweise sozial schlechter gestellte Menschen, ältere Personen, weibliche Jugendliche und übergewichtige inaktive Menschen.

Eine für die Zukunft vielversprechende Strategie der Gesundheitsförderung ist die individuelle Beratung in der Arztpraxis. Begründet wird dies damit, dass ein Großteil der Bevölkerung (in Österreich 83%) mindestens einmal im Jahr einen Arzt konsultiert (8) und somit die Erreichbarkeitsquote gut ist. Hinzu kommt, dass Ärztinnen und Ärzte als Gesundheitsexperten wahrgenommen und deren Empfehlungen daher ernst genommen werden.

EATON und MENARD (9) untersuchten in einer systematischen Review die E f f e k t e ä r z t l i c h e r B e r a t u n g. Die von ihnen ausgewerteten Studien mussten eine Kontrollgruppe beinhalten, die Beratung musste ausschließlich in der Arztpraxis stattgefunden haben und das Bewegungsverhalten frühestens 4 Wochen nach der Beratung erhoben worden sein. Von 20 in Datenbanken recherchierten Studien entsprachen 8 diesen Kriterien. In Bezug auf die Intervention gab es Unterschiede in der Dauer sowie in der Methode bzw. in der Kombination der Methoden (Beratungsgespräch, schriftliches Informationsmaterial, Beurteilung des Lebensstils und Motivationsanrufe).

In 5 der 8 Studien zeigte sich in der Interventionsgruppe eine statistisch signifikante Bewegungszunahme im Vergleich zur Kontrollgruppe. Bei allen 8 Studien jedoch bedeutet die Zunahme der körperlichen Aktivität nicht unbedingt das Erreichen der Basis- bzw. der Fitnessempfehlung – somit war die Steigerung der Bewegung aus gesundheitlicher Sicht nicht immer ausreichend.

Die Autoren kommen zu dem Schluss, dass Studien mit dem Ziel, Bewegung mittlerer Intensität zu fördern, bei körperlich Inaktiven mit positiver Einstellung zur Bewegung zumindest einen kurzfristigen positiven Effekt zeigen (Evidenzstufe 1b). Um bei Inaktiven eine längerfristige positive Bewegungsveränderung zu erreichen, würden wiederholte Interventionen, wie Erinnerungsschreiben oder -telefonate und verstärkte soziale Unterstützung, wie beispielsweise Langsamlauftreffs, benötigt.

Die Zielgruppe einer weiteren Studie waren Personen mit einem erhöhten Risiko einer Herzkranzgefäßerkrankung (10). 883 Frauen und Männer (316 in der Interventionsgruppe und 567 in der Kontrollgruppe), Durchschnittsalter 46,7 Jahre, bei denen zumindest ein veränderbares Verhalten (regelmäßiges Rauchen, zu fettreiche Ernährung und körperliche Inaktivität) festgestellt werden konnte, wurden in die Studie aufgenommen. Die 20-minütige Beratung wurde von Krankenschwestern in der Arztpraxis durchgeführt. Dem Beratungsgespräch folgten 1–2 »Motivationstelefonate«. Man erhob die Verhaltensänderungen und überprüfte die Veränderung biologischer Parameter (systolischer Blutdruck, Gesamtcholesterin im Blutserum, Gewicht).

Vorteilhafte Veränderungen in der Interventionsgruppe konnten sowohl 4 als auch 12 Monate nach der Beratung in Bezug auf Ernährung, Bewegung und Anzahl der gerauchten Zigaretten pro Tag festgestellt werden. Keine Veränderungen im Vergleich zur Kontrollgruppe zeigten sich beim systolischen Blutdruck, beim Gesamtcholesterin im Blutserum, beim Gewicht und bei der Raucherentwöhnung nach 12 Monaten.

Die Ergebnisse dieser Studie unterstützen die Annahme, dass eine kurze Beratung in Bezug auf veränderbares Alltagsverhalten eine wirksame Maßnahme zur Gesundheitsförderung darstellt. Um die Wahrscheinlichkeit der Beibehaltung des neuen Verhaltens zu unterstützen, muss, so die Schlussfolgerung, die Beratung intensiviert werden, was auch die Wahrscheinlichkeit einer Verbesserung biologischer Parameter erhöhen würde.

Das Ergebnis einer pionierhaften experimentellen Studie von CALFAS et al. (11) soll die Wirkung einer dem Aktivitätsniveau angepassten Beratung unterstreichen. Ziel dieser Studie war es, gesunde, erwachsene, physisch inaktive Klienten auf der Stufe »Absichtsbildung« zu täglichen zügigen Walking-Einheiten zu motivieren. Angepasste schriftliche Unterlagen, ein 4–5-minütiges Beratungsgespräch beim Arzt und ein etwa 10-minütiges »Motivationstelefonat« nach 2 Wochen bewirkte bei 48 Teilnehmern (52%)

der Interventionsgruppe einen Wechsel von der Stufe »Absichtsbildung« zur nächst höheren Stufe. Im Vergleich dazu waren es in der Kontrollgruppe nur 12%, die in die Stufe »Vorbereitung« aufstiegen.

Der Anstieg des Zeitaufwandes für zügiges Gehen von 37 Minuten auf 74 Minuten pro Woche war zwar in der Interventionsgruppe deutlich höher als in der Kontrollgruppe (Anstieg von 34 auf 42 Minuten), die Gesamtgehzeit pro Tag lag jedoch deutlich unter den empfohlenen 30 Minuten. Ferner wurden die Ergebnisse 4–6 Wochen nach der Beratung gemessen, was wiederum nur eine Aussage für die mittelfristige Wirksamkeit einer kurzen Intervention in der Arztpraxis zulässt (12).

Die Ergebnisse einer weiteren und erst kürzlich durchgeführten Studie (13, 14), deuten an, dass eine kurze individuelle Beratung körperlich Inaktiver in der Arztpraxis durchaus erfolgreich sein kann. Auch hier war das transtheoretische Modell (1, 15) die Grundlage der Intervention.

Die Ärztin bzw. der Arzt machte die Personen in der Interventionsgruppe (n = 65) auf die Notwendigkeit einer Veränderung ihres Bewegungsverhaltens aufmerksam. Je nach Aktivitätsniveau (nie Bewegung vs. hin und wieder Bewegung) der Betroffenen und deren Einstellung gegenüber Bewegung (habe nicht vor, in den nächsten 6 Monaten regelmäßig körperlich aktiv zu werden vs. habe vor, in den nächsten 6 Monaten regelmäßig körperlich aktiv zu werden) wurden von der Ärztin bzw. dem Arzt speziell gestaltete Broschüren überreicht und empfohlen, eine umfassende Beratung bei einer Bewegungsfachkraft in Anspruch zu nehmen. Mehr als ⅓ der Interventionsgruppe folgte dieser Empfehlung.

Nach dem Erstgespräch rief die Beraterin zusätzlich 3 und 6 Wochen danach bei der betroffenen Person an, um weitere Hinweise zu geben und um die Veränderung des Verhaltens zu eruieren. Den Personen in der Kontrollgruppe gab der Arzt lediglich eine mündliche Rückmeldung in Bezug auf das Bewegungsverhalten im Vergleich zu den Basisempfehlungen.

Interessant ist, dass diese kurze Beratung offensichtlich bereits erfolgreich war, weil in beiden Gruppen, der Interventions- und der Kontrollgruppe, eine ähnlich gute Steigerung der körperlichen Aktivität (rund 35% neu aktiv) festgestellt werden konnte. In der Diskussion der Arbeit heißt es, dass von vielen Kontrollprobanden die Ärztin bzw. der Arzt als Hauptgrund angegeben wurde, weshalb das Bewegungspensum gesteigert werden konnte.

Zusammenfassend kann die Bewegungsberatung durch die Ärztin bzw. den Arzt als effizientes Mittel zur kurzfristigen Bewegungsförderung bewertet werden. Welche Maßnahmen erfolgversprechend sind bei der Unterstützung der Beibehaltung regelmäßiger körperlicher Aktivität bei Bewegungseinsteigern, ist in weiteren Interventionsstudien zu untersuchen.

Das transtheoretische Modell, ein Veränderungsmodell

Es ist nicht einfach, einen sportlich inaktiven und diesbezüglich unerfahrenen Menschen zu Bewegung zu motivieren, weil in unserer Gesellschaft regelmäßige körperliche Aktivität nicht notwendig ist, um zu überleben, weil Motivationen, wie die unmittelbare Stimmungsverbesserung während und nach einer Ausdauersportart, Verbesserung der Leistungsfähigkeit, Anerkennung durch Andere von Bewegungsunerfahrenen noch nicht erlebt werden und weil zweifelsohne ein Aufwand auf sozialer, kognitiver und emotionaler Ebene notwendig ist, um die Alltagsroutine zu verlassen und mit einem neuen Verhalten, in diesem Fall mit Bewegung, zu beginnen.

Das Zielpublikum für die individuelle Beratung in der Arztpraxis sind alle Frauen und Männer, die weder während ihrer Arbeitszeit noch in ihrer Freizeit die Anforderungen einer der beiden Bewegungsempfehlungen erfüllen. Oftmals kennen die Ärztin bzw. der Arzt die Lebens- und somit auch die Bewegungsgewohnheiten der Patienten. Wenn nicht, kann mit 4 Fragen relativ rasch das Aktivitätsniveau und das Interesse des Klienten, mehr Bewegung zu machen, erhoben werden (16).

Die Auswertung der 4 Fragen (Abb. 1)

Ist bei Frage 1 »trifft zu« und bei Frage 2 »trifft nicht zu« angekreuzt, dann beabsichtigt die Person nicht, körperlich aktiver zu werden (Stufe der Absichtslosigkeit).

Ist bei Frage 1 »trifft zu« und bei Frage 2 »trifft zu« angekreuzt, dann beabsichtigt die Person, in der näheren Zukunft körperlich aktiver zu werden (Stufe der Absichtsbildung).

Ist bei Frage 1 »trifft nicht zu« und bei Frage 3 »trifft nicht zu« angekreuzt, dann ist die Person hin und wieder (aber noch nicht regelmäßig) körperlich aktiv (Stufe der Vorbereitung).

Ist bei Frage 3 »trifft zu« und bei Frage 4 »trifft nicht zu« angekreuzt, dann ist die Person regelmäßig körperlich aktiv, es ist jedoch noch nicht sicher, ob sie dieses Verhalten in Zukunft beibehalten wird (Stufe der Handlung).

Ist bei Frage 3 »trifft zu« und bei Frage 4 »trifft zu« angekreuzt, dann ist die Person regelmäßig körperlich aktiv, und Bewegung ist Teil des individuellen Lebensstils (Stufe der Aufrechterhaltung).

Eine Metaanalyse von Bewegungsstudien, bei denen die Theorie des transtheoretischen Modells angewendet wurden (15) zeigt bei einer 68 580 Personen umfassen-

1. Ich bewege mich derzeit kaum so, dass ich dabei schneller atmen muss	Tifft zu Trifft nicht zu	☐ ☐
2. Ich habe vor, mich in den nächsten 6 Monaten vermehrt so zu bewegen, dass ich dabei schneller atmen muss	Tifft zu Trifft nicht zu	☐ ☐
3. Derzeit bewege ich mich regelmäßig[1] so, dass ich dabei schneller atmen muss	Tifft zu Trifft nicht zu	☐ ☐
4. Ich habe mich während der letzten 6 Monate regelmäßig so bewegt, dass ich dabei schneller atmen musste	Tifft zu Trifft nicht zu	☐ ☐

Abb. 1

Fragen zur Erhebung des Bewegungsniveaus
(16)

[1] Alltagstypische Bewegung: »Regelmäßig« bedeutet, sich 30 Minuten oder länger (nicht unbedingt am Stück) fünfmal pro Woche zu bewegen.
Sportliche Aktivität: »Regelmäßig« bedeutet, 20 Minuten oder länger dreimal pro Woche Sport zu betreiben

den Stichprobe folgende Verteilung: Stufe der Absichtslosigkeit: 14%, Stufe der Absichtsbildung: 16%, Stufe der Vorbereitung: 23%, Stufe der Handlung: 11%, Stufe der Aufrechterhaltung: 36%.

Aus Längsschnittuntersuchungen (17,18) weiß man, dass Verhaltensänderung ein Prozess ist, der üblicherweise n i c h t l i n e a r verläuft, d. h., Personen durchwandern die erwähnten Stufen, haben jedoch immer wieder Rückfälle, um sich danach noch einmal auf den Weg zu machen. Der Zeitanspruch für diesen Veränderungsprozess ist individuell unterschiedlich und hängt von der Zielsetzung sowie den individuellen, sozialen und physikalischen Voraussetzungen ab.

Der Nutzen dieser 4 Fragen besteht darin, dass mit wenigen Fragen eine Zuordnung zu einem Bewegungsstadium möglich ist. Gemäß Bewegungsniveau und Einstellung der Personen zur Bewegung können schließlich spezifische Gesprächsstrategien eingesetzt werden.

Die Stufeneinteilung ist das Grundgerüst des transtheoretischen Modells. Die Thesen des empirisch überprüften Modells sind, dass Menschen sich eher »positiv« verändern, wenn sie sich zumindest auf der Stufe »Absichtsbildung« befinden. Weiter ist der Bewegungsbeginn bzw. die Steigerung der körperlichen Aktivität umso wahrscheinlicher, je höher die Zuversicht ist, das Zielverhalten ausführen zu können, je mehr Vor- als Nachteile im neuen Verhalten gesehen und je mehr Techniken für die persönliche Motivation angewendet werden.

Möglichkeiten der Aktivität

MARTTILA (19) bietet eine für die Beratung hilfreiche Klassifikation von Bewegung anhand der Kriterien »erwartetes Resultat«, »emotionaler Aspekt« und »Bewegungsumfeld« an. Die sich daraus ergebende Bewegungsklassifikation lautet: Bewegung während der Arbeit, im Alltag, zur Erholung, sportliche Aktivität zur

Verbesserung der Fitness, außerdem noch Wettkampfsport.

Bewegung während der Arbeit

Sie nimmt mit mittlerer oder höherer Intensität in den hochindustrialisierten Staaten ab; d. h., es gibt in diesen Ländern immer weniger Menschen, die während der Arbeit das aus gesundheitlicher Sicht ausreichende Maß an Bewegung ausüben.

Bewegung im Alltag

Sicherlich der aussichtsreichste Bereich zur Verbesserung des Bewegungsumfanges bei körperlich Inaktiven ist die Bewegung im Alltag. Ohne größeren zusätzlichen zeitlichen Aufwand gibt es viele Gelegenheiten, körperlich aktiv zu werden. Die häufigsten Hindernisse sind, dass die Bewegungsalternativen nicht wahrgenommen werden (in Kaufhäusern, Hotels usw. wird nicht die Treppe, sondern nur der Lift registriert), auch empfinden die Einsteiger bei jeder zusätzlichen Bewegung die Unannehmlichkeit der vermehrten Atmung und des Schwitzens. Deshalb der Hinweis, dass die empfohlenen 30 Minuten Bewegung pro Tag mit mittlerer Intensität in kürzere Einheiten aufgeteilt werden können: z. B. 1 statt 3 Stockwerke zu Fuß bewältigen, nur 1 Busstation früher aussteigen und nur noch die letzten 5 Minuten zu Fuß gehen, kurze Radstrecken auswählen …

Eine Ist-Stand-Erhebung (20) in einer mittelgroßen Stadt Finnlands (200 000 Einwohner) zeigte, dass ⅓ der Erwachsenenbevölkerung den Arbeitsweg zu Fuß oder mit dem Fahrrad zurücklegte. Die mittlere Gehdistanz betrug im Sommer und Herbst 1 km, im Winter 2 km (entspricht 12–18 Minuten). Radfahrer legten durchschnittlich 3–4 km zurück (entspricht 10–15 Minuten). Zur Förderung der aktiven Gestaltung des Arbeitsweges waren immerhin bei ¼ der Erwachsenenbevölkerung sowohl die Einstellung zur Bewegung als auch die Entfernung und Rahmenbedingungen günstig.

In einer angeschlossenen Interventionsstudie wurden die Mitarbeiter einer Fabrik gleichmäßig nach Geschlecht, Entfernung, Zufußgeher bzw. Radfahrer und nach dem aeroben Fitnessniveau aufgeteilt und zufällig einer Interventions- und einer Kontrollgruppe zugeteilt. Die Intervention dauerte 10 Wochen, die tägliche Geh- bzw. Radfahrzeit betrug etwas mehr als 30 Minuten pro Strecke und nahm gegen Ende der Intervention um 4 Minuten ab. Der durchschnittliche Puls bei den Gehern betrug 121 Schläge pro Minute, was zu Beginn der Intervention 53% und gegen Ende 51% der maximalen Sauerstoffaufnahmekapazität (VO_{2max}) entsprach und somit am unteren Ende der aeroben Stimulierung liegt. Bei den Radfahrern betrug der mittlere Puls 133 Schläge pro Minute, was zu Beginn 65% und gegen Ende 62% der VO_{2max} entsprach.

Insgesamt gab es in der Interventionsgruppe eine statistisch signifikante Verbesserung der VO_{2max} um 4,5% und eine ebenfalls statistisch signifikante Verbesserung der maximalen Zeit am Laufband um 10,3% im Vergleich zur Kontrollgruppe. Keine Veränderungen in beiden Gruppen gab es beim Gesamtcholesterin im Blutserum, beim Körpergewicht und bei der körperlichen Aktivität in der Freizeit.

Dieses Interventionsbeispiel zeigt, dass der Anteil der Bevölkerung, bei dem eine Steigerung der alltagstypischen Aktivität möglich ist, nicht zu unterschätzen ist, und mit dieser Art der Aktivität sogar die aerobe Fitness verbessert werden kann, wobei die höhere Intensität beim Rad fahren auch den Effekt erhöht.

Bewegung zur Erholung in der Freizeit

Schwimmen, Rad fahren, Wandern, Pilze bzw. Beeren sammeln werden meist mit mittlerer Intensität durchgeführt und erfüllen das häufig geäußerte Bedürfnis, in der Natur draußen zu sein. Diese Aktivitäten sind zum Erreichen der Basisbewegungsempfehlung zu fördern.

Sportliche Aktivität
zur Verbesserung der Fitness

Sie hat hohen gesundheitlichen Wert sowohl auf physischer als auch auf psychischer Ebene, weil regelmäßiger Sport häufig als eine Quelle für Lebensqualität wahrgenommen wird. Erstrebenswert ist, dass die Bewegungseinsteiger die ihnen zu Beginn noch verborgenen positiven Effekte regelmäßiger Aktivität kennen lernen und als Motivation für die Aufrechterhaltung regelmäßiger Bewegung nützen können.

Verführungen zur Inaktivität

Die Verführungen zur Inaktivität sind vielfältig und stark. Wer sucht im Hotel schon nach der Treppe, wenn der Lift gut sichtbar im Zentrum positioniert ist? Wie viele glauben, am Abend die Nachrichten sehen zu müssen und haben daher keine Zeit für einen Spaziergang? Wie oft ist das Lesen der Zeitung am Morgen wichtiger als etwas früher aufzubrechen, um einen Teil des Weges zu Fuß zur Arbeit zu gehen?

EPSTEIN und ROEMMICH (21) konnten zeigen, dass sich normalgewichtige und leicht übergewichtige Kinder durch das Erschweren des Zuganges zu einer sitzenden Freizeitbeschäftigung für die leicht zugängliche körperlich aktive Betätigung entschieden. Ebenfalls ein Ergebnis dieser Studien war, dass bei Kindern attraktive sitzende Beschäftigungen, wie beispielsweise Fernsehen oder Videospiele, stärker in Konkurrenz mit körperlicher Aktivität stehen als weniger hoch bewertete sitzende Beschäftigungen, wie z. B. das Lesen.

Daraus ergeben sich zur Bewegungsförderung interessante neue Fragen: Was macht körperliche Inaktivität belohnender als Bewegung? Mit welchen Maßnahmen lässt sich die Zeit sitzender Beschäftigung reduzieren?

Beratungsgespräch in Schritten

In der Arztpraxis steht nicht viel Zeit für Beratungsgespräche zur Verfügung. Beurteilt die Ärztin bzw. der Arzt regelmäßig Bewegung als wichtige und effektive gesundheitsfördernde und präventive Maßnahme, gibt es eine attraktive, im Zeitaufwand variable Form der individuellen Beratung.

Unabhängig vom Inhalt des Gespräches wird ein 2–3-phasiger Gesprächsverlauf empfohlen:

1. Türe öffnen;
2. aktives Zuhören;
3. Entscheidungshilfe geben (22).

Die erste Phase besteht aus einer Frage der Ärztin bzw. des Arztes, die der betroffenen Person helfen soll, Überlegungen oder Bedenken loszuwerden. Beispielsweise könnte die Frage lauten: *»Haben Sie schon einmal darüber nachgedacht, mehr Bewegung zu machen?«* Während des Gespräches (und um sicher zu gehen, dass man den Patienten richtig versteht) bewährt sich die Technik des »aktiven Zuhörens«; d. h., die zuhörende Person meldet immer wieder mit wenigen Worten zurück, was sie verstanden hat.

Zum besseren Verständnis dieser Kommunikationstechnik 2 Beispiele: Auf die Aussage *»Wenn ich nach Hause komme, bin ich zu müde, um noch Sport zu treiben«* könnte die Rückmeldung lauten: *»Sie finden, dass Sie nach der Arbeit keine Motivation haben, Sport zu treiben«.* Auf die Aussage *»Bei der (Haus) Arbeit bewege ich mich genug«* könnte die Rückmeldung sein: *»Hört sich an, als ob Sie mit dem Ausmaß ihrer körperlichen Aktivität zufrieden sind«.* Auf diese Rückmeldungen können die Klienten reagieren, indem sie ihre Aussagen präzisieren, wenn sie sich nicht richtig verstanden fühlen. Diese Dialogform ist eine Unterstützung, Gefühle und Bedenken bei den Klienten ins Bewusstsein zu rufen.

Für die Ärztin bzw. den Arzt bedeutet aktives Zuhören, sich in die Bedeutungswelt der betroffenen Person zu versetzen und zu verstehen, welche Wirklichkeit sie sieht und fühlt. Aktives Zuhören ist ebenfalls eine Methode, bei der man nicht werten muss, sondern mitteilt, dass man versteht, was der Andere empfindet.

Ist eine Veränderungsbereitschaft beim Patienten zu erkennen, kann ein 3. Gesprächsteil folgen, in dem es um die Entscheidung geht, was verändert werden soll.

Der Inhalt des Gespräches ändert sich je nach Aktivitätsniveau und Bereitschaft des Patienten, das Bewegungsverhalten zu ändern. Dies kann bereits von der Arzthelferin bzw. dem Arzthelfer unter Verwendung der 4 erwähnten Fragen beurteilt werden.

Absichtslosigkeit

Im Durchschnitt gehört $\frac{1}{7}$ des Klientels der Stufe »Absichtslosigkeit« an. Jede Veränderung im Sinne von mehr Interesse für das Thema Bewegung oder die Bereitschaft, sich darüber Gedanken zu machen, sind ein großer Erfolg. Wahrscheinlicher sind eine eher mürrische Reaktion und eine Antwort, die mit den Worten »ja, aber …« eingeleitet wird, um deutlich zu machen, warum es keine Möglichkeit gibt, körperlich aktiver zu werden.

Nach dem transtheoretischen Modell fehlt Personen auf dieser Stufe das Interesse an und die positive Einstellung zur Bewegung. Sie haben keine Techniken parat, sich selbst zu Bewegung zu aktivieren, und sie nehmen vor allem die Hindernisse, die eine Bewegungsaufnahme erschweren, zu stark wahr. Hier ist eine Gesprächssituation erreicht, in der die Ärztin bzw. der Arzt die Für und Wider in Bezug auf die Bewegungsaufnahme etwas zurechtrücken kann. Auch wenn schließlich der Klient bemerkt, dass er eigentlich keine Lust hat, mit Bewegung zu beginnen, so ist zumindest die Chance der beratenden Person gewahrt, auf eine andere Perspektive aufmerksam zu machen.

Manchmal ist es schwierig, nicht gekränkt zu sein, weil ein Vorschlag nicht angenommen wird. Menschen befinden sich jedoch immer wieder in Situationen, in denen Veränderungen noch nicht möglich sind. Der Informationsaustausch wird unter diesen Umständen vermutlich knapp sein. Aber vielleicht bewirkt gerade dieses kurze Gespräch, dass der Patient die eigene Einstellung neu überdenkt.

Absichtsbildung

Auf dieser Stufe begegnet man häufig Personen, denen die Vorstellung fehlt, wann und welche Bewegung sie machen könnten. Ideen, die entstehen, werden gleich wieder verworfen, weil die Umsetzung viel zu umständlich erscheint.

In dieser Phase werden mit dem Gespräch 2 Ziele verfolgt: Selbstreflexion und Information. Es gilt herauszufinden, welche Ziele oder Motive die betroffene Person hat, häufiger körperlich aktiv zu werden. Einige Effekte, wie beispielsweise »Verbesserung der Fitness«, »Anerkennung durch Andere«, werden sich relativ bald einstellen. Bei anderen, wie »Gewichtsreduktion«, »Verbesserung der Gesundheit«, wird der Erfolg weniger rasch spürbar sein.

Weiterhin stellt sich die Frage, ob sich die Person eine Bewegungsart vorstellen kann, die sie gerne ausübt. Die Ärztin bzw. der Arzt kann überprüfen, ob der Patient weiß, dass auch regelmäßige alltagstypische Bewegung, wie zügiges Gehen, Treppensteigen und Rad fahren, gesundheitswirksam sind und kann ihn gegebenenfalls informieren. Hat der Patient Zugang zum Internet, bietet sich an, die Adresse einer Homepage weiterzugeben, mit der stufengerecht Bewegungsberatung abgerufen werden kann (www.active-online.ch).

Am Ende dieses Beratungsgesprächs wird der Klient gefragt, ob er bis zum nächsten Besuch schriftlich notieren möchte, was er unternehmen könnte, um körperlich aktiver zu werden.

Vorbereitung

Ziel dieses Beratungsgespräches ist es, den Ideenreichtum der Klienten in Bezug auf die Art der Bewegung anzuregen und bei der Konkretisierung der Pläne zu hel-fen. Diese Klienten haben bereits Bewe-gungserfahrung, es fehlt jedoch die Regel-mäßigkeit. Es ist die Entscheidung zu treffen, ob es das Ziel ist, die Basisemp-fehlung zu erfüllen oder ob die Verbesse-rung der aeroben Fitness angestrebt wird.

Bei der Konkretisierung der Pläne geht es um die Beantwortung folgender Fra-gen: Ist das Ziel wirklich attraktiv und ist es konkret genug, dass die Erreichung überprüfbar ist? Liegen die geplanten

Tab. 1
Anregungen für die individuelle
Bewegungsberatung

1. Um eine Bewegungsberatung durchführen zu können, ist es notwendig, das Bewegungsniveau zu kennen.

2. Nehmen Sie sich vor, bei allen körperlich inaktiven Patienten regelmäßige Bewegung zu thematisieren.

3. Wenden Sie die Gesprächsphasen »Türe öffnen«, »aktives Zuhören« und »Entscheidungshilfe geben« an.

4. Nehmen Sie die Ablehnung der Bewegungsberatung nicht persönlich, sondern legen Sie das Thema gelassen zur Seite. Die Person ist noch nicht bereit, über die Veränderung ihres Bewegungsverhaltens nachzudenken.

5. Ist eine Veränderungsbereitschaft zu erkennen, lassen Sie den Patienten selbst aus-sprechen, welches Ziel reizvoll ist, wie es erreicht und welche Hindernisse auftauchen könnten, wie diese zu lösen sind und welche Menschen um Unterstützung gebeten werden könnten.

6. Sprechen Sie die Möglichkeit eines Rückfalls an und bestärken Sie den Klienten, begeistert und beharrlich zu bleiben.

7. Bitten Sie den Klienten auf der Stufe der Vorbereitung, ein Bewegungstagebuch (ein Heft mit 4 Spalten zum Eintragen des Datums, der Art der Tätigkeit, der Dauer und der Intensität der Tätigkeit) zu führen, weil es die Auswertung des Erreichten erleichtern würde.

8. Für manche Patienten ist es schwierig, sich alle im Gespräch gehörten Informationen zu merken. Stellen Sie daher schriftliche Informationen, wie Bewegungsempfehlungen, Homepageadressen und Adressen bzw. Telefonnummern von Sportvereinen zur Verfügung.

9. Vermitteln Sie Vorfreude, wenn sich die Patienten vornehmen, mehr Bewegung zu machen, und freuen Sie sich mit, wenn es Erfolge gibt.

Handlungen im Kompetenzbereich des Klienten? Ist das Ziel im vorgegebenen Zeitraum erreichbar? Dazu gehört auch die Überlegung, ob im Terminkalender noch Platz für die geplanten Bewegungseinheiten ist. Schließlich wird der Klient gefragt, ob er Personen kennt, die ihn bei dem neuen Vorhaben unterstützen. Wichtig ist, dass er eine realistische Hoffnung gewinnt, das angestrebte Ziel zu erreichen (Tab. 1).

Am Ende des Gespräches kann der Klient gebeten werden, zu Hause den vereinbarten Bewegungsplan niederzuschreiben und beim nächsten Besuch über das Erreichte zu berichten.

Fazit

Verhaltensänderung ist ein Prozess mit Rückfällen. Es ist daher unwahrscheinlich, dass eine einmalige Information der Ärztin bzw. des Arztes eine nachhaltige positive Veränderung bewirkt. Auf beiden Seiten sind Begeisterung und Beharrlichkeit gefragt. Der Klient muss wissen, dass nur mit der Kombination von Begeisterung und Beharrlichkeit ein neues Verhalten erworben werden kann. Ärztlicherseits werden Begeisterung und interessierte Beharrlichkeit gefordert. Das bedeutet beispielsweise, jedesmal nachzufragen, was sich seit dem letzten Besuch getan hat, sich bei Erfolgsnachrichten mitzufreuen und bei Rückschlägen den Klienten zu bestärken, es noch einmal zu versuchen.

Nicht nur aus wissenschaftlicher Sicht, sondern auch für die eigene Beratungsmotivation ist es sinnvoll, einen Überblick über Erfolge, Rückschläge und Zeitinvestition zu gewinnen. Informationen können beispielsweise in einer Tabelle eingetragen und nach bestimmten Zeitabständen ausgewertet werden.

Sind es 10 % und mehr der Patienten, die ihr Aktivitätsniveau gesteigert haben, dann gibt es einen Grund zu feiern.

Literatur

1. Prochaska JO, Velicer WF. The Transtheoretical Model of Health Behavior Change. Am J Health Promot 1997; 12: 38–48.
2. Department of Health and Human Services. Physical Activity and Health: A Report of the Surgeon General. Atlanta GA: U.S. Department of Health and Human Services, Centers of Disease Control and Prevention, National Center for Chronic Disease Prevention and Health Promotion; 1996.
3. Bundesamt für Sport, Bundesamt für Gesundheit, Netzwerk Gesundheit und Bewegung Schweiz. Gesundheitswirksame Bewegung vom 12. 8. 2001. http://www.hepa.ch
4. Marti B, Martin BW. Sportliches Training oder Bewegung im Alltag zur Optimierung von Gesundheit und Lebensqualität. Therapeutische Umschau 2001; 58: 189–195.
5. Strass D, Granacher U. Neuromuskuläre Auswirkungen des Alterns: Krafttraining zur Vorbereitung. Sportwissenschaften 2000; 30: 471–480.
6. Kesaniemi AY, et al. Dose-response issues concerning physical activity and health: an evidence-based symposium. Med Sci Sports Exerc 2001; 33: 351–358.
7. Fuchs R. Psychologie und körperliche Bewegung. Göttingen-Bern-Toronto-Seattle: Hogrefe; 1997.
8. Friedl HP. Fragen zur Gesundheit: Konsum medizinischer Leistungen. Ergebnisse des Mikrozensus, Dezember 1991. Wien: Statistische Nachrichten 4/1994. S. 315–323.
9. Eaton CB, Menard LM. A systematic review of physical activity promotion in primary care office settings. Br J Sports Med 1998; 32: 11–16.
10. Steptoe A, et al. Behavioural counselling in general practice for the promotion of healthy behaviour among adults at increased risk of coronary heart disease: randomised trial. BMJ 1999; 319: 943–947.
11. Calfas KJ, et al. A controlled trial of physician counseling to promote the adoption of physical activity. Prev Med 1996; 25: 225–233.
12. Titze S, Marti B. Individuell adaptierte Bewegungsberatung in der Arztpraxis. Orthopäde 1997; 26: 935–941.
13. Jimmy G, Martin BW, Marti B. »Active upon advice«: experiences from primary care office based physical activity promotion in Switzerland. Schweiz Z Sportmed Sporttraumatol 2001; 49: 138.
14. Martin BW, Jimmy G, Marti B. Bewegungsförderung bei Inaktiven: Eine Herausforderung auch in der Schweiz. Ther Umsch 2001; 58: 196–201.

15. Marshall SJ, Biddle SJH. The Transtheoretical Model of Behavior Change: A meta-analysis of application to physical activity and exercise. Ann Behav Med 2001; 23: 229–246.

16. Titze S, et al. Effects of a lifestyle physical activity intervention on stages of change and energy expenditure in sedentary employees. Psychology of Sport and Exercise 2001; 2: 103–116.

17. Marcus BH, et al. The Stages and processes of exercise adoption and maintenance in a worksite sample. Health Psychology 1992; 11: 386–395.

18. Keller S, Hrsg. Motivation zur Verhaltensänderung: das transtheoretische Modell in Forschung und Praxis. Freiburg: Lambertus; 1999.

19. Marttila J. The versatile nature of physical activity – on the psychological, behavioural and contextual characteristics of health-related physical activity. Patient Education and Counseling 1998; 33: 29–38.

20. Oja P, Vuori I, Paronen O. Daily walking and cycling to work: their utility as health-enhancing physical activity. Patient Education and Counseling 1998; 33: 87–94.

21. Epstein H, Roemmich JN. Reducing Sedentary behavior: Role in Modifying Physical Activity. Exerc Sport Sci Rev 2001; 29: 103–108.

22. Gordon T. Manager-Konferenz. Effektives Führungstraining. Reinbek: Rowohlt; 1986.

Körperliche Aktivität als Mittel der präventiven und therapeutischen Intervention

Die Einschätzung ihrer Bedeutung bei niedergelassenen Ärztinnen und Ärzten

K.-M. Braumann, R. Reer und Eva Schuhmacher, Hamburg

Einleitung

In der Medizin hat sich in den letzten Jahren immer mehr die Erkenntnis durchgesetzt, dass Mangel an regelmäßiger körperlicher Aktivität in Verbindung mit Fehlernährung eine entscheidende Ursache für die Entstehung zahlreicher sog. Zivilisationskrankheiten ist. Diese Zusammenhänge wurden zunächst für die degenerativen Herz-Kreislauf-Erkrankungen beschrieben, die pathophysiologischen Wirkmechanismen sind inzwischen weitgehend erkannt (1, 2): Regelmäßige körperliche Aktivität (physical activity) führt über eine Beeinflussung verschiedener Risikofaktoren zu einer Halbierung des Koronarrisikos (3) und zu einer Lebensverlängerung (4). Das kardiovaskuläre Sterberisiko körperlich inaktiver, unfitter Menschen ist etwa doppelt so hoch wie das der aktiven, fitten (5).

Neben den eindeutigen präventiven Effekten von Bewegung zeigt sich bei Durchsicht der Literatur, dass Bewegung zunehmend auch als Therapeutikum eingesetzt wird; besonders bei chronischen Erkrankungen gibt es kaum noch eine, bei der Bewegungstherapie nicht zumindest als ein Kotherapeutikum empfohlen wird. So gilt Bewegungstherapie bei Hypertonus (6, 7), Fettstoffwechselstörungen und Übergewicht (8, 9) sowie Insulinresistenz (10) – diese Konstellation ist unter dem Begriff »metabolisches Syndrom« bekannt – bei Brustkrebspatientinnen (11) sowie bei zahllosen Beschwerden des Bewegungsapparates, wie z. B. chronischen Rückenschmerzen (12), als wesentlicher Teil eines Therapiekonzepts.

Trotz der beeindruckenden Datenlage findet die Bewegungstherapie im medizinischen Alltag nur relativ wenig Anwen-

dung. Eine Möglichkeit für die nur zöger-
liche Umsetzung neuerer bewegungstherapeutischer Erkenntnisse in die medizinische Praxis könnte darin liegen, dass
die niedergelassene Ärzteschaft, die ja als
erste neue therapeutische Konzepte um-
setzen muss, über die Möglichkeiten der
Bewegungstherapie nur unzureichend informiert ist.

Im Herbst 1998 wurden Fragebögen an
alle niedergelassenen Kassenärzte sowie
Krankenhausärzte mit Kassenzulassung
in Hamburg verschickt, in denen mit 32
Fragen neben Angaben zur Person nach
der Wertschätzung von Bewegungstherapie sowie der Einschätzung der eigenen
Kenntnisse auf diesem Gebiet gefragt
wurde (13).

Methodik

Die Befragten wurden um Zustimmung
oder Ablehnung zu verschiedenen Aussagen gebeten. Dabei standen bei den meisten Fragen 5 Abstufungen zur Auswahl;
die Antworten gliederten sich in »zutreffend« , »eher zutreffend«, »eher unzutreffend«, »unzutreffend« sowie »weder noch«
bzw. »weiß nicht«. Bei der Auswertung
wurden diese Kategorien aus Gründen einer besseren Darstellung auf 3 reduziert
(»gut«, »mittelmäßig«, »gering«).

Da die Fragebögen anonym zurückgesandt
wurden, konnten säumige Einsender nicht
erinnert werden.

Ergebnisse

Von den insgesamt 3 411 angeschriebenen
Ärzten sandten 792 die ausgefüllten Fragebögen zurück (23,2%).

Der weitaus größte Teil der antwortenden
Ärztinnen und Ärzte hat das Staatsexamen in der Zeit zwischen 1960 und
1989 abgelegt (24,2% zwischen 1960 und
1969, 34,1% zwischen 1970 und 1979,

28,7% zwischen 1980 und 1989), 7,4% der
Teilnehmer vor 1960 und lediglich 31
(3,9%) der Teilnehmer erst in den letzten
10 Jahren.

Die meisten Antwortenden gehören zur
Gruppe der praktischen Ärzte und Allge-
meinmediziner (n = 214, das sind 42,3%
der im Bereich der Krankenversicherun-
gen Hamburg niedergelassenen Ärztinnen und Ärzte dieser Fachrichtung) und
Internisten (n = 163, das sind 29,5% der
Angehörigen dieser Fachgruppe mit Kassenzulassung). Bis auf die Augenärzte
und Dermatologen lag die Teilnehmer-
zahl aus den verschiedenen Fachrichtun-
gen in einer vergleichbaren Größenord-
nung zwischen 25% und 31%.

99,2% stimmen der Aussage zu, dass
regelmäßige körperliche Aktivität für die
Gesundheit unverzichtbar ist; weitest-
gehend bejaht wird auch (97%), dass viele
der sog. Zivilisationskrankheiten durch
Bewegungsmangel verursacht und durch
Bewegung positiv beeinflussbar sind.

Entsprechend der positiven Einschätzung
von Bewegung geben 96,2% der Teilnehmer an, der Bewegungstherapie grundsätzlich positiv gegenüberzustehen; 79,5%
der Ärztinnen und Ärzte empfehlen ihren
Patienten bei bestimmten Indikationen
Bewegung als Therapie.

Trotz der hohen Wertschätzung der Bewegungstherapie halten gerade 49,9%
ihre eigenen Kenntnisse auf diesem Gebiet für »sehr gut« oder »gut«, 39,9% bzw.
10,2% halten ihre Kompetenz auf diesem
Gebiet eher für »mittelmäßig« oder gar
»gering«. Dabei zeigt sich, dass ältere Kolleginnen und Kollegen sich zu einem
höheren Anteil eine gute Kompetenz in
dieser Frage zutrauen als jüngere: 67,8%
der insgesamt 59 Teilnehmer, die ihr
Staatsexamen vor 1969 gemacht haben,
und 56,3% der 191 mit Staatsexamen
zwischen 1960 und 1969 glauben, eine
gute Kenntnis über die Bewegungstherapie zu haben, dagegen nur 43,8% der 226

Teilnehmer, die in den Jahren zwischen 1980 und 1988 ihr Studium beendet hatten.

Die Einschätzung der eigenen Kenntnisse über Bewegungstherapie korreliert mit der eigenen sportlichen Aktivität: Die Teilnehmer, die keinen Sport treiben, hielten ihre Kenntnisse nur zu 30,6% für »gut«, zu 34,6% für »gering«. Umgekehrt verhielt sich die Einschätzung bei den sportlich Aktiven; die Teilnehmer, die 2 Stunden und mehr pro Woche sportlich aktiv sind, schätzen zu 65,2% ihre Kenntnisse mit »gut« und »sehr gut«, nur 23,1% mit »gering« ein.

Bei der Frage nach der Indikation zur Bewegungstherapie wurden 2 293 unterschiedliche Krankheitsbilder und Gesundheitsstörungen benannt. Hier dominierten die Diagnosen »Rückenbeschwerden« und »Adipositas«. Bei Zuordnung der genannten Indikationen zu Fachgebieten wurden orthopädische Probleme am häufigsten genannt (779 Nennungen), gefolgt von Stoffwechselstörungen. Erst an 3. Stelle fanden sich Herz-Kreislauf-Störungen (Tab. 1).

456 Teilnehmer empfehlen ihren Patienten, zur Bewegungstherapie bestimmte Institutionen aufzusuchen. 236 Nennungen entfallen dabei auf Sportvereine, 197 auf Krankengymnastikpraxen und 139 auf Fitness-Studios.

84,9% der Teilnehmer stimmen der Aussage zu, dass sie während ihres Studiums nur wenig über die Zusammenhänge zwischen regelmäßiger körperlicher Aktivität und Gesundheit gelernt haben. 90,2% sind der Meinung, dass Bewegungstherapie in der medizinischen Praxis eine größere Rolle spielen sollte. Ein noch größerer Teil der Befragten (91,5%) stimmt der Aussage zu, dass die Vermittlung von Kenntnissen über die Zusammenhänge zwischen regelmäßiger Bewegung und der Beeinflussbarkeit von Krankheiten einen größeren Umfang in der Medizinerausbildung einnehmen sollte (Abb. 1).

Orthopädische Krankheiten	779
Stoffwechselstörungen	541
Herz-Kreislauf-Störungen	374
Psychiatrische Erkrankungen	269
Neurologische Erkrankungen	75
Gefäßkrankheiten	72
Urologische Erkrankungen	36
Krankheiten der Atmungsorgane	35

Tab. 1
Zuordnung der von den Befragten gemachten Indikationen für Bewegungstherapie zu Krankheitsgruppen (Mehrfachnennungen möglich)

Abb. 1
Einschätzung der Bedeutung von Bewegungstherapie in der Ausbildung und in der ärztlichen Praxis

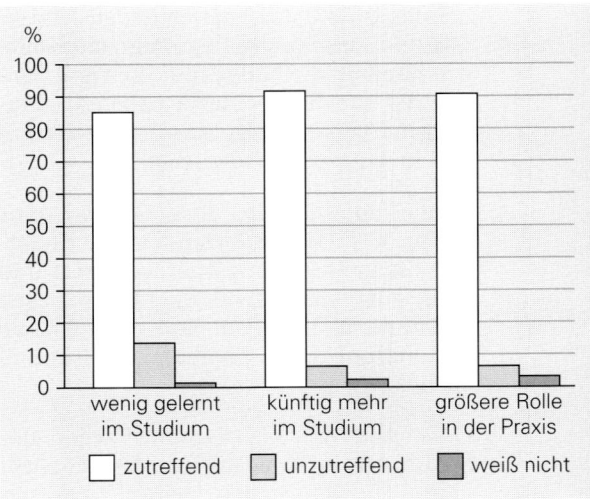

Diskussion

Bewegungstherapie gilt seit über 4000 Jahren als Teil der Heilkunst. Hinweise darauf finden sich bereits in der alten chinesischen Medizin, in der Yogalehre Indiens sowie in der Antike. Bereits GALEN forderte eine vermehrte Auseinandersetzung seiner Kollegen mit dieser Thematik (14).

Unter diesen Bedingungen scheint es überraschend, dass Bewegung in den nachfolgenden Jahrhunderten als Therapeutikum eher nur anekdotenhaft beschrieben wurde. Das mag darin begründet liegen, dass über lange Zeit Nahrungsmangel und zuviel körperliche Strapazen Ursache für viele Krankheiten gewesen sein dürften, Schonung und ausreichende Nahrungszufuhr daher – auch heute noch oft zu findende – Grundlagen der Therapie darstellten.

Erst seit etwa 50 Jahren herrschen in den westlichen Nationen die Bedingungen vor, die zu einem kompletten Umdenken in der Pathogenese und auch Therapie vieler Krankheiten führen müssen, einer Notwendigkeit, die von einer Wissenschaft wie der Medizin – mit ihrer jahrtausendelangen Tradition – vermutlich nur schwer umgesetzt werden kann.

Es darf angenommen werden, dass es sich bei den 23,2% der antwortenden Ärztinnen und Ärzte um Kolleginnen und Kollegen handelt, die bereits eine gewisse Sensibilität für die Thematik haben; immerhin sind 75,2% von ihnen mindestens einmal in der Woche sportlich aktiv.

Bemerkenswert ist, dass dennoch nur knapp 50% der Antwortenden ihre Kenntnisse über Bewegungstherapie »gut« und »sehr gut« einschätzen. Sie führen diesen Umstand überwiegend auf die fehlende Behandlung dieser Thematik im Studium zurück.

Dass sich die klassischen Fächer der Schulmedizin zu wenig mit den Möglichkeiten der Bewegungstherapie bei verschiedenen Krankheitsbildern beschäftigen, wurde bereits von GALEN und später – nicht nur in Deutschland – von verschiedenen Autoren moniert (15,16).

Auch in der Fortbildungsliteratur für niedergelassene Ärzte ist dieses Themenfeld offensichtlich deutlich unterrepräsentiert. So fand sich in einer erst kürzlich publizierten australischen Untersuchung, dass in nur 5% der Artikel über kardiovaskuläre Risikofaktoren in medizinischen Zeitschriften Bewegung und Bewegungstherapie thematisiert wurden, obwohl doch gerade für dieses Krankheitsbild die Bedeutung regelmäßiger körperlicher Betätigung seit langer Zeit bekannt ist (17).

Das Defizit in der Ausbildung wird durch Kenntniserwerb in der späteren ärztlichen Tätigkeit zumindest teilweise ausgeglichen: mit zunehmendem »Dienstalter« schätzen die Kolleginnen und Kollegen ihre Kenntnisse über Bewegungstherapie für immer besser ein. 52,7% der Teilnehmer haben bereits mindestens einmal Fortbildungsveranstaltungen zu Themen der Bewegungstherapie besucht.

Trotz der unstrittigen Tatsache, dass eine große Zahl der in den westlichen Staaten bestehenden Krankheiten durch Bewegungsmangel zumindest mitverursacht sind und somit ein hoher Anteil der Kosten für das Gesundheitssystem durch Bewegungsmangel verursacht wird, findet eine Auseinandersetzung mit dieser Problematik in der Medizinerausbildung so gut wie gar nicht statt. In den kurrikularen Vorgaben für das Medizinstudium fehlen sport- und bewegungsmedizinische Inhalte nahezu vollständig.

Die Gründe hierfür dürften vielfältig sein. Neben dem bereits erwähnten Problem bei der Akzeptanz eines Paradigmenwechsels in der Einschätzung der Genese von Krankheiten spielt sicherlich auch ein semantisches Problem eine Rolle: Unter Sportmedizin assoziieren die meisten Menschen – und natürlich auch Ärztinnen und Ärzte – zumeist die Wiederherstellung von Patienten, die beim Sporttreiben Verletzungen erlitten haben. Dass sich die Sportmedizin mit den »… Auswirkungen von Bewegung und Bewegungsmangel auf den gesunden und kranken Organismus jeder Altersstufe beschäftigt …« und vielleicht eher als »Bewegungsmedizin« verstanden werden sollte, ist kaum bewusst.

Nahezu alle Teilnehmer an der Befragung monieren einen zu geringen Anteil bewegungsmedizinischer Inhalte in der Medizinerausbildung und fordern künftighin eine größere Berücksichtigung dieses Bereiches. Aus den Daten der Umfrage ist aber der Schluss zu ziehen, dass sich ein großer Teil der Kolleginnen und Kollegen in dieser Frage nicht für ausreichend kompetent hält.

Dabei nimmt die Anzahl sportiver und fitnessbewusster Patienten in der Praxis immer mehr zu. Die Zusammenhänge zwischen Gesundheitsstörungen und körperlicher Fitness werden auch und gerade in der Laienpresse zunehmend thematisiert, niedergelassene Ärztinnen und Ärzte also immer stärker mit dieser Thematik konfrontiert.

Die Studie zeigt die Notwendigkeit, bei weiteren Überlegungen für eine Reform des Medizinstudiums auch vermehrt sport- und bewegungsmedizinische Inhalte in die Medizinerausbildung zu implementieren. Für die Sport- und Bewegungsmedizin ist sie Bestätigung und Auftrag, ihre Bemühungen um Akzeptanz innerhalb der medizinischen Fächer selbstbewusst fortzuführen.

Literatur

1. Bray, M. Genomics, genes, and environmental interaction: the role of exercise. J Appl Physiol 2000; 88: 788–792.

2. Krieger EM, Brum PC, Negrao CE. State-of-the-Art lecture: influence of exercise training on neurogenic control of blood pressure in spontaneously hypertensive rats. Hypertension 1999; 34: 720–723.

3. Berlin J, Colditz G. A meta-analysis of physical activity in the prevention of coronary heart disease. Am J Epidemiol 1991; 132: 612–628.

4. Sandvik L, et al. Physical fitness as a predictor of mortality among healthy, middle-aged norwegian men. N Engl J Med 1993; 328: 533–537.

5. Blair S, et al. Physical fitness and all-cause mortality. A prospective study of healthy men and women. JAMA 1989; 262: 2395–2401.

6. Petrella RJ. How effective is exercise training for the treatment of hypertension? Clin J Sport Med 1998; 8: 224–231.

7. World Hypertension League. Physical exercise in the management of hypertension: A consensus statement by the world hypertension league. J Hypertension 1991; 9: 283–287.

8. Carlsson CM, et al. Managing dyslipidemia in older adults. J Am Geriatr Soc 1999; 47: 1458–1465.

9. Halle M, et al. Influence of 4 weeks' intervention by exercise and diet on low-density lipoprotein subfractions in obese men with type 2 diabetes. Metabolism 1999; 48: 641–644.

10. Wallberg-Henriksson H, Rincon J, Zierath J. Exercise in the management of non-insulin-dependent diabetes mellitus. Sports Medicine 1998; 25: 25–35.

11. Schulz KH, et al. Implementierung und Evaluation eines ambulanten bewegungstherapeutischen Rehabilitationsangebotes für Brustkrebspatientinnen. Psychother Psychosom Med Psychol 1998; 48: 398–407.

12. van-Tulder MW, Koes BW, Bouter LM, Conservative treatment of acute and chronic nonspecific low back pain. A systematic review of randomized controlled trials of the most common interventions. Spine 1997; 22: 2128–2156.

13. Braumann KM, Ree, R, Schumacher E. Die Einschätzung der Bedeutung von Sport und Bewegung als Mittel der Therapie bei niedergelassenen Ärztinnen und Ärzten in Hamburg. Dtsch Z Sportmed 2001; 52: 175–179.

14. Schüle K. Effektivität und Effizienz der Rehabilitation. Zum Stellenwert von Bewegungstherapie und Sport. St. Augustin: Academia; 1987.

15. Williford H, et al. A survey of physician's attitude and practices related to exercise promotion. Prev Med 1992; 21: 630–636.

16. Young A, Gray J, Ennis J. Exercise medicine: The knowledge and beliefs of final-year medical students in the United Kingdom. Med Educ 1983; 17: 369–373.

17. Dupen F, Bauman AE, Lin R. The sources of risk factor information for general practitioners: is physical activity under-recognised? Med J Aust 1999; 171: 601–603.

Indikationsbezogene Umsetzung

Körperliche Aktivität und kardiovaskuläre Erkrankungen – Prävention und Rehabilitation

M. HUONKER, Bad Buchau

Einleitung

Vermehrte körperliche Aktivität, ergänzt durch eine ausgewogene Ernährung, gehört zum heute favorisierten gesunden Lebensstil und stellt die Grundlage der Prävention von kardiovaskulären Erkrankungen dar. Zahlreiche wissenschaftliche Untersuchungen unterstreichen den positiven Einfluss einer körperlich aktiven Lebensweise auf die klassischen Risikofaktoren der Arteriosklerose und damit den Nutzen in der Primär- und Sekundärprävention der in unserer Gesellschaft weiterhin häufigsten kardialen Erkrankung, der koronaren Herzerkrankung.

Auch der Stellenwert von regelmäßiger körperlicher Aktivität in der Rehabilitation einer manifesten Herzinsuffizienz, wie z. B. bei einer Kardiomyopathie, hat sich den letzten Jahren zunehmend gewandelt. Während noch in den 80er-Jahren eine weitgehende körperliche Schonung als eine nicht-medikamentöse supportive Maßnahme zur Linderung der Symptomatik bei einer manifesten Herzinsuffizienz empfohlen wurde, werden neuerdings in der kardialen Rehabilitation neben der obligaten medikamentösen Behandlung die zwischenzeitlich wissenschaftlich ausreichend abgesicherten positiven Effekte einer dem Schweregrad der myokardialen Funktionseinschränkung individuell angepassten medizinischen Bewegungs- oder Trainingstherapie zunehmend therapeutisch genutzt.

Aktuelle Situation der klassischen arteriosklerotischen Risikofaktoren

70% der männlichen Deutschen im mittleren Erwachsenenalter sind mäßig übergewichtig, und bei etwa 20% liegt eine Adipositas vor. Ein Großteil der Betroffenen ernährt sich überkalorisch, verzehrt übermäßig viel tierische Lebensmittel und leidet unter einer primären oder sekundären Bewegungsarmut. Etwa 40% unserer Bevölkerung weisen bereits im mittleren Erwachsenenalter erhöhte Gesamtcholesterinwerte über 250 mg/dl auf (1–3). Dabei sind signifikante korrelative Zusammenhänge zwischen einem erhöhten Bodymass-Index (BMI), einem ungünstigeren Lipidprofil, einer Hypertonieneigung und einer Glukosetoleranzstörung mit peripherer Insulinresistenz aufgezeigt worden.

Die Gesamtheit dieser Risikofaktoren wird unter dem Krankheitsbegriff »metabolisches Syndrom« zusammengefasst (siehe »Körperliche Aktivität und metabolisches Syndrom«, Seite 133). Man schätzt, dass derzeit etwa 10% der Bevölkerung bereits im mittleren Lebensalter ein metabolisches bzw. ein Insulinresistenzsyndrom aufweisen.

Einfluss von körperlicher Mehraktivität auf den Lipid- und Gerinnungsstatus

Unabhängig vom Lebensalter besteht eine positive Beziehung zwischen einer mangelnden körperlichen Aktivität sowie einer fehlenden körperlichen Fitness und dem Profil der arteriosklerotischen Risikofaktoren (Übergewicht, erhöhte Konzentrationen von LDL-Partikeln, niedrige HDL-Cholesterinspiegel, erhöhte Triglyzeride, Glukosetoleranzstörung mit peripherer Insulinresistenz und arterielle Hypertonie) (Evidenzstufen: 1a, 1b) (4).

Erhöhtes Körpergewicht, erhöhte Plasmainsulinspiegel und eine erhöhte Konzentration der Triglyzeride sowie der besonders atherogenen kleinen LDL-Partikel führen zu einer Störung des Gleichgewichts zwischen Koagulation und Fibrinolyse (5). So ist bekannt, dass eine Hyperinsulinämie über eine verstärkte Stimulation der Synthese des Plasminogenaktivatorinhibitors (PAI-1) in den Leberzellen einen prokoagulatorischen Zustand begünstigt. Auch eine Hypertriglyzeridämie führt zu einer Erhöhung verschiedener prokoagulatorischer Gerinnungsfaktoren (wie dem Fibrinogen) und der Aktivität des Faktors VII. Ferner ist im hyper-

triglyzeridämischen Milieu die fibrinolytische Kapazität, gemessen an erhöhten PAI-1-Spiegeln, vermindert.

Körperliche Mehraktivität, eine Verbesserung der körperlichen Fitness sowie eine Gewichtsregulierung sind mit einer Reduktion der Triglyzeride sowie einer Aktivierung der Lipoproteinlipase mit einem verbesserten Abbau von VLDL, IDL und den großen LDL-Partikeln assoziiert. Es imponiert eine Abnahme des LDL-Pools mit einer Absenkung der besonders atherogenen kleinen LDL-Partikel (6) sowie eine deutliche Zunahme des für die Cholesterinentsorgung verantwortlichen HDL-Pools mit einer Erhöhung der als protektiv zu bewertenden HDL_2-Subfraktion.

Bei regelmäßig körperlich aktiven Personen liegen in Ruhe niedrigere Fibrinogen-, Faktor VII- und PAI-1-Spiegel sowie eine höhere fibrinolytische Aktivität vor. Die antikoagulatorischen Effekte einer ausreichenden körperlichen Fitness werden durch den nachweislichen positiven Zusammenhang zwischen der maximalen Sauerstoffaufnahme (VO_{2max}) und dem fibrinolytischen Potenzial (TPA) (7) sowie der negativen Korrelation mit der Fibrinogenkonzentration zusätzlich bekräftigt.

Körperliche Aktivität und kardiorespiratorische Fitness in der Prävention der koronaren Herzkrankheit und des zerebralen Insults

Erwachsenen Personen, bei denen die berufliche Tätigkeit keine anhaltenden körperlichen Belastungen abverlangt, sollte empfohlen werden, einen Energieumsatz von mindestens 1000 kcal pro Woche durch körperliche Mehraktivität in der Freizeit zu absolvieren, um signifikant positive Effekte auf arteriosklerotische Risikofaktoren auslösen zu können (8). Der Nutzen einer regelmäßigen körperlichen Mehraktivität in der Prävention von kardiovaskulären Erkrankungen ist bei Personen mit einem hohen Ausgangsrisiko höher zu bewerten als bei Personen mit einem niedrigen Ausgangsrisiko. Das Lebensalter stellt dagegen eine geringere Einflussgröße dar (9).

Zum Nutzen von körperlicher Mehraktivität in der Sekundärprävention der koronaren Herzkrankheit liegen mehrere Kohortenuntersuchungen vor. In der »Life-Style Heart Study« (10) wurde der Einfluss einer multiplen Lebensstiländerung, bestehend aus Diät, regelmäßiger körperlicher Aktivität, Raucherentwöhnung und einem psychologischen Entspannungstraining, auf die Lipidspiegel und die Koronarmorphologie untersucht.

Die körperliche Aktivität bestand hauptsächlich aus Gehtraining mit mindestens 3 Trainingseinheiten pro Woche von mehr als 30 Minuten Dauer mit einer Intensität von 50–80% der maximalen alterskorrigierten Herzfrequenz. Nach 1 Jahr ergab sich eine signifikante Reduktion des LDL-Cholesterinspiegels um 37% und keine signifikante Änderung des HDL-Cholesterinspiegels. Gleichzeitig nahmen die Koronarstenosen nach 1 Jahr um 2,2% und nach 4 Jahren um 3,9% ab. In der Kontrollgruppe war eine signifikante Zunahme der Koronarstenosen von 3,4% bzw. 9,8% festzustellen. Die Regressionstendenz der Koronarstenosen korrelierte mit der Compliance der Patienten in Bezug auf die Durchführung der konservativen Maßnahmen.

In der Heidelberger Rehabilitationsstudie von Hambrecht et al. (11) wurden Patienten mit koronarer Herzkrankheit randomisiert entweder einer Interventionsgruppe mit fettreduzierter Diät sowie einer regelmäßigen körperlichen Mehraktivität in einer Herzgruppe oder einer Kontrollgruppe mit einer konventionellen Therapie zugeordnet. In der Interventionsgruppe konnten die LDL-Cholesterinspiegel von 164 ± 27 auf 149 ± 27 mg/dl signifikant gesenkt werden, während der HDL-Cholesterinspiegel mit 36 ± 9 mg/dl über den Zeitraum konstant blieb. Ferner fanden sich gegenüber der Kontrollgrup-

pe in den 1 Jahr später angefertigten Kontrollangiogrammen einerseits eine signifikant geringere Progression und andererseits eine stärkere Regression von Koronarstenosen.

In der Interventionsgruppe mit einem durchschnittlichen Energiemehrumsatz von mehr als 1 400 kcal/Woche ergab sich ein signifikanter Anstieg der maximalen Sauerstoffaufnahme um 7% und der maximalen Leistungsfähigkeit um 14%, während sich diese Parameter in der Kontrollgruppe verschlechterten.

In Bezug auf die Koronarmorphologie zeigte sich, dass die Gruppe mit der geringsten Freizeitaktivität (1022 ± 142 kcal pro Woche) die stärkste Progression der Koronarstenosen aufwies und eine Regression nur bei denjenigen Patienten festzustellen war, die zusätzliche Freizeitaktivitäten mit einem Energieverbrauch von mehr als 2 200 kcal pro Woche absolvierten. Dies entspricht einem Trainingsumfang von 5–7 Stunden pro Woche. Diese Rückwirkungen einer körperlichen Mehraktivität auf den Lipidstatus wurden in anderen Untersuchungen (12) bestätigt (Tab. 1).

Eine eigene Datenerhebung zur Aktivitätsanamnese von Patienten mit koronarer Herzkrankheit (13) kam zu dem Ergebnis, dass die Betroffenen bei einer entsprechenden Motivation und Anbindung an eine Herzsportgruppe den angestrebten muskulären Energieumsatz von etwa 2 000 kcal/Woche zum Erreichen einer Prognoseverbesserung mittels der Maßnahmen in der ärztlich überwachten Bewegungstherapie und durch die zusätzlichen körperlichen Mehraktivitäten in der Freizeit durchaus realisieren.

In einer kürzlich erschienenen Cochrane-Review (14) von 32 randomisierten kontrollierten Studien (8 840 Patienten, durchschnittlicher Nachbeobachtungszeitraum 2,4 Jahre) wurden weitere evidenzbasierte Daten zum protektiven Effekt von körperlicher Mehraktivität und Training in der Sekundärprävention der koronaren

Lite-ratur	Pat. n	Dauer/Umfang	Gesamt-cholesterin*	HDL-Cholesterin*	LDL-Cholesterin*	Tri-glyzeride*
(10)	22	1 Jahr; > 3 Std./Woche > 30 Min./Einheit	− 1,13/− 19	− 0,03/− 3	− 1,46/− 37	+ 0,53/+ 22
(11)	29	1 Jahr; > 3 Std./Woche > 30 Min./Einheit	− 0,58/− 10	+ 0,02/+ 2	− 0,36/− 8	− 0,36/− 20
(12)	119	4 Jahre; > 30 Min./d etwa 2 000 kcal/Woche	− 0,99/− 16	+ 0,14/+ 11	− 0,95/− 23	− 0,34/− 19
Änderung		Durchschnittlich	− 12%	+ 5%	− 18%	− 7%

Tab. 1
Rückwirkungen von körperlicher Aktivität
und Diät bei Patienten mit koronarer Herzkrankheit
auf Lipoproteine

* Änderungen der Lipoproteine
(in mmol/l und in % des Ausgangswertes)

Herzkrankheit präsentiert (Evidenzstufe 1a). In den Trainingsgruppen berechnete man im Vergleich zu den Kontrollgruppen für die kardiale Mortalität eine metaanalytisch bestimmte relative Risikoreduktion von 31% (Odds Ratio 0,69; 95%-Konfidenzintervall 0,51–0,94), für die Gesamtmortalität eine relative Risikoreduktion von 27% (Odds Ratio 0,73; 0,54–0,98). Ein Einfluss der Trainingstherapie auf die Häufigkeit wiederkehrender nicht-tödlicher Koronarereignisse war dagegen nicht nachzuweisen.

Als mögliche Mechanismen für diese Reduktion der Mortalität werden von den Autoren eine trainingsinduzierte Verbesserung der myokardialen Revaskularisation mit einem gewissen Schutz gegen fatale Rhythmusstörungen, ein günstigeres Risikofaktorenprofil, eine Zunahme der kardiovaskulären Fitness, aber auch die intensivierte Überwachung der Patienten diskutiert.

Die bisher vorliegenden wissenschaftlichen Ergebnisse weisen ferner darauf hin,

dass in der Prävention von kardiovaskulären Erkrankungen sowohl von einer regelmäßigen körperlichen Mehraktivität als auch von einer höheren kardiovaskulären Fitness, unabhängig vom Lebensalter bei beiden Geschlechtern, ein gesundheitlicher Nutzen zu erwarten ist (15). Dabei wurde einerseits eine inverse lineare Beziehung zwischen dem Umfang von körperlichen Mehraktivitäten und der Inzidenz sowie der Mortalität der Gesamtheit aller kardiovaskulären Erkrankungen nachgewiesen. Andererseits ist auch einer höheren kardiovaskulären Fitness eine protektive Wirkung in Bezug auf das allgemeine sowie das kardiovaskuläre Krankheitsrisiko beizumessen.

Der Umfang von körperlichen Mehraktivitäten und die kardiovaskuläre Fitness stehen wiederum in einer engen Korrelation zueinander. Folgerichtig wird weiterhin kontrovers diskutiert, ob der kardiovaskulären Prävention der körperlichen Mehraktivität oder aber der kardiovaskulären Fitness ein höherer Nutzen beizumessen ist (16).

Im Vergleich zu den genannten aussagekräftigen Kohortenstudien zum Stellenwert von körperlicher Mehraktivität in der Prävention der koronaren Herzkrankheit ist hierzu die Studienlage in Bezug auf den zerebralen Insult als unzureichend zu bewerten. Die aktuellen Daten deuten an, dass bewegungsarme Personen, aber auch solche, die besonders intensive körperliche Mehraktivitäten absolvieren, eine erhöhte Krankheitsinzidenz aufweisen. Betreffend der Erstmanifestation eines Schlaganfalls scheint dagegen schon eine moderate körperliche Mehraktivität wirksam zu sein.

Diese scheinbare Diskrepanz zu den bei der koronaren Herzkrankheit aufgezeigten Ergebnissen hängt möglicherweise damit zusammen, dass in der Mehrzahl der Studien nicht zwischen einem ischämischen und einem hämorrhagischen zerebralen Insult unterschieden wurde (17). So bedarf es sowohl in Bezug auf den optimalen Umfang als auch die geeignete Intensität von körperlicher Mehraktivität in der Prävention des zerebralen Insults weiterer fundierter wissenschaftlicher Untersuchungen.

Sekundärveränderungen bei manifester Herzinsuffizienz (Abb. 1)

Patienten mit einer Herzinsuffizienz sind, bedingt durch eine rasche periphere muskuläre Ermüdung und/oder eine Belastungsdyspnoe, typischerweise in ihrer körperlichen Belastbarkeit limitiert. Die Symptomatik entwickelt sich primär auf

▷

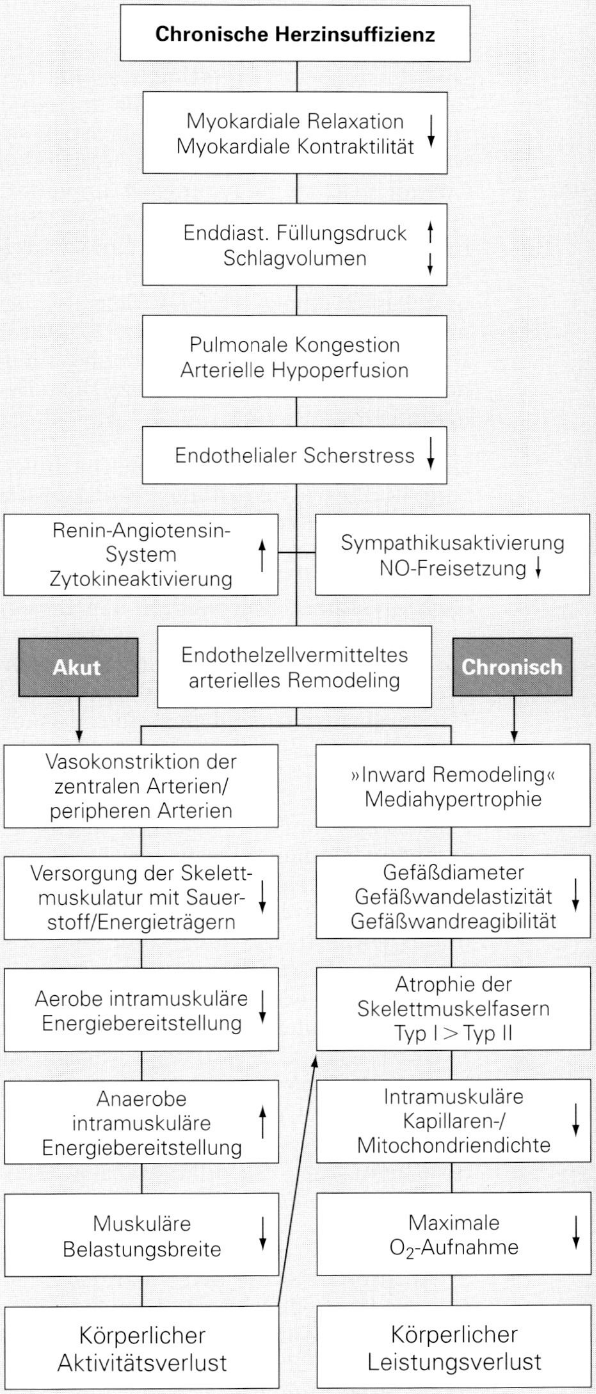

Abb. 1
Sekundärveränderungen am arteriellen
Gefäßsystem und an der Skelettmuskulatur
bei manifester Herzinsuffizienz

Chronische Herzinsuffizienz

Myokardiale Relaxation ↓
Myokardiale Kontraktilität ↓

Enddiast. Füllungsdruck ↑
Schlagvolumen ↓

Pulmonale Kongestion
Arterielle Hypoperfusion

Endothelialer Scherstress ↓

Renin-Angiotensin-System
Zytokineaktivierung ↑

Sympathikusaktivierung
NO-Freisetzung ↓

Akut — Endothelzellvermitteltes arterielles Remodeling — Chronisch

Vasokonstriktion der zentralen Arterien/peripheren Arterien

»Inward Remodeling«
Mediahypertrophie

Versorgung der Skelettmuskulatur mit Sauerstoff/Energieträgern ↓

Gefäßdiameter ↓
Gefäßwandelastizität ↓
Gefäßwandreagibilität ↓

Aerobe intramuskuläre Energiebereitstellung ↓

Atrophie der Skelettmuskelfasern Typ I > Typ II

Anaerobe intramuskuläre Energiebereitstellung ↑

Intramuskuläre Kapillaren-/Mitochondriendichte ↓

Muskuläre Belastungsbreite ↓

Maximale O₂-Aufnahme ↓

Körperlicher Aktivitätsverlust

Körperlicher Leistungsverlust

der Grundlage einer eingeschränkten diastolischen und/oder systolischen Myokardfunktion.

Die diastolische Funktionsstörung des insuffizienten Herzens beruht auf einer verzögerten myokardialen Relaxation sowie einer verminderten myokardialen Compliance. Hämodynamisch imponiert eine erschwerte linksventrikuläre Füllung mit einem gesteigerten linksventrikulären enddiastolischen Füllungsdruck und folglich einem erhöhten linksatrialen und pulmonalvenösen Druck (18). Unter Belastung tritt eine zunehmende pulmonale Kongestion mit einer vorzeitigen Belastungsdyspnoe auf.

Liegt gleichzeitig eine systolische linksventrikuläre myokardiale Funktionsstörung mit einer reduzierten Ejektionsfraktion vor, so kann das Herzzeitvolumen vor allem unter Belastung – nicht ausreichend gesteigert werden, um den versorgenden peripheren Arterien zu den beanspruchten Muskelgruppen ein ausreichendes Blutflussvolumen zuzuleiten. Diese Minderperfusion der belasteten Muskelgruppen hat eine vorzeitige muskuläre Ermüdung zur Folge (19).

Funktionell weisen Patienten mit einer symptomatischen Herzinsuffizienz eine gesteigerte basale Sympathikusaktivität (20) sowie erhöhte Katecholaminspiegel unter körperlicher Belastung auf, wodurch sekundäre funktionelle und strukturelle Veränderungen am arteriellen Gefäßsystem und in der nachgeschalteten Skelettmuskulatur ausgelöst werden. Es entwickelt sich eine Endotheldysfunktion der arteriellen Gefäße mit einer unter körperlicher Belastung verminderten blutflussabhängigen Vasodilatation der zuführenden arteriellen Gefäßabschnitte zu den beanspruchten Muskelgruppen.

Strukturell sind die arteriolären Widerstandsgefäße durch eine Hypertrophie der glatten Gefäßmuskelzellen gekennzeichnet. Der Gefäßdiameter ist reduziert (inward remodeling), der basale Tonus der Gefäßwand ist erhöht (21). In der Skelettmuskulatur liegt eine verminderte Kapillarendichte vor. Folglich ist der arterielle Blutvolumenfluss zur Skelettmuskulatur, und hier vor allem zu den oxidativen Typ-I-Muskelfasern, bereits in Ruhe eingeschränkt.

Die Dichte der Typ-I-Muskelfasern nimmt ab, sodass die Muskelfaserverteilung sich zugunsten der glykolytischen Typ-II-Fasern verschiebt. Ferner kommt es zu einer diffusen Abnahme der Volumendichte und der Oberfläche der Mitochondrien. Dies führt zu einem Rückgang der oxidativen Energiebereitstellung in der Skelettmuskulatur und ist als ein wesentlicher limitierender Faktor für die reduzierte akute muskuläre Belastbarkeit und die verminderte VO_{2max} von Patienten mit Herzinsuffizienz anzusehen (22).

Neben der aeroben ist aufgrund einer reduzierten Phosphokreatinin- und Adenosintriphosphatresynthese auch die anaerobe muskuläre Energiebereitstellung eingeschränkt (23). Die Belastungsdyspnoe von Patienten mit Herzinsuffizienz ist folglich nicht alleine auf die diastolische myokardiale Funktionsstörung zurückzuführen, sondern beruht teilweise auf einer verminderten Ermüdungsresistenz der betroffenen willkürlichen Atemmuskulatur (24). Die aufgezeigten sekundären extrakardialen Veränderungen am arteriellen Gefäßsystem und der Skelettmuskulatur tragen unabhängig von der primär aufgetretenen kardialen Funktionseinschränkung wesentlich zu dem progredienten körperlichen Aktivitätsverlust von Patienten mit Herzinsuffizienz bei.

Belastungsumfänge und -intensitäten von körperlichen Mehraktivitäten in der Primär- und Sekundärprävention der koronaren Herzkrankheit (Tab. 2)

Die nicht-medikamentöse Behandlung arteriosklerotischer Risikofaktoren in der Primärprävention der koronaren Herzkrankheit beinhaltet neben diätetischen

Maßnahmen vor allem ausdauerorientierte körperliche Belastungen, welche optimalerweise mit einer Intensität von 50–80% der Herzfrequenzreserve absolviert werden. In der Sekundärprävention der koronaren Herzkrankheit sollten dagegen die Ausdauerbelastungen nicht mehr als 40–60% der in einem Ergometertest ermittelten symptomlimitierten Herzfrequenzreserve beanspruchen (25).

Neuerdings stehen Pulstester zur Verfügung, mit denen die geeigneten Intensitäten der absolvierten körperlichen Mehraktivitäten kontrolliert und gegebenenfalls entsprechend den ärztlichen Vorgaben nachreguliert werden können.

Für eine angestrebte Steigerung der kardiovaskulären Fitness ist zu beachten, dass wiederholte kurze Belastungen die Fitness ähnlich effektiv zu verbessern scheinen wie einmalige Langzeitbelastungen, vorausgesetzt, die Belastungsintensität und der Energieumsatz sind identisch. Bei einem vergleichbaren Energieumsatz ist eine stärkere Zunahme der kardiovaskulären Fitness zu erwarten, wenn höhere Belastungsintensitäten absolviert werden (26).

In Tab. 2 sind beispielhaft geeignete ausdauerorientierte körperliche Aktivitäten dargestellt, mit denen ein unter präventiven Aspekten anzustrebender muskulärer Energieumsatz von mindestens 1000 kcal/ Woche realisiert werden sollte. Personen, die einer längeren krankheits- oder behinderungsbedingten körperlichen Immobilitätsphase ausgesetzt waren sowie alte Menschen sind aufgrund eines oftmals vorliegenden muskulären Kraftmangels zunächst nicht in der Lage, selbst niedrig intensive ausdauerorientierte muskuläre Belastungen über einen ausreichend langen Zeitraum zu bewältigen. Unter diesen Gegebenheiten stellt primär der Wiederaufbau einer ausreichenden statischen und dynamischen Muskelkraft, z. B. durch gezieltes Kraftausdauertraining, eine wesentliche Grundvoraussetzung für eine präventiv wirksame allgemeine körperliche Mehraktivität dar.

Langsames Gehen in der Ebene	(3 km/Std.)	~ 180 kcal/Std.
Zügiges Gehen in der Ebene	(5 km/Std.)	~ 300 kcal/Std.
Walking in der Ebene	(6,5 km/Std.)	~ 425 kcal/Std.
Radfahren in der Ebene	(15 km/Std.)	~ 400 kcal/Std.
Schwimmen (stehendes Gewässer, ungeübt)	(25 m/Min.)	~ 360 kcal/Std.
Radergometer (sitzend)	(50 Watt)	~ 260 kcal/Std.

Tab. 2
Energieumsatz (bezogen auf 80 kg Körpergewicht). Die Werte können nach Intensität, Alter und Trainingszustand deutlich variieren. Frauen haben bei gleichem Körpergewicht einen um 10–20% niedrigeren Kalorienverbrauch als Männer

Bewegungs- und medizinische Trainingstherapie in der Rehabilitation von Patienten mit manifester Herzinsuffizienz

Die Zielsetzung bei der Erarbeitung von bewegungstherapeutischen Empfehlungen für Patienten mit einer manifesten Herzinsuffizienz war in den letzten Jahren darauf ausgerichtet, bei einem geringen Risiko einer akuten belastungsinduzierten Herzkreislaufkomplikation die körperliche Belastbarkeit der Patienten zu erhalten bzw. zu verbessern. Hierzu hat man in verschiedenen Kohortenstudien unterschiedliche Trainingsprogramme in Bezug auf ihren Nutzen und die Risiken wissenschaftlich analysiert.

113

HAMBRECHT et al. (27) untersuchten die Effekte eines 6-monatigen, herzfrequenzgesteuerten Radergometertrainings nach der Dauermethode bei Patienten mit Herzinsuffizienz NYHA II/III (LVEF $26 \pm 9\%$). Auf der Grundlage einer spirometrischen Untersuchung auf dem Radergometer wurde die Trainingsherzfrequenz der Patienten bei 70% der maximalen symptomlimitierten Sauerstoffaufnahme (VO_{2max}) individuell festgelegt.

12 Patienten, die zunächst 3 Wochen unter stationären Bedingungen und mit ärztlicher Supervision etwa 1 Stunde täglich und anschließend zu Hause 5-mal pro Woche 2-mal täglich über jeweils mindestens 20 Minuten mit der vorgegebenen Belastungsherzfrequenz trainierten, wiesen eine Zunahme der VO_{2max} um durchschnittlich 31% auf. Die totale Volumendichte der Mitochondrien in einer Muskelbiopsie aus dem M. vastus lateralis stieg signifikant um 41% an. Für das Herzzeitvolumen in Ruhe und bei submaximaler Ausbelastung war keine signifikante Veränderung festzustellen; das maximale Herzzeitvolumen nahm von $11,9 \pm 4,0$ auf $14,1 \pm 3,3$ l/Min. zu. Die bei der initialen Radergometerbelastung ermittelte lokale Sauerstoffextraktion in den Beinen stieg um 45% an.

Gegenüber einer inaktiven Kontrollgruppe konnten ferner signifikante Verbesserungen der basalen endothelialen Stickstoffmonoxidproduktion (NO), der blutfluss- und endothelabhängigen NO-Freisetzung sowie der acetylcholininduzierten Zunahme des Blutflussvolumens in der A. femoralis superficialis objektiviert werden.

Eine Untersuchung von GORDON et al. (28) weist darauf hin, dass eine trainingsbedingte Verbesserung der körperlichen Belastbarkeit von herzinsuffizienten Patienten wesentlich vom Grad der Wiederherstellung der primär gestörten Endothelfunktion peripherer muskulärer Arterien abhängt.

MEYER et al. (29) untersuchten bei Patienten mit fortgeschrittener chronischer Herzinsuffizienz, bei denen teilweise die Kriterien für eine Herztransplantation erfüllt waren ($VO_{2max} < 12$ ml/kg/Min.) und die primär eine zu geringe körperliche Belastbarkeit für eine Dauertrainingsmethode aufwiesen, die Effekte einer speziell entwickelten Intervalltrainingsmethode. Die muskulären Intervallbelastungen, die mit Wiederholungsreizen von 30 Sekunden Dauer im Wechsel mit aktiven Erholungsphasen von 60 Sekunden Dauer absolviert wurden, führten zu einer signifikanten Zunahme der ergometrischen Belastbarkeit der Patienten.

Nach diesen und anderen Untersuchungsresultaten derselben Autoren (30) scheint der Vorteil eines solchen Intervalltrainings darin zu bestehen, dass während der kurzen Belastungsphasen aufgrund der vergleichsweise geringen hämodynamischen Belastung des Herzens die beanspruchten Muskelgruppen höheren Trainingsintensitäten ausgesetzt werden können als bei einer herkömmlichen Dauertrainingsmethode.

Zwischenzeitlich liegen auch aussagekräftige Untersuchungen zum Stellenwert eines muskulären Aufbautrainings bei herztransplantierten Patienten vor. Bei nicht bewegungstherapeutisch behandelten Patienten konnte nach mehreren Monaten keine wesentliche Zunahme der körperlichen Belastbarkeit, gemessen an der VO_{2max}, objektiviert werden, obwohl unmittelbar nach einer erfolgreichen Herztransplantation eine signifikante Verbesserung der kardialen Hämodynamik eintrat (31).

Im Vergleich dazu konnten KOBASHIGAWA et al. (32) bei Herztransplantierten, die täglich ein moderates umfangsteigerndes Gehtraining absolvierten, nach 6 Monaten eine signifikant stärkere Zunahme der VO_{2max} sowie der ergometrischen Belastbarkeit (50–60%) im Vergleich zu einer körperlich inaktiven Kontrollgruppe ($< 20\%$) nachweisen.

Auf die Belastbarkeit der Patienten mit manifester Herzinsuffizienz abgestimmte bewegungstherapeutische Programme können dazu beitragen, die sekundär eingetretene Endotheldysfunktion der arteriellen Gefäße zu restaurieren sowie den unzureichenden oxidativen Energiestoffwechsel in der Extremitäten- und in der Atemmuskulatur wiederherzustellen. So kann der unter Belastung frühzeitig auftretenden Atemnot sowie einer vorzeitigen muskulären Ermüdung wirksam entgegengewirkt werden. Eine signifikante Zunahme der körperlichen Belastbarkeit der Patienten kann selbst dann erwartet werden, wenn die Trainingsreize zu wenig ausgeprägt sind, um eine Verbesserung der zentralen Hämodynamik, wie z. B. eine Zunahme des kardialen Schlagvolumens, auszulösen.

Mit den in den letzten Jahrzehnten in Deutschland flächendeckend installierten ambulanten Koronar- bzw. Herzsportgruppen wurde eine wesentliche Grundlage geschaffen, um den protektiven Nutzen einer körperlichen Mehraktivität in der Prävention und Rehabilitation von kardiovaskulären Erkrankungen wirksam ausschöpfen zu können.

Literatur

1. Assmann G, Schulte H. PROCAM-Studie. Prospektive Cardiovaskuläre Münster Studie. Hedingen-Zürich: Panscientia; 1987.

2. Keil U, et al. The cardiovascular risk factor profile in the study area Augsburg. Results from the first MONICA survey 1984/1985. Acta Med Scand 1988, 728: 119–128.

3. Schwandt P. Cholesterin-Massen-Screening, Ergebnisse einer Pilotstudie mit 12 700 Teilnehmern in Bayern. In: Assmann G, Heinle H, Schulte H, Hrsg. Arteriosklerose, neue Aspekte aus Zellbiologie und Molekulargenetik, Epidemiologie und Klinik. München: Vieweg: 1990.

4. Marti B, Vartiainen E. Relation between leisure time exercise and cardiovascular risk factors among 15-year-olds in eastern Finnland. J Epid Com Health 1989; 43: 228–233.

5. Vague P, et al. Correlation between blood fibrinolytic activity, plasminogen activator inhibitor level, plasma insulin level, and relative body weight in normal and obese subjects. Metabolism 1986; 35: 250–253.

6. Baumstark MW, Frey I, Berg A. Acute and delayed effects of prolonged exercise on serum lipoproteins. II. Concentration and composition of low-density lipoprotein subfractions and very low-density lipoproteins. Eur J Appl Physiol 1993; 66: 526–530.

7. Szymanski LM, et al. Factors affecting fibrinolytic potential: cardiovascular fitness, body composition, and lipoprotein (a). Metabolism 1996; 45: 1427–1433.

8. Paffenbarger R, et al. The association of changes in physical-activity level and other lifestyle characteristics with mortality among men. N Engl J Med 1993; 328: 538–545.

9. Kesaniemi YA, et al. Dose-response issues concerning physical activity and health: an evidence-based symposium. Med Sci Sports Exerc 2001; 33: S351–S358.

10. Ornish D, et al. Can lifestyle changes reverse coronary heart disease? Lancet 1990; 336: 129–133.

11. Hambrecht R, et al. Various intensities of leisure time physical activity in patients with coronary artery disease: Effects on cardiorespiratory fitness and progression of coronary atherosclerotic lesions. J Am Coll Cardiol 1993; 22: 468–477.

12. Haskell WL, et al. Effects of intensive multiple risk factor reduction on coronary atherosclerosis and clinical events in men and women with coronary artery disease. The Stanford Coronary Risk Intervention Project (SCRIP). Circulation 1994; 89: 975–990.

13. Frey I, et al. Quantifizierung und Beurteilung der Freizeitaktivität von Herzgruppenteilnehmern. Herz Kreisl 1995; 27: 387–391.

14. Lolliffe JA. Exercise-based rehabilitation for coronary heart disease (Cochrane Review). In: The Cochrane Library, Issue 2, 2001. Oxford: update software.

15. Huonker M, et al. Stellenwert von körperlicher Mehraktivität in der ambulanten kardiovaskulären Prävention. Z Kardiol 1998; 87: 881–890.

16. Blair SN, Cheng Y, Holder JS. Is physical activity or physical fitness more important in defining health benefits? Med Sci Sports Exerc 2001; 33: S379–S399.

17. Shephard RJ. Absolute versus relative intensity of physical activity in a dose-response context. Med Sci Sports Exerc 2001; 33: S400–S418.

18. Vasan, RS, Levy D. Defining diastolic heart failure: a call for standardized diagnostic criteria. Circulation 2000; 101: 2118–2121.

19. Drexler H. Changes in the peripheral circulation in heart failure. Curr Opin Cardiol 1995; 10: 268–273.

20. Packer M. Neurohormonal interactions and adaptations in congestive heart failure. Circulation 1988; 77: 721–730.

21. Bryant SR, et al. Vascular remodeling in response to altered blood flow is mediated by fibroblast growth factor-2. Circ Res 1999; 84: 323–328.

22. Drexler H, et al. Alterations of skeletal muscle in chronic heart failure. Circulation 1992; 85: 1751–1759.

23. Massie BM, et al. 31P nuclear magnetic resonance evidence of abnormal skeletal muscle metabolism in patients with congestive heart failure. Am J Cardiol 1987; 60: 309–315.

24. Mancini DM, et al. Evidence of reduced respiratory muscle endurance in patients with heart failure. J Am Coll Cardiol 1994; 24: 972–981.

25. Löllgen H, Dickhuth HH, Dirschedl P. Vorbeugung durch körperliche Bewegung. Dtsch Ärztebl 1998; 95: A1531–1538.

26. Hardmann AE. Issues of fractionization of exercise (short vs long bouts). Med Sci Sports Exerc 2001; 33: S421–S427.

27. Hambrecht R, et al. Physical training in patients with stable chronic heart failure: effects on cardiorespiratory fitness and ultrastructural abnormalities of leg muscles. J Am Coll Cardiol 1995; 25: 1239–1249.

28. Gordon A, et al. Markedly improved skeletal muscle function with local muscle training in patients with chronic heart failure. Clin Cardiol 1996; 19: 568–574.

29. Meyer K, et al. Predictors of response to exercise training in severe chronic congestive heart failure. Am J Cardiol 1997; 80: 56–60.

30. Meyer K, Peters K, Roskamm H. Improvement of aerobic capacity in chronic congestive heart failure. Which training method is appropriate? Z Kardiol 1998; 87: 8–14.

31. Mercier J, et al. Influence of post-surgery time after cardiac transplantation on exercise responses. Med Sci Sports Exerc 1996; 28: 171–175.

32. Kobashigawa JA, et al. A controlled trial of exercise rehabilitation after heart transplantation. N Engl J Med 1999; 340: 272–277.

Kardiovaskuläre Prävention/Rehabilitation: Aktivitäts- und Trainingsempfehlungen

Aktivität	Ziele	Intensität	Dauer/Häufigkeit
Primärprävention			
Lebensstilaktivität			
z. B. kurze Strecken zu Fuß gehen, Fahrrad als Transportmittel, Treppen steigen anstelle der Benützung von Rolltreppen oder Lifts, Pausen für Bewegung nützen	Leichte Anhebung des Aktivitätsniveaus Erreichen eines Mindestgesundheitseffekts	Moderate Aktivitäten (3–6 MET)	Multiple kurze Bewegungsimpulse Mehrmals pro Tag Täglich

Kardiovaskuläre Prävention/Rehabilitation: Aktivitäts- und Trainingsempfehlungen

Aktivität	Ziele	Intensität	Dauer/Häufigkeit
Freizeitaktivitäten mit moderaten bzw. höheren energetischen Anforderungen besonders jedoch aerobes Training (Ausdauertraining), z. B. Walken, Laufen, Radfahren, Standfahrrad, Skaten, Schwimmen u. a.	Erhöhung des Energieverbrauchs durch Bewegung Kardiovaskuläre Risikoprävention durch: Körperfettreduktion, Blutdrucksenkung, Verbesserung des Glukose- und Fettstoffwechsels, Anhebung der kardiorespiratorischen Fitness	50–80% HFR Untrainiert bzw. 1 oder mehrere kardiovaskuläre Risikofaktoren (50–70% HFR) Jüngere und Trainierte ohne Risikofaktoren (60–80% HFR)	Dauer: 20–60 Min. kontinuierlich oder fraktioniert Minimum pro Bewegungimpuls 8–10 Min. 4–7-mal pro Woche Gesamtenergieverbrauch: Minimum etwa 150 kcal/d oder 1000 kcal/Woche (entspricht etwa 3 Std. moderater Aktivität). Ein höherer Energieverbrauch bringt jedoch einen deutlich höheren kardiovaskulären Nutzen, > 2000 kcal/Woche (entspricht > 4 Std. Ausdauertraining) (Evidenzstufe 2a)
Kraftausdauer z. B. Circuittraining an Maschinen, Kräftigungsgymnastik, Therabänder, freie Gewichte	Verbesserung des Muskelstoffwechsels	30–40% 1-RM entspricht etwa 20–30 Wiederholungen pro Übung	8–10 verschiedene Übungen für alle großen Muskelgruppen 1–3 Serien in Ergänzung zu Ausdaueraktivitäten
Allgemeine Kraft Isotonische/ isokinetische Kraftmaschinen, freie Gewichte	Verbesserung der Körperzusammensetzung Gewinn an fettfreier Masse	50–70% 1-RM entspricht etwa 8–12 Wiederholungen pro Übung	8–10 verschiedene Übungen für alle großen Muskelgruppen 1–2 Serien 2-mal pro Woche (48 Std. Pause zwischen 2 Einheiten)

Kardiovaskuläre Prävention/Rehabilitation: Aktivitäts- und Trainingsempfehlungen

Aktivität	Ziele	Intensität	Dauer/Häufigkeit

Sekundärprävention/Rehabilitation

Aerobes Training
(Ausdauertraining)

Aktivität	Ziele	Intensität	Dauer/Häufigkeit
z. B. Walken, Laufen, Radfahren, Standfahrrad, Skaten	Anhebung der kardio-respiratorischen Leistungsfähigkeit, Senkung des myo-kardialen Sauerstoff-verbrauchs, Verbesserung des kardiovaskulären Risikoprofils, Regression der Koronarstenose	40–60% HFR Grad des Belastungs-empfindens: RPE-Score 11–14 auf der 6–20-Punkteskala nach Borg bzw. 2,5–5 auf der 0–10-Punkteskala nach Borg	Dauer: 20–45 Min. kontinuierlich oder fraktioniert Minimum pro Bewegungsimpuls 8–10 Min. Bei stark eingeschränk-ter Leistungsfähigkeit (< 5 MET) können anfangs noch kürzere Belastungsintervalle erforderlich sein (z. B. 3–5 Min.) Frequenz: 3–5-mal/Woche

Kraftausdauer

Aktivität	Ziele	Intensität	Dauer/Häufigkeit
z. B. Circuittraining an Maschinen, Therabänder, Kräftigungsgymnastik bzw.	Senkung der kardialen Anforderungen bei Alltagsbelastungen der oberen und unteren Extremitäten (z. B. beim Heben, Tragen, Ziehen, Schieben) Verbesserung des Muskelstoffwechsels	30–40 % 1-RM entspricht etwa 20–30 Wiederholungen pro Übung	8–10 verschiedene Übungen für alle großen Muskelgruppen 1–3 Serien in Ergänzung zu Ausdaueraktivitäten

Allgemeine Kraft

Aktivität	Ziele	Intensität	Dauer/Häufigkeit
Isotonische/ isokinetische Kraftmaschinen, freie Gewichte	Nur für »Low risk«-Patienten Verbesserung der Kör-perzusammensetzung Gewinn an fettfreier Masse	40–60% 1-RM entspricht etwa 10–15 Wiederholungen pro Übung	8–10 verschiedene Übungen für alle großen Muskelgruppen 1–2 Serien insgesamt 2-mal pro Woche (48 Std. Pause zwischen 2 Einheiten)

Kardiovaskuläre Prävention/Rehabilitation: Aktivitäts- und Trainingsempfehlungen

Indikationen bzw. Kontraindikationen für die Teilnahme an der ambulanten Bewegungs-/Trainingstherapie	Spezielle Hinweise

○ Indikationen
 	
Hypertonie
Diabetes mellitus
Fettstoffwechselstörungen
Stabile Angina pectoris
Patienten nach Bypassoperation (CABG)
Perkutane transluminale Koronar-
   angioplastie (PTCA)
Medizinisch stabile Postinfarktpatienten
Herzschrittmacherpatienten
Herzinsuffizienz
Herz- oder andere Organtransplantation
Periphere vaskuläre Erkrankung
 	
○ Kontraindikationen
 	
Instabile Angina pectoris
Unkontrollierte Rhythmusstörungen
Sinustachykardie (>120 Schläge/Min.)
Höhergradige eingeschränkte links-
   ventrikuläre Auswurffraktion
ST-Streckensenkung in Ruhe > 2mm
AV-Block 3. Grades
Höhergradige Aortenklappenstenose
Unkontrollierte Hypertension
Unkontrollierter Diabetes mellitus
Akute Thrombophlebitis
Akute arterielle oder venöse Embolie
Perikarditis, Myokarditis, Endokarditis
Infekte u. a.
	○ Für Kraftausdauer-/Krafttraining gelten dieselben Ausschlusskriterien wie für die aerobe Trainingstherapie
	
	○ Allgemeines Krafttraining nur für »Low risk«-Patienten ohne Komplikationen und mit guter Ausgangsleistungsfähigkeit; beim Kraftausdauer-/Krafttraining VALSALVA-Manöver vermeiden
	
	○ Jede Trainingseinheit soll eine 5–10-minütige Aufwärm- bzw. Abkühlphase inkludieren
	
	○ Bei Schwindel oder Schmerzen in der Brust Training sofort abbrechen
	
	○ Nach Möglichkeit immer mit einem Partner trainieren
	
	○ Nicht in großer Hitze trainieren
	
	○ Auf ausreichende Flüssigkeitszufuhr achten
	
	○ Risikopatienten sollten die Bewegungs-/Trainingstherapie unter Supervision in einer Koronar- bzw. Herzsportgruppe ausüben
	
	○ Monitoring während des Trainings: Überwachung von Herzfrequenz und Blutdruck und zusätzliche Verwendung des Belastungsempfindens (RPE-Score); auf abnorme Zeichen und Symptome achten (Brustschmerz, Schwindel, Rhythmusstörungen, Atemnot u. a.)
	
	Medikamentenhinweise
	
	○ β-Blocker senken die Herzfrequenz in Ruhe und während körperlicher Belastung in Abhängigkeit der Dosis um 20–30%
	
	○ Bei Eingangsergometrie und Bewegungs-/Trainingstherapie nicht die Medikamente absetzen

HFR: Herzfrequenzreserve (Berechnung siehe Seite 77)
1-RM: 1-Repetitionsmaximum
RPE: Ratings of Perceived Exertion (siehe Anhang, Seite 285)

Körperliche Aktivität und Hypertonie

W. KINDERMANN, Saarbrücken

Einleitung

Die arterielle Hypertonie gehört zu den häufigsten chronischen Erkrankungen und ist ein bedeutsamer kardiovaskulärer Risikofaktor. Ein erhöhter Blutdruck führt zu einem deutlichen Anstieg des Morbiditäts- und Mortalitätsrisikos für zerebrovaskuläre Erkrankungen, koronare Herzkrankheit, chronische Herzinsuffizienz, Nierenerkrankungen und periphere arterielle Verschlusskrankheit.

Klassifikation, Diagnose, Ursachen der Hypertonie

Blutdruckwerte von 140/90 mmHg oder höher werden als Hypertonie definiert. Die Klassifikation ist in Tab. 1 dargestellt (1). Normotone Butdruckwerte werden zusätzlich in optimal, normal und hoch normal differenziert, da das kardiovaskuläre Risiko auch innerhalb des normotonen Bereichs mit abnehmendem Blutdruck sinkt. Für bestimmte Risiko-gruppen, beispielsweise Patienten mit Diabetes mellitus, soll wegen der deutlicheren Risikominderung ein Zielblutdruck von normal bzw. optimal angestrebt werden. Die isolierte systolische Hypertonie und der Hochdruck des älteren Patienten beinhalten ebenfalls ein erhöhtes Risiko und sind behandlungsbedürftig.

Überhöhte Blutdruckwerte bei ergometrischer Belastung (»Belastungshypertonie«) liegen vor, wenn bei 100 Watt 200/100 mmHg bzw. bei über 50-Jährigen 215/105 mmHg überschritten werden (2). Ein zu hoher Belastungsblutdruck kann für die Entwicklung einer Hypertonie von prognostischer Bedeutung sein (2). Für eine stufenweise ansteigende Fahrradergometrie wird häufig ein oberer Grenzwert von 250/120 mmHg angegeben.

Ob die Belastung bei Überschreiten dieses Blutdrucks abgebrochen wird, sollte aber anhand der Symptomatik entschieden werden. Vor allem bei Sportlern, die sich während der Sportausübung wesentlich höher belasten, ist es nicht sinnvoll, oberhalb von 250 mmHg die Belastung abzubrechen. Außerdem können höhere Blutdruckwerte bei sehr leistungsfähigen Sportlern, die hohe maximale Belastungsstufen erreichen, durchaus physiologisch sein.

Der diastolische Blutdruck kann unter Belastung nicht immer zuverlässig gemessen werden. Das Leiserwerden des Geräusches (KOROTKOW-Phase IV) ist entscheidend für den diastolischen Blutdruck.

Für die Diagnose Hypertonie ist die wiederholte Messung erhöhter Blutdruckwerte bei mehrfachen Arztbesuchen notwendig. Bei größerem Armumfang (ab 33 cm) müssen breitere Blutdruckmanschetten verwendet werden. Bei Verdacht auf eine Weißkittelhypertonie ist eine Langzeitblutdruckmessung sinnvoll. Ein Tagesmittelwert von unter 135/85 mmHg gilt als normal.

Bis zu 95% der Patienten haben eine essentielle (primäre) Hypertonie; nur bei etwa 5% finden sich sekundäre Hypertonieformen. Unter diesen überwiegen renoparenchymatöse und renovaskuläre Ursachen. Die endokrine Hypertonie ist selten. Als weitere Ursachen kommen ein Schlaf-Apnoe-Syndrom oder Medikamente infrage. Die Basisdiagnostik umfasst neben der Anamnese und körperlichen Untersuchung die Feststellung zusätzlicher Risikofaktoren und eventueller Hochdruckfolgen. Ursächliche Faktoren für eine Hypertonie müssen bei Verdacht ausgeschlossen werden.

Was die Hämodynamik betrifft, ist der arterielle Blutdruck das Produkt aus Herzzeitvolumen und totalem peripherem Gefäßwiderstand. Bei jüngeren Personen mit milder Hypertonie besteht häufig eine hyperkinetische Zirkulation mit erhöhtem Herzminutenvolumen und meist normalem peripherem Gefäßwiderstand, die sympathoadrenerge Aktivität ist erhöht (3).

Bei chronisch stabiler Hypertonie ist das Herzzeitvolumen normal bis leicht vermindert, der periphere Gefäßwiderstand erhöht (4). Die chronische Druckbelastung des Herzens führt zunächst zu einer konzentrischen, später zu einer exzentrischen linksventrikulären Hypertrophie.

Hingegen handelt es sich bei der physiologischen Hypertrophie des Sportherzens immer um eine exzentrische linksventrikuläre Hypertrophie, die Kammerwanddicken liegen nicht wesentlich oberhalb des Normbereiches, und die diastolische Funktion bleibt immer normal (5, 6).

Die kardialen Folgen einer Hypertonie werden als hypertensive Herzkrankheit zusammengefasst: Hypertrophie des Myokards, Myokardfibrose, koronare Mikroangiopathie, arteriosklerotische Veränderungen der großkalibrigen Koronararterien und veränderte Hämodynamik. Die klinischen Erscheinungen der hypertensiven Herzkrankheit sind Myokardischämie, Herzinsuffizienz, Rhythmusstörungen und plötzlicher Herztod.

Effekte körperlicher Aktivität

Zwischen arteriellem Blutdruck und körperlicher Aktivität besteht eine inverse Beziehung (7). Für die Hypertonie ist Bewegungsmangel ein unabhängiger Risikofaktor (8, 9). Personen mit geringer körperlicher Fitness haben ein höheres Risiko, eine Hypertonie zu entwickeln, als solche mit hoher körperlicher Fitness (8). Ein früher Beginn regelmäßiger körperlicher Aktivität kann das Risiko einer späteren Hypertonie reduzieren (10).

Akuteffekte
(einmalige körperliche Belastung)

Das Blutdruckverhalten unter Belastung ergibt sich aus dem Zusammenwirken des Herzzeitvolumens und des totalen peripheren Gefäßwiderstandes. Idealerweise würde der Blutdruck während Belastung unverändert bleiben, wenn entsprechend dem Anstieg des Herzzeitvolumens der periphere Gefäßwiderstand gesenkt wird.

Beide hämodynamischen Parameter werden durch folgende Determinanten beeinflusst, die die Blutdruckantwort unter Belastung bestimmen: Verhältnis von statischer zu dynamischer Muskelarbeit, Intensität und Pressatmung (11, 12). Dynamische aerobe Belastungen mit geringem bis mäßiggradigem Krafteinsatz, wie Jogging oder Radfahren, sind vorwiegend Volumenbelastungen, bei denen das Herzzeitvolumen linear zur Intensität ansteigt, während der periphere Gefäßwiderstand abfällt (Abb. 1).

Entsprechend linear steigt der systolische Blutdruck an, beim Radfahren wegen des größeren Krafteinsatzes steiler als beim Laufen. Der diastolische Blutdruck bleibt unverändert (Laufen) oder steigt geringfügig an (Radfahren). Bei den meisten Hypertonikern steigt der Blutdruck unter Belastung ähnlich wie bei Normotonikern an. Bei vergleichbarer Belastungsintensität und maximal liegen die Blutdruckwerte aber höher, da die Ausgangswerte vor Belastung höher sind.

Statische (isometrische) Belastungen, wie Kraftbelastungen, erhöhen die Druckarbeit des Herzens (Abb. 1), die intramuskulären Gefäße werden komprimiert. Das Herzzeitvolumen steigt nur mäßig an, während der periphere Gefäßwiderstand nicht abfällt, sondern sogar ansteigen kann. Dementsprechend steigen systolischer und diastolischer Blutdruck deutlich stärker an als bei vorwiegend dynamischen Belastungen, der diastolische Blutdruck kann die systolischen Ruhewerte übersteigen.

Bei maximalen Kraftbelastungen, wie Gewichtheben, kommt es durch Pressdrucküberlagerung zu besonders hohen Blutdruckanstiegen. Die höchsten Blutdruckwerte wurden bei der doppelten Beinpresse mit im Mittel 320/250 und

	Dynamisch	Statisch
Herzzeitvolumen	↑↑↑	↑
Herzfrequenz	↑↑	↑
Schlagvolumen	↑	←→ (↓)
Peripherer Widerstand	↓	↑↑
Systolischer Blutdruck	↑↑	↑↑↑
Diastolischer Blutdruck	←→ (↓)	↑↑↑
	Volumen-belastung	Druck-belastung

Abb. 1
Hämodynamik bei dynamischen und statischen Belastungen

vereinzelt 480/350 mmHg gemessen (13). Ein gesundes Gefäßsystem wird durch die kurzfristigen sehr hohen Blutdruckanstiege nicht gefährdet.

In den ersten (meist 1–3 Stunden) nach einer akuten Belastung kann sowohl bei normotensiven als auch hypertensiven Personen der Blutdruck niedrig bzw. normal sein (14). Der Blutdruckabfall beträgt systolisch 10–20 und diastolisch 5–10 mmHg. Als mögliche Ursachen werden ein vorübergehender Abfall des Schlagvolumens und eine Vasodilatation im Skelettmuskel oder anderen Gefäßprovinzen diskutiert.

Chronische Effekte (Training)

Regelmäßiges körperliches Training senkt sowohl den systolischen als auch den diastolischen Blutdruck. Der blutdrucksenkende Effekt wurde in einer Metaanalyse, die 44 randomisierte kontrollierte Studien mit 2677 Personen beiderlei Geschlechts im Alter zwischen 21 und 79 Jahren umfasste, statistisch aufgearbeitet (15). Danach führt ausdauerorientiertes Training bei Normotensiven und Hypertensiven zu einer systolischen/diastolischen Blutdrucksenkung von 2,6/1,8 bzw. 7,7/5,8 mmHg (Evidenzstufe 1a).

Die Blutdruckeffekte scheinen unabhängig von Alter und Geschlecht zu sein. In den meisten Studien ist der volle blutdrucksenkende Effekt bereits nach 3 Wochen bis 3 Monaten nachweisbar, danach erfolgt keine weitere Abnahme. 1–2 Wochen nach Trainingsunterbrechung steigt der Blutdruck wieder auf frühere Werte an. Eine Dosis-Wirkungs-Beziehung körperlicher Aktivität konnte bisher nicht nachgewiesen werden (15).

Bei einem Training zwischen 3–5-mal/Woche mit einer Dauer zwischen jeweils 30–60 Minuten zeigt die Blutdruckantwort keine Unterschiede. Bei einer Intensität zwischen 45–85% der maximalen Leistungsfähigkeit besteht ebenfalls kein Unterschied in der Senkung des Blutdrucks. Für leichte bzw. sehr leichte und sehr schwere Belastungen ist die bisherige Datenlage unzureichend.

Verschiedene Mechanismen der Blutdrucksenkung durch körperliches Training werden diskutiert. Häufig werden ein Abfall der Noradrenalinkonzentration im Blutplasma als Marker der sympathischen Aktivität und eine Beeinflussung bzw. Neueinstellung der Barorezeptoren genannt. Der trainingsbedingte Hypoinsulinismus kann über eine verminderte Natriumrückresorption in den Nierentubuli zur Blutdrucksenkung beitragen. Außerdem sind Faktoren wie Freisetzung zirkulierender vasodilatierender Substanzen, Anstieg des atrialen natriuretischen Peptids und Abfall von Renin in Diskussion. Besteht eine hyperkinetische Zirkulation, wie sie häufig bei jüngeren Hypertonikern vorliegt, ist eine Blutdrucksenkung über die Normalisierung des vorher erhöhten Herzzeitvolumens möglich.

Trainingsempfehlungen

Körperliches Training sollte immer im Kontext mit weiteren Allgemeinmaßnahmen wie Gewichtsreduktion, Ernährungsumstellung, Reduktion des Kochsalzverbrauchs und Limitierung des Alkoholkonsums gesehen werden, um eine dauerhafte Veränderung des Lebensstils herbeizuführen. Die Aufnahme eines regelmäßigen Trainings erfordert eine vorausgehende ärztliche Untersuchung unter besonderer Berücksichtigung des kardiovaskulären Systems und des Bewegungsapparates.

Ein Ruhe-Ekg ist für alle Hypertoniker obligat. Eine Ergometrie mit Registrierung von Ekg und Messung des Blutdrucks sollte ebenfalls zur kardiologischen Basisdiagnostik gehören, kann aber bei der Vielzahl der sporttreibenden Hypertoniker nicht immer in die Praxis umgesetzt werden. Bei Verdacht auf kardiovaskuläre Hochdruckfolgen ist eine Echokardiographie notwendig. Eine konzentrische Hypertrophie stellt einen Risikofaktor dar und schränkt die Belastbarkeit ein.

Nach den Empfehlungen des American College of Sports Medicine und des American College of Cardiology (16) besteht bei der milden und mittelschweren Hypertonie (Tab. 1: Blutdruck < 180/110 mmHg) keine Einschränkung der sportlichen Betätigung, auch nicht für Leistungssport. Voraussetzung für eine volle Belastbarkeit ist, dass keine kardiovaskulären Hochdruckfolgen vorliegen. Bei der schweren Hypertonie mit Blutdruckwerten ≥ 180/110 mmHg ist sportliche Betätigung bis zur ausreichenden Blutdruckeinstellung nur eingeschränkt möglich, was vor allem Sportarten mit hoher statischer Belastung betrifft. Wurden kardiovaskuläre Hochdruckschäden nachgewiesen, bestimmen Art und Ausmaß die körperliche Belastbarkeit. Wettkampfsport ist meist nur in Sportarten mit niedrig-intensiver Belastung und geringer statischer Komponente möglich.

Tab. 1

Definition und Klassifikation
von Blutdruckbereichen
in mmHg

Klassifikation	Systolisch	Diastolisch
Optimal	< 120	< 80
Normal	< 130	< 85
Hoch normal	130–139	85–89
Milde Hypertonie (Schweregrad 1)	140–159	90–99
Subgruppe Grenzwerthypertonie	140–149	90–94
Mittelschwere Hypertonie (Schweregrad 2)	160–179	100–109
Schwere Hypertonie (Schweregrad 3)	≥ 180	≥ 110
Isolierte systolische Hypertonie	≥ 140	< 90
Subgruppe Systolische Grenzwert- hypertonie	140–149	< 90

Eignung der Sportarten

Je höher der Trainingseffekt auf den Kreislauf, je ausgeprägter die Blutdrucksenkung und die Kreislaufökonomisierung, umso günstiger ist eine Sportart; je höher der Blutdruckanstieg unter Belastung, umso größer ist das Risiko. Dynamische, ausdauerorientierte Belastungen gelten prinzipiell als geeigneter für Hypertoniker als vorwiegend statische, kraftbetonte Belastungen (Abb. 1). Diese schematischen Vorstellungen sind hämodynamisch durchaus begründet, müssen aber individuell differenziert werden. Klinisches Bild, sportliche Vorerfahrungen einschließlich Neigungen, Umweltfaktoren und psychische Belastungen, sind bei der Auswahl der Sportart zu berücksichtigen.

Tab. 2 informiert über die Eignung der verschiedenen Sportarten für den Hypertoniker. Ausdauersportarten sind günstig, da akut der Blutdruck moderat ansteigt, auf Dauer aber gesenkt wird. Beim Walking und Dauerlauf steigt der systolische Blutdruck nur gering an, der diastolische bleibt unverändert. Beim Radfahren (größerer Krafteinsatz) und Schwimmen (Überlagerung durch den hydrostatischen Druck, höherer peripherer Gefäßwiderstand) liegt der Blutdruck etwas höher, dennoch können diese Sportarten für Übergewichtige oder Personen mit orthopädischen Beschwerden geeigneter sein als Laufen.

Die meisten Studien haben den Einfluss von Walking, Jogging und Radfahren auf die Blutdrucksenkung untersucht (15), weshalb vorrangig für diese Sportarten gesicherte Daten vorliegen.

Krafttraining muss differenziert betrachtet werden. Maximalkrafttraining (z. B. Gewichtheben) oder Übungen mit hohem Krafteinsatz (z. B. Klimmzüge) sind nicht

Tab. 2

Eignung der
Sportarten für den
Hypertoniker

Geeignet	Bedingt geeignet	Ungeeignet
Walking Jogging Schilanglauf Radfahren Schwimmen		Leichtathletik (Sprinten, Springen, Werfen, Stoßen) Klettern, Bergsteigen
Kraftausdauertraining	Rudern	Kraftsport (Gewichtheben, Bodybuilding) Spezielle Kraftübungen (Klimmzüge, Liegestütze)
Sportspiele mit geringer Belastung (Tischtennis, Volleyball, Faustball, Prellball)	Sportspiele mit mittlerer Belastung (Tennis, Fußball, Handball)	Sportspiele mit hoher Belastung (Basketball, Squash, Badminton, Eishockey) Kampfsportarten (Boxen, Ringen, Judo)
Golf Gymnastik Schießen Billard	Schi alpin Tanzen Reiten Kegeln	Wasserschi Windsurfen Segeln Tauchen

kreislaufeffektiv und bedeuten bei kardiovaskulärer Vorschädigung ein Risiko. Hingegen senkt Kraft-Ausdauer-Training den Blutdruck quantitativ ähnlich wie Ausdauertraining und verbessert die aerobe Leistungsfähigkeit (17). Kraft-Ausdauer-Training mit etwa 40–60% der Maximalkraft und hoher Wiederholungszahl ist für Hypertoniker geeignet und bedeutet kein erhöhtes Risiko. Rudern ist ebenfalls eine Kraft-Ausdauer-Belastung und analog zu beurteilen. Die lediglich »bedingte« Eignung gilt für Hypertoniker, die Rudern als Wettkampfsport betreiben.

Für Sportarten wie Golf, Gymnastik, Billard oder Schießen ist zwar ein blutdrucksenkender Effekt nicht nachgewiesen worden, dennoch eignen sie sich für Hypertoniker, weil sie kein besonderes Risiko mit sich bringen. Andere, kaum kreislaufeffektive, aber mit hohem Krafteinsatz und akutem Blutdruckanstieg einhergehende Sportarten, wie Schi alpin oder die Sprint-, Sprung-, Wurf- und Stoßdisziplinen der Leichtathletik, verschiedene Wassersportarten und Klettern, sind für Hypertoniker ungeeignet oder sogar riskant.

Sportspiele, ob Einzel- oder Mannschaftsspiele, führen zu physischen und psychischen Belastungsspitzen und damit auch zu Blutdruckspitzen. In Abhängigkeit von der Belastungsintensität ist deren Eignung für den Hypertoniker unterschiedlich. Langsame Ballspiele, wie Prellball, sind geeignet, aber wenig kreislaufeffektiv; schnelle Ballspiele, wie Basketball oder Eishockey, sind wegen der Blutdruckspitzen hingegen eher ungeeignet, obwohl kreislaufeffektiver.

Belastungsdosierung

Es existieren keine speziellen Richtlinien zu Trainingsintensität und -häufigkeit für Hypertoniker. Aus den Ergebnissen bisheriger Studien wird die Schlussfolgerung gezogen, dass ein regelmäßiges Training von 3–5-mal/Woche für jeweils 30–60 Minuten mit 50–60% der maximalen Leistungsfähigkeit effektiv ist, um den Blutdruck zu senken (15). Die Trainingsherzfrequenz wird mit 60–70% der individuellen maximalen Herzfrequenz angegeben. Je niedriger die Intensität, umso länger sollte die Trainingseinheit dauern. Der wöchentliche Energieverbrauch durch körperliche Aktivität sollte mindestens 1 000 kcal betragen, um kardiovaskuläre Präventiveffekte zu erzielen.

Antihypertensive Therapie und körperliche Leistungsfähigkeit

Allgemein wird empfohlen, mit einer antihypertensiven Monotherapie zu beginnen, wobei Diuretika und β-Blocker bei leichter bis mittelschwerer Hypertonie wegen der besten Datenlage als Medikamente der 1. Wahl gelten. Aber auch langwirkende Kalziumantagonisten, ACE-Hemmer oder AT1-Rezeptorantagonisten sind möglich, vor allem, wenn spezifische günstige Wirkungen oder weniger Unverträglichkeiten zu erwarten sind. Ist die Blutdrucksenkung unzureichend, erfolgt eine Kombinationstherapie, die in der Regel ein Diuretikum oder einen Kalziumantagonisten enthält. Aber auch die Gabe von fixen Kombinationen mit passenden pharmakokinetischen Eigenschaften gilt nicht mehr als obsolet, weil die Compliance verbessert werden kann.

Für die Therapie des sporttreibenden Hypertonikers müssen die Medikamente unter besonderer Berücksichtigung der Belastung ausgewählt werden. Je weniger ein Antihypertensivum die körperliche Leistungsfähigkeit beeinträchtigt, umso besser wird die Patientencompliance sein. Das für körperlich aktive Hypertoniker ideale Antihypertensivum senkt den Blutdruck unter Ruhe- und Belastungsbedingungen gleich gut und beeinträchtigt weder die körperliche Leistungsfähigkeit noch die Ausbildung von Trainingseffekten.

β-Blocker können für sporttreibende Hypertoniker problematisch sein, weil sie die Leistungsfähigkeit bei laktazid-anaeroben und aeroben Belastungen, also beispielsweise bei allen Läufen ab 100 m, allen Ausdauerbelastungen sowie bei den meisten Ballspiel- und Kampfsportarten, beeinträchtigen und zu einer vorzeitigen Muskelermüdung führen (18). Demgegenüber werden Sportarten mit vorwiegend alaktazid-anaerober Energiebereitstellung, also nur wenige Sekunden dauernde Belastungen, wie Gewichtheben, Sprints bis 30 m oder die verschiedenen Sprung-, Wurf- und Stoßdisziplinen der Leichtathletik, nicht negativ beeinflusst (19).

Die Leistungsbeeinträchtigung unter β-Blockade ist zum Teil auf eine reduzierte Verfügbarkeit von Substraten des Kohlenhydrat- und Fettstoffwechsels zurückzuführen (18, 19). Bei mehrstündigen körperlichen Belastungen können im Einzelfall klinisch relevante Hypoglykämien auftreten. Werden dennoch körperlich aktive Personen mit β-Blockern behandelt, sollte man wegen der geringeren Leistungseinschränkung β-1-selektive Substanzen verwenden (18). Darüber hinaus ist von Bedeutung, dass einige Befunde auf eine verminderte Ausbildung von Trainingseffekten unter β-Blockade hinweisen, weil zur vollen kardiozirkulatorischen und metabolischen Adaptation ein intaktes sympathisches Nervensystem benötigt wird (20).

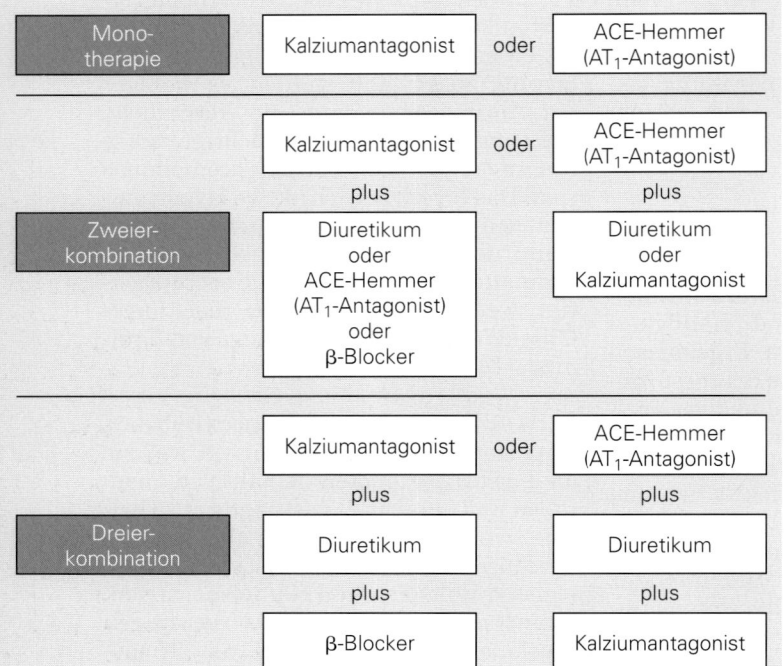

Abb. 2

Stufenschema zur antihypertensiven Therapie von körperlich aktiven Hypertonikern

In sog. nichtorganischen Sportarten, wie Auto- und Motorradrennen, Bobfahren, Schispringen, Flugsport, Fallschirmspringen, Sportschießen, Golf, Kegeln oder Bowling, bei denen die sportartspezifische Leistungsfähigkeit weniger von den energieumsetzenden Mechanismen, sondern mehr von anderen (wie psychischen und koordinativen) Faktoren abhängig ist, können β-Blocker sogar leistungssteigernd wirken. Ähnliches ist bekannt von psychischen Stresssituationen, wie beispielsweise bei Prüfungen oder öffentlichen Auftritten.

Ein inadäquat hoher Anstieg des Herzzeitvolumens mit entsprechend hoher Herzfrequenz kann sich ebenso störend auf den Sport auswirken wie somatische Begleitsymptome der Angst, wie Schwitzen und Tremor. β-Blockade kann die überschießende Herz-Kreislauf-Leistung auf ein adäquates Maß reduzieren und die Angstsymptomatik günstig beeinflussen (19). Wegen des möglichen leistungssteigernden Effekts werden bei einigen Sportarten (z. B. Schießen) Dopingkontrollen auf β-Blocker durchgeführt.

Diuretika beeinflussen die körperliche Leistungsfähigkeit nicht, wenn vorausgesetzt wird, dass keine wesentlichen Elektrolytverluste (Gefahr der Hypokaliämie bei nicht kaliumsparenden Diuretika) auftreten. Kurzfristige Flüssigkeitsabnahme wirkt aber leistungsmindernd; sowohl Ausdauerleistungsfähigkeit als auch Maximalkraft nehmen ab. Diuretika stehen aus gesundheitlichen Gründen (»Gewichtmachen« in Sportarten mit unterschiedlichen Gewichtsklassen) und aus Gründen der Maskierung des Nachweises von Dopingsubstanzen im Harn auf der Dopingliste.

Nachteilig für einen sporttreibenden Hypertoniker ist die unzureichende Senkung des Belastungsblutdruckes unter diuretischen Substanzen. Diuretika eignen sich für den körperlich aktiven Hypertoniker in erster Linie als Kombinationspartner mit anderen Wirkstoffen.

Kalziumantagonisten, ACE-Hemmer und AT_1-Rezeptorantagonisten beeinflussen nicht die Leistungsfähigkeit. Sie verhalten sich unter Belastungsbedingungen stoffwechselneutral und schränken die Energiefreisetzung nicht ein (19, 21). Es gibt auch keine Hinweise, dass die Ausbildung von Trainingseffekten behindert wird.

Vor allem aus Compliancegründen müssen die unterschiedlichen Auswirkungen der einzelnen Antihypertensiva auf die Leistungsfähigkeit berücksichtigt werden. Deshalb sollten die Empfehlungen zur pharmakologischen Therapie für den körperlich aktiven Hypertoniker modifiziert werden (Abb. 2). Kalziumantagonisten und ACE-Hemmer (bei Unverträglichkeit AT_1-Antagonisten) sind für sporttreibende Hochdruckpatienten Medikamente der 1. Wahl, da sie weder Leistungsfähigkeit noch Trainingseffekte beeinflussen und neben dem Ruhe- auch den Belastungsblutdruck senken.

Wird mit einer Monotherapie keine ausreichende Blutdrucksenkung erreicht, ist eine Kombinationstherapie indiziert.

Für die Kombinationen Kalziumantagonist plus Diuretikum und ACE-Hemmer plus Diuretikum bleibt die körperliche Leistungsfähigkeit unverändert (19, 22). Ähnliches ist für eine Kombination mit einem AT_1-Antagonisten zu erwarten. Kombinationen mit β-Blockern sind zwar in Bezug auf die Leistungsfähigkeit problematisch, senken aber den Belastungsblutdruck deutlich, was vor allem für kraftbetonte Belastungen von Bedeutung sein kann. β-Blocker gelten als effektivste Substanzgruppe zur Senkung des Belastungsblutdrucks. Da die Leistungseinschränkung durch β-Blocker bei aeroben und laktazid-anaeroben Belastungen dosisabhängig erfolgt, sollte der β-Blockeranteil in der Kombination möglichst niedrig dosiert werden.

Für die medikamentöse antihypertensive Therapie des Leistungssportlers gelten einige Besonderheiten. β-Blocker sollten beim Ausdauersportler weder allein noch in Kombination mit anderen blutdrucksenkenden Substanzen gegeben werden, da sie unter leistungssportlichen Bedingungen selbst in niedriger Dosierung leistungsmindernd wirken. Demgegenüber sind β-Blocker für Sportler, die kraftabhängige Sportarten betreiben (z. B. Gewichtheben, Wurf- und Stoßdisziplinen der Leichtathletik), Antihypertensiva der 1. Wahl, da sie die teilweise hohen Blutdruckanstiege am stärksten senken, ohne die sportartspezifische Leistungsfähigkeit zu beeinträchtigen.

In der Übersichtstabelle sind wichtige Aspekte für die Sportpraxis zusammenfassend dargestellt. Sie betreffen vor allem Empfehlungen zum Sporttreiben mit Hinweisen zu Art, Intensität und Umfang sowie Interaktionen mit Medikamenten.

Literatur

1. World Health Organisation Guidelines Sub-Commitee. WHO/ISH Guidelines for the management of hypertension. J Hypertens 1999; 17: 151–183.
2. Franz IW. Ergometrie bei Hochdruckkranken. Berlin-Heidelberg-New York: Springer; 1982.
3. Lund-Johansen P. Hemodynamic in the hypertension. Acta Med Scand 1967; 181: 1–10.
4. Fouad-Tarazi FM. Hypertension hemodynamics. Med Clin North Am 1997; 81: 1131–1145.

5. Kindermann W. Das Sportherz. Dtsch Z Sportmed 2000; 51: 307–308.

6. Urhausen A, Kindermann W. Echocardiographic findings in strength- and endurance-trained athletes. Sports Med 1992; 13: 270–284.

7. Montoye HJ, Metzler HL, Keller JB. Habitual activity and blood pressure. Med Sci Sports Exerc 1972; 4: 175–181.

8. Blair SL, et al. Physical fitness and incidence of hypertension in healthy normotensive men and women. JAMA 1984; 252: 487–490.

9. Paffenbarger RS jr, et al. Physical activity and incidence of hypertension in college alumni. Am J Epidemiol 1983; 117: 245–257.

10. Fraser GE, Phillips RL, Harris R. Physical fitness and blood pressure in school children. Circulation 1983: 67: 405–412.

11. Rost R. Hämodynamik bei dynamischer und statischer Arbeit. In: Lohmann FW, Hrsg. Hochdruck und Sport. Berlin-Heidelberg-New York: Springer; 1986. S. 25–33.

12. Zerzawy R. Hämodynamische Reaktionen unter verschiedenen Belastungsformen. In: Rost R, Webering F, Hrsg. Kardiologie im Sport. Köln: Deutscher Ärzte-Verlag; 1987. S. 29–41.

13. MacDougall JD, et al. Arterial blood pressure response to heavy resistance exercise. J Appl Physiol 1985; 58: 785–790.

14. Kenney MJ, Seals DR. Postexercise hypotension: Key features, mechanisms and clinical significance. Hypertension 1993; 22: 653–664.

15. Fagard RH. Exercise characteristics and the blood pressure response to dynamic physical training. Med Sci Sports Exerc 2001; 33: S484–S492.

16. Kaplan NM, Deveraux RB, Miller HS jr. Systemic hypertension. Med Sci Sports Exerc 1994; 26: S268–S270.

17. Kelly G. Dynamic resistance exercise and resting blood pressure in adults: A metaanalysis. J Appl Physiol 1997: 82: 1559–1565.

18. Kindermann W, et al. Verhalten der körperlichen Leistungsfähigkeit und des Metabolismus unter akuter Beta1- und Beta1/2-Blockade. Z Kardiol 1984; 73: 380–387.

19. Kindermann W. Hypertonie und Sport – welche Medikamente sind geeignet? Dtsch Z Sportmed 1998; 49: 299–305.

20. Sable DL, et al. Attenuation of exercise conditioning by beta-adrenergic blockade. Circulation 1982; 65: 679–684.

21. Kindermann W. Calcium antagonists and exercise performance. Sports Med 1987; 4: 177–193.

22. Kindermann W, Lehrmann S, Schmitt W. Körperliche Leistungsfähigkeit und Metabolismus – Einfluß einer Kombination von Nifedipin und Mefrusid. Münch Med Wochenschr 1986; 128: 53–56.

Hypertonie: Aktivitäts- und Trainingsempfehlungen

Aktivität	Ziele	Intensität	Dauer/Häufigkeit
Ausdauertraining	**Senkung des arteriellen Blutdrucks; Herz-Kreislauf- und Stoffwechseleffekte**		
Walking (sportliches Gehen)	Besonders geeignet bei niedriger Leistungsfähigkeit; Gelenkbelastung deutlich geringer als bei Jogging	$50–60\ (70)\%\ VO_{2max}$ oder	
Jogging (Dauerlauf)	Sehr effektiv, aber Vorsicht bei Arthrosen und Wirbelsäulenbeschwerden	$60–70\ (80)\%\ HF_{max}$ oder	
Schilanglauf	Sehr effektiv, gelenk-schonend und geringe Verletzungsgefahr	Herzfrequenz = 180 minus Lebensalter (beim Laufen eher etwas höher, beim Schwimmen eher etwas niedriger)	3–5-mal/Woche für jeweils 30–60 Min. Energieverbrauch mindestens 1 000 kcal/Woche
Radfahren einschließlich Ergometertraining	Besonders geeignet bei Übergewicht oder Cox- und Gonarthrose; Ergometertraining in der kardialen Rehabilitation	oder	
Schwimmen	Rücken- und Kraul-schwimmen günstiger als Brust- oder Delphin-schwimmen; besonders geeignet bei Übergewicht und orthopädischen Beschwerden; Vorsicht bei Rhythmusstörungen	Sprechen sollte noch möglich sein, keine stärkere Luftnot	
Kraftausdauer-training	**Senkung des arteriellen Blutdrucks**		
Zirkel- (Circuit-) training	Kraft- und Ausdauereffekte	40–60% der Maximal-kraft	2–3-mal/Woche: 2–3 Serien pro Trainingseinheit (1 Serie: 5–10 Übungen, 20–30 Wiederholungen pro Übung, Belastungs- und Pausendauer je 1 Min.)
Rudern einschließlich Ruderergometer	Kraft- und Ausdauereffekte; als Leistungssport ungeeignet	siehe Ausdauer-training	siehe Ausdauer-training

Hypertonie: Aktivitäts- und Trainingsempfehlungen

Medikamentenhinweise	Spezielle Hinweise
o β-Blocker reduzieren Leistungsfähigkeit und führen zu vorzeitiger muskulärer Ermüdung; bei mehrstündiger Belastung Gefahr der Hypoglykämie; Herzfrequenz unter Belastung bis zu 20–30% niedriger o Kalziumantagonisten und ACE-Hemmer (bei Unverträglichkeit AT1-Rezeptorantagonisten) Medikamente der 1. Wahl o Leistungssport: β-Blocker und Diuretika stehen auf der Dopingliste	o Sportarten mit hohem Krafteinsatz und hohen Spitzenbelastungen prinzipiell problematisch o Kardiovaskuläre Hochdruckfolgen schränken Belastbarkeit ein o Bei Übergewicht und/oder orthopädischen Beschwerden gewichtsentlastende Sportarten (z. B. Radfahren, Schwimmen) bevorzugen

VO_{2max}: maximale Sauerstoffaufnahme
HF_{max}: maximale Herzfrequenz

Körperliche Aktivität und metabolisches Syndrom

A. WIRTH, Rothenfelde

Einleitung

Dem metabolischen Syndrom, einem Cluster verschiedener Stoffwechselkrankheiten, kommt wegen der Häufigkeit, der hohen Morbidität, der Beeinträchtigung der Lebensqualität und der exzessiven Mortalität in der heutigen Medizin eine Schlüsselrolle zu. Trotz der klinischen Bedeutung des metabolischen Syndroms wird die Diagnose selten gestellt, wenngleich ⅕ unserer Bevölkerung an dieser Krankheit leidet.

Die Diagnosestellung ist komplex und erfordert die Kenntnis zahlreicher Parameter. Dem jahrelangen Wildwuchs in Bezug auf die Diagnose hat die WHO 1998 ein Ende bereitet, indem sie Diagnosekriterien veröffentlicht hat (Tab. 1).

Zur Diagnose »metabolisches Syndrom« gehören eine Krankheit aus dem Bereich der Kohlenhydratstörungen und 2 weitere Krankheiten. Es muss eine Beeinträchti-gung der Insulinwirkung vorliegen, da der Blutzucker entweder nüchtern oder nach Glukosebelastung erhöht sein muss. Die Arbeitsgruppe rang sich dennoch nicht zum Begriff »Insulinresistenzsyndrom« durch, da nicht alle Phänomene durch eine verminderte Insulinsensitivität erklärt werden können. Eine Insulinresistenz liegt bei etwa 85% der Patienten mit einem metabolischen Syndrom vor. Die Begriffe »metabolisches Syndrom« und »Insulinresistenzsyndrom« sind nicht synonym zu verwenden. Das metabolische Syndrom beschreibt die klinische Entität und die Insulinresistenz den wichtigsten pathologischen Mechanismus.

Sämtliche Krankheiten des metabolischen Syndroms, wie abdominale Adipositas, Diabetes mellitus Typ 2, Dyslipidämie, Störungen der Hämostase und Hypertonie, sind unabhängige und potente kardiovaskuläre Risikofaktoren. Es ist daher nicht verwunderlich, dass das metabolische Syndrom aufgrund mehrerer vorlie-

○ Diabetes mellitus (Nüchternblutzucker > 126 mg%) oder ○ Glukoseintoleranz (2-Stunden-Blutzucker > 140 mg%)	○ Adipositas (BMI > 30 kg/m^2) oder WHR > 0,90 ♂ > 0,85 ♀ ○ Hypertonie (> 160/90 mmHg) oder antihypertensive Therapie ○ Dyslipidämie: TG > 150 mg% oder HDL < 35 mg% ♂ < 39 mg% ♀ ○ Mikroalbuminurie: > 20 μg/Min. über Nacht

1 Faktor + mindestens 2 Faktoren

Tab. 1
Diagnosekriterien für das metabolische Syndrom
nach Vorschlägen der WHO 1998 (1)

gender ursächlicher kardiovaskulärer Risikofaktoren ein enormes Risiko für arteriosklerotische Erkrankungen wie die koronare Herzkrankheit, den Apoplex und die arterielle Verschlusskrankheit in sich birgt.

Seit kurzem liegt die Botnia-Studie aus Finnland vor, in der 30 000 Personen mit einem metabolischen Syndrom nach WHO-Definition beobachtet wurden (2). Im Vergleich zu Personen ohne metabolisches Syndrom hatten Patienten mit dieser Diagnose eine um das 4fache gesteigerte Gesamtmortalität und eine um das 5,5fach erhöhte kardiovaskuläre Mortalität; nach 7 Jahren war jeder 5. Studienteilnehmer verstorben.

Diese Zahlen verdeutlichen, dass die Existenz mehrerer Risikofaktoren in Kombination mit einer Insulinresistenz ein enormes Krankheitspotenzial beinhaltet.

Für die Entwicklung eines metabolischen Syndroms bzw. einer Insulinresistenz kommen sowohl genetische als auch Umweltfaktoren infrage. Ein Insulinresis-

tenzgen wurde bisher nicht entdeckt, jedoch eine Reihe sog. Kandidatengene beschrieben. Der Anteil der Genetik am metabolischen Syndrom beträgt etwa 50%.

Die Einflüsse der Umwelt sind weit besser bekannt. Im Vordergrund steht eine Fehlernährung vorwiegend in Form fettreicher Kost mit einem hohen Anteil an gesättigten Fettsäuren und hohem Salzkonsum. Ebenso von Bedeutung ist die körperliche Inaktivität in Beruf und Freizeit, wobei vorwiegend zunehmende Inaktivität von Kindern und Jugendlichen auffällt. Aber auch hoher Alkoholkonsum, das Rauchen und Stress begünstigen die Insulinresistenz bzw. das Auftreten eines metabolischen Syndroms.

Insulinresistenz bei Krankheiten in Verbindung mit metabolischem Syndrom

Adipositas

Etwa 85% aller Patienten mit einem metabolischen Syndrom weisen eine abdominale Adipositas mit Vermehrung des viszeralen Fetts auf; bei viszeral Adipösen sollte daher grundsätzlich systematisch nach einem metabolischen Syndrom gesucht werden. Induziert wird die Insulinresistenz wahrscheinlich durch Substrate (z. B. freie Fettsäuren), Hormone (z. B. Resistin) oder Zytokine (z. B. TNF-α), die aus dem Fettgewebe in die Blutbahn freigesetzt werden. Entgegen früheren Vorstellungen ist das Fettgewebe ein stoffwechselaktives Organ, dessen Bedeutung für den Intermediärstoffwechsel erst in den letzten Jahren deutlich wurde (3). Neben der vermehrten Körperfettmasse spielen bei Adipösen auch genetische Veränderungen an der Insulinsignalübertragung in der Zelle eine Rolle.

Diabetes mellitus Typ 2

Im Unterschied zu Patienten mit Typ-1-Diabetes und Insulinmangel besteht bei 85% der Typ-2-Diabetiker eine Insulinresistenz. Sie geht im Frühstadium des Diabetes in der Regel mit einer Hyperinsulinämie und später mit einer Sekretionsstörung und Hypoinsulinämie einher. In Bezug auf die Insulinresistenz ist nicht die Oxidation von Glukose beeinträchtigt, sondern die sog. nicht-oxidative Glukoseverwertung (4); darunter versteht man vor allem die Glykogensynthese und andere Stoffwechselwege. Gestört ist aber auch die Glukosesekretion der Leber. Insulin hemmt die hepatische Glukoseproduktion; beim Insulinresistenten ist auch diese Insulinfunktion beeinträchtigt. Mechanistisch gesehen besteht beim Diabetes-mellitus-Typ-2 eine Hyperglykämie, weil die Muskulatur ungenügend Glukose verwertet und die Leber zu viel Glukose produziert; beide Mechanismen gilt es zu korrigieren.

Dyslipidämie

Typisch für die Insulinresistenz und das metabolische Syndrom sind nicht Erhöhungen des Gesamt- und des LDL-Cholesterins. Diese sind zwar bei Patienten mit einem metabolischen Syndrom im Mittel höher als bei Normalpersonen, stehen jedoch nicht im Mittelpunkt des Interesses. Typisch hingegen sind:

1. Erhöhung der Triglyzeride (Neutralfette).
2. Erniedrigung des HDL-Cholesterins (Hypoalphalipoproteinämie).
3. Vermehrung von kleinen und dichten LDL-Partikeln (small dense LDL particle).
4. Erhöhung der freien Fettsäuren.
5. Erhöhung des Apolipoproteins B (Apo B).

Allein die Auflistung zeigt, dass die Veränderungen im Fettstoffwechsel komplex sind und mit unseren üblichen klinischen Kriterien unzureichend erfasst werden. Die klinische Bedeutung dieser Stoffwechselveränderungen hingegen ist jedoch enorm. Die Kombination von niedrigem HDL-Cholesterin mit erhöhten Triglyzeriden hat für die Entstehung von arteriosklerotischen Erkrankungen eine ähnliche Bedeutung wie ein erhöhtes LDL-Cholesterin. Eine Vermehrung der Small-dense-LDL-Partikel erhöht das kardiovaskuläre Risiko etwa 4fach (5).

Störungen der Hämostase

Erst in den letzten Jahren wurde überzeugend nachgewiesen, dass Parameter der Gerinnung und der Fibrinolyse für die Entwicklung von kardiovaskulären Erkrankungen eine ähnliche Rolle spielen wie die erwähnten Befunde. Unstrittig ist, dass sowohl eine Hyperkoagulabilität (Fibrinogen, Faktor VII, V. WILLEBRAND-Faktor) als auch Störungen der Fibrinolyse (Plasminogen-Aktivator-Inhibitor-1, Tissue-Plasminogen-Aktivator) vorhanden sein können. Wenngleich die pathophysiologischen Zusammenhänge der Hämostase mit der Insulinresistenz weitgehend ungeklärt sind, sind sie aus klinischer Sicht typisch für das metabolische Syndrom und behandlungsbedürftig.

Hypertonie

Überraschend stellte man Mitte der 80er-Jahre fest, dass bei etwa jedem 2. Hypertoniker eine Insulinresistenz besteht (6). Sind Hypertoniker adipös, was bei jedem 2. Patienten zutrifft, ist die Insulinsensitivität sogar bei ⅔ der Betroffenen gestört. Eine Hypertonie entwickelt sich bei einer Insulinresistenz aufgrund einer erhöhten sympathischen Aktivität und einer Hyperinsulinämie. Liegt zuviel Körperfettmasse vor, werden vom Fettgewebe vermehrt Hormone (z. B. Angiotensinogen) mit blutdrucksteigernder Wirkung freigesetzt. Auffallend ist, dass bei der Hypertonie und einem metabolischen Syndrom eine linksventrikuläre Hypertrophie besonders häufig anzutreffen ist (etwa 50%). Therapieziel beim metabolischen Syndrom ist daher nicht nur die Blutdrucknormalisierung, sondern auch die Regression der linksventrikulären Hypertrophie.

Trainingsinduzierte Mechanismen mit Verbesserung der Insulinresistenz

Körperzusammensetzung

Durch körperliches Training ändert sich die Relation von Fett- zu Muskelmasse zugunsten der Muskelmasse. Ausdauertrainierte Personen haben nicht nur weniger Körperfett, sondern auch weniger viszerales Fett. Da eine Korrelation zwischen der viszeralen Fettmasse und der Insulinresistenz besteht, wundert es nicht, dass Trainierte die beste Insulinsensitivität aufweisen. Bei ihnen nimmt die Insulinwirkung auch nicht mit zunehmendem Alter ab (7). Die in Industriegesellschaften üblicherweise zu beobachtende Zunahme der Insulinresistenz mit dem Alter ist daher kein Effekt des Alterns per se, sondern der zunehmenden körperlichen Inaktivität mit negativen Auswirkungen auf die Körperzusammensetzung.

Kapillardichte

Durch Training nehmen in der Skelettmuskulatur sowohl Anzahl als auch Durchmesser der Kapillaren zu. Da Ausdauertrainierte eine relativ und Krafttrainierte eine absolut erhöhte Kapillarmasse aufweisen, wird Glukose effektiver an die Muskelzellen herangeführt und dort aufgenommen.

Glukosetransport

Der Glukosetransport ist der limitierende Faktor in Bezug auf die Glukoseverwertung; ihm kommt daher eine Schlüsselrolle zu. Wie erwähnt, erhöht eine Änderung der Körperzusammensetzung zugunsten der Muskelmasse und eine verstärkte Kapillarisierung den Glukosetransport.

Der Glukosetransport wird in der Muskelzelle vorwiegend von Glut-4 bewerkstelligt, einem Protein, das vom Zellinneren in die Muskelmembran transloziert wird und dort insulinvermittelt Glukose in die Zelle einschleust (3). Körperliches Training erhöht die Glut-4-Transportkapazität erheblich, was sowohl bei Gesunden als auch bei Diabetikern nachgewiesen wurde (8).

Die Zunahme der Kapazität von Glukosetransportern ist möglicherweise durch eine trainingsbedingte Änderung der Muskelfaserzusammensetzung bedingt. Durch Training konvertieren glykolytische Fasern (Typ 2b) in oxidative Fasern (Typ 2a). Da die Glukosetransportkapazität in Typ-2b-Fasern größer ist als in Typ-2a-Fasern, kann der durch Training festgestellte effektivere Glukosetransport zumindest teilweise der Änderung der Muskelfaserzusammensetzung zugeschrieben werden.

Glukoseproduktion in der Leber

Die mangelnde Suppression der hepatischen Glukoseproduktion bei der Insulin-

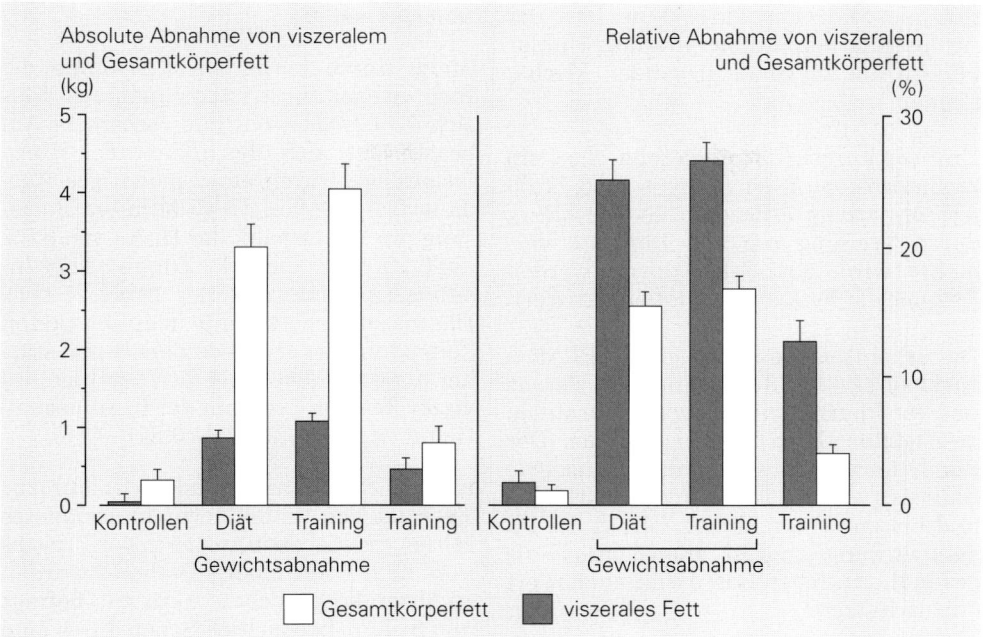

Abb. 1
Abnahme von viszeralem und Gesamtkörperfett durch eine 3-monatige Therapie mit Reduktionskost (Energiedefizit 700 kcal/d), Ausdauertraining (Energieverbrauch 700 kcal/d) ohne Gewichtsabnahme und Ausdauertraining mit vermehrter Energieaufnahme (700 kcal/d) und Gewichtskonstanz (10)

resistenz kann durch Training korrigiert werden. Sowohl bei Normalpersonen als auch bei Adipösen und Diabetikern wurde nachgewiesen, dass körperliches Training die Glukoseabgabe der Leber in die Zirkulation vermindert (9).

Glykogensynthese

Bei Patienten mit metabolischem Syndrom und Typ-2-Diabetes ist in Bezug auf die Glukoseverwertung vorwiegend die Glykogensynthese gestört. Durch regelmäßiges körperliches Training kann bereits nach 6 Wochen die Glykogensynthese verdoppelt werden. Sie ist dann allerdings noch nicht normalisiert, sondern immer noch um etwa 50% niedriger als bei gesunden Vergleichspersonen (4).

Insulinsignalkette

Nachdem seit über 20 Jahren bekannt ist, dass durch Training die Anzahl der Insulinrezeptoren gesteigert wird, konnte vor einigen Jahren gezeigt werden, dass auch die Expression von Rezeptoren und weiteren Einheiten der Insulinsignalkette (IRS-1, ERK-1) erhöht ist. Diese Veränderungen bewirken eine effektivere Vermittlung der Insulinwirkung in der Zelle.

Fettsäureoxidation und PPAR-α

Im Jahr 1967 machte HOLLOSZY die wichtige Entdeckung, dass durch Training die oxidative Kapazität des Skelettmuskels gesteigert werden kann. Betroffen davon sind mitochondriale Enzyme der β-Oxidation, des Zitronensäurezyklus und der Atmungskettenphosphorylierung. Unklar blieben die zugrunde liegenden Mechanismen.

Erst vor kurzem wurde gezeigt, dass ein Zellkernrezeptor, der »Peroxisomen-Proliferator-aktivierte-Rezeptor-α« (PPAR-α), durch Training um das Doppelte vermehrt wird. Als Folge davon werden Enzyme der Fettsäureoxidation aktiviert.

Die erhöhte Genexpression von PPAR-α wirkt sich positiv auf die Insulinresistenz aus, wie Pharmaka (Glitazone, Fibrate) in den letzten Jahren gezeigt haben. Der durch körperliches Training induzierte Shift weg von der Kohlenhydratoxidation und hin zur Fettoxidation fördert die Insulinwirkung und ist offensichtlich als gesundheitlich besonders wünschenswert einzuschätzen.

Trainingseffekte bei Krankheiten mit metabolischem Syndrom

Adipositas

Durch körperliches Training wird der Energieverbrauch erhöht. Bei vermehrtem Energieverbrauch ohne erhöhte Energieaufnahme (was bis zu einem gewissen Trainingsumfang kein Problem ist) nimmt das Körperfett ab. Das Körperfett, bestehend aus subkutanem Fett (etwa 80%) und intraabdominalem Fett (etwa 20%), wird vorwiegend intraabdominal (viszeral) reduziert (Abb. 1) (10). Es wundert daher nicht, dass Adipöse besonders günstig auf eine Trainingstherapie reagieren. Schließlich ist die viszerale Fettmasse mit der Insulinresistenz und den Krankheiten des metabolischen Syndroms eng korreliert.

Die Verminderung der viszeralen Fettmasse ist das wichtigste Therapieziel beim metabolischen Syndrom und gelingt durch körperliches Training, am effektivsten durch eine Kombination aus Training, Reduktionskost und Antiadiposita.

Diabetes mellitus

Steigt durch körperliches Training die Insulinsensitivität, ist anzunehmen, dass sich die Glukosekontrolle verbessert. Am besten lässt sich dies anhand des HbA$_{1c}$ feststellen. Durch ein 2-monatiges Ausdauertraining von 3×45 Minuten Belastung pro Woche sank der HbA$_{1c}$ von 8,5% auf 6,2% aufgrund einer Zunahme der Insulinsensitivität um 46% (Abb. 2) (11). Das viszerale Fett wurde in dieser kurzen Zeitspanne um 48% reduziert, 3-mal stärker als das subkutane; die Abnahme des viszeralen Fetts war mit der Insulinsensitivität eng korreliert (r = 0,84).

Körperliches Training ist nicht nur zur Therapie von Diabetikern ein geeignetes Mittel, es ist ebenso potent in der Prävention. 21271 Ärzte ohne Diabetes wurden zu ihrer körperlichen Aktivität befragt und 5 Jahre beobachtet. Schon durch eine einmalige sportliche Betätigung in der Woche konnten sie das Risiko, zuckerkrank zu werden, um ¼ verringern; wer mehr Sport betrieb, reduzierte das Diabetesrisiko um ⅓ bzw. die Hälfte (Abb. 3) (12).

Eine groß angelegte Studie in China zeigte noch eindrucksvollere Ergebnisse. Dort schloss man Patienten mit einem hohen Diabetesrisiko, nämlich Patienten mit einer Glukoseintoleranz, ein. Nach 6 Jahren stellte man fest, dass Instruktionen zur Bewegung und Gruppentreffen alle 3 Monate die Neuerkrankungsrate an Diabetes um 46% verminderte (13).

Diese Daten zeigen eindrucksvoll, dass eine vermehrte körperliche Aktivität zur Prävention und Therapie des Diabetes mellitus ein probates Mittel ist. Umso verwunderlicher ist, dass eine Bewegungstherapie von Diabetikern selten praktiziert und von Diabetologen kaum empfohlen wird.

Dyslipidämie

Am eindrucksvollsten werden Triglyzeride durch körperliche Aktivität gesenkt;

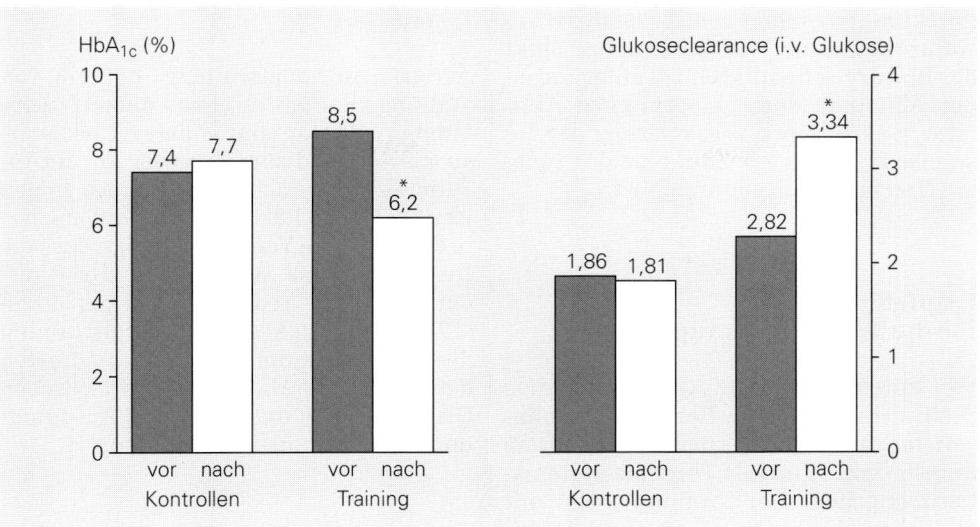

Abb. 2

Ausdauertraining von 24 Typ-2-Diabetikern
(BMI: 30) im Alter von 45 Jahren (durchschnittlich)
über 2 Monate mit 3 × 45 Minuten pro Woche.
Der HbA$_{1c}$-Wert fiel um 2,3 %, die Insulinsensitivität
nahm um 46 % zu (11)

* = signifikanter Unterschied
(p < 0,05) nach dem Training

Verminderungen zwischen 15 % und 50 % werden berichtet. Der trainingsinduzierte Effekt ist umso größer, je höher die Ausgangstriglyzeride sind. Bei Patienten mit metabolischem Syndrom sind die Therapieeffekte ebenfalls größer als bei gesunden Personen.

HDL-Cholesterin lässt sich therapeutisch grundsätzlich schlecht anheben; durch körperliche Aktivität gelingt das noch am besten. Die Abb. 4 zeigt beispielsweise, dass Läuferinnen ein sehr viel höheres HDL-Cholesterin haben als körperlich inaktive Frauen (14). Der Trainingseffekt stellte sich vor und nach der Menopause gleichermaßen ein. Auch die Dichte der LDL-Partikel nimmt ab, eine äußerst wünschenswerte Adaptation (15).

Die erwähnten Lipidveränderungen sind in Bezug auf die zugrunde liegenden Me-chanismen relativ gut untersucht. Die Veränderungen werden im Wesentlichen einer gesteigerten Insulinwirkung zuge-schrieben.

Störungen der Hämostase

Training vermindert sowohl das Fibrinogen (Koagulation) als auch den Plasminogen-Aktivator-Inhibitor-1 (16). Beide Parameter lassen sich diätetisch und medikamentös kaum oder nur durch eingreifende Pharmaka reduzieren.

Hypertonie

Die Trainingseffekte für den Blutdruck in Ruhe sind nur mäßig. Der systolische Blutdruck sinkt um 4–10 mmHg und der diastolische um 2–5 mmHg. Die Blutdrucksenkung hängt vom Ausmaß der Insulinresistenz ab. Durch Bewegung sinkt der Blutdruck hauptsächlich aufgrund einer Abnahme der sympathischen Aktivität, was zu einer Verbesserung der Insulinsensitivität mit Zunahme der renalen Natriumausscheidung führt.

Empfehlungen für die Trainingstherapie

Wer durch körperliche Aktivität positive Stoffwechseleffekte in Bezug auf Insulinresistenz und das metabolische Syndrom erzielen will, muss die Therapie systematisch angehen. Ein Training muss mit ähnlichem Fachwissen wie eine diätetische oder pharmakologische Behandlung gestaltet werden. Wer meint, allein durch Yoga oder Gymnastik den Stoffwechsel beeinflussen zu können, ist fehlorientiert. Stoffwechseleffekte stellen sich nur ein, wenn große Muskelgruppen wiederholt kontrahiert werden und ein erheblicher Pulsanstieg festzustellen ist.

Trainingsart

Aerobes Ausdauertraining in Form von Walking, Radfahren, Schwimmen, Schilanglauf, Skaten und anderen Ausdauersportarten sind zur Verbesserung der Insulinresistenz am besten geeignet. In den letzten Jahren haben jedoch randomisierte kontrollierte Versuche gezeigt, dass die Insulinresistenz auch durch Kraftausdauertraining reduziert werden kann (17). Zusätzlich verbessert Krafttraining die Körperzusammensetzung zugunsten der fettfreien Masse. Aus praktischen Gründen ist es daher ratsam, Ausdauer- und Krafttraining zu verbinden.

Trainingsintensität

Für Patienten mit einem metabolischen Syndrom empfiehlt sich, ein Training mit einer Belastungsintensität von 40–70% der Herzfrequenzreserve durchzuführen. Der Trainingspuls kann auf der Grundlage einer symptomlimitierten Ergometrie berechnet werden.

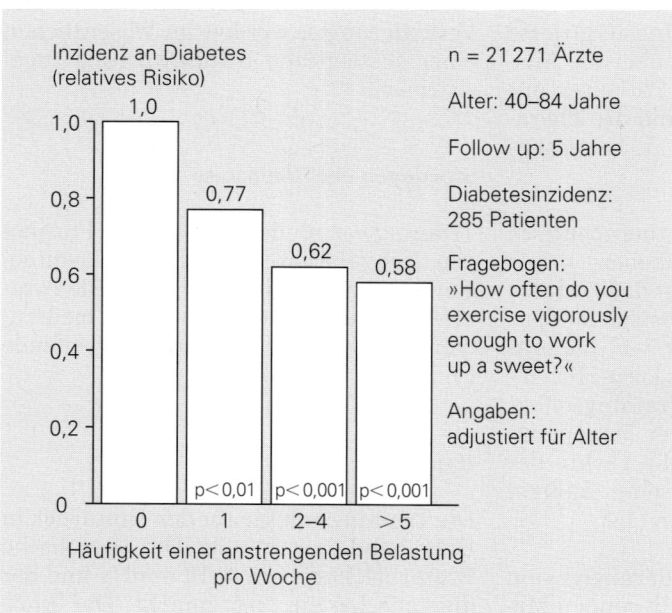

Abb. 3
Prävention des Diabetes mellitus durch körperliche Aktivität. Bei 21 271 Ärzten wurde die körperliche Aktivität erfragt. Nach 5 Jahren zeigte sich, dass körperlich Aktive viel seltener an einem Diabetes erkrankten als körperlich Inaktive. Je mehr Sport sie trieben, umso deutlicher war der präventive Effekt (12)

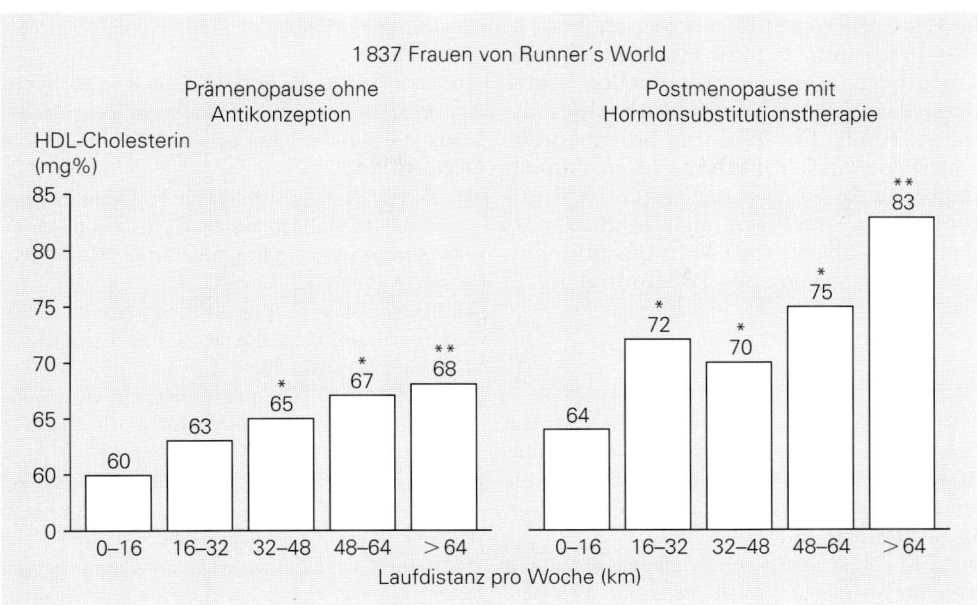

Abb. 4

Erhöhung des HDL-Cholesterins durch
körperliche Aktivität. Zwischen der
Laufdistanz und dem HDL-Cholesterin
bestand bei Frauen sowohl vor als auch nach der
Menopause ein enger Zusammenhang (14)

Signifikanter Unterschied
($* = p < 0,05$; $** = p < 0,01$) im Vergleich
zu 0–16 km Laufdistanz pro Woche

Trainingsdauer

Je länger die Einheiten dauern, umso
stärker sind die Stoffwechseleffekte. Da
hohe Intensitäten nur kurzzeitig durchgehalten werden und ein Risiko darstellen können, werden niedrige Intensitäten
($< 70\%$ Herzfrequenzreserve) mit längerer Dauer (20–60 Minuten) empfohlen.
Umgekehrt haben jedoch randomisierte
kontrollierte Studien gezeigt, dass mehrere über den Tag verteilte kürzere Trai-
ningsintervalle (10 Minuten) bei adipösen
Patienten genau so effektiv sein können
wie kontinuierliches Training in einem
Stück (18, 19).

Trainingsfrequenz

Die Verbesserung der Stoffwechselsituation und der Abbau von viszeralem Fettgewebe hängen direkt vom Betrag des
durch körperliche Aktivität und Training
akkumulierten Energieverbrauchs ab.
Dieser lässt sich fast nur über eine hohe
Frequenz (4–7-mal pro Woche) sicherstellen. Neueste evidenzbasierte Daten legen
für eine bedeutende Verbesserung der
Stoffwechselsituation einen Energieverbrauch von > 1500 kcal/Woche und für den
Abbau von viszeralem Körperfett einen
Energieumsatz > 3000 kcal/Woche nahe
(20). Dieses Ausmaß lässt sich mit etwa
3–6 Stunden Ausdaueraktivität pro Woche
sicherstellen.

Trainingsprogramm

Wer ein strukturiertes Trainingsprogramm beginnen möchte, sollte sich nach
einer ärztlichen Eingangsdiagnostik von
einem Sporttherapeuten ein indikations-

141

bezogenes Programm entwerfen lassen. Das Programm enthält Hinweise für die Trainingsphasen, die individuellen Sportarten sowie deren Integration in die Trainingseinheit. Ein Training beginnt üblicherweise mit 5 Minuten Dehnen, danach folgt eine Aufwärmphase von 5–10 Minuten; daran schließen sich eine Dauerbelastung über 20–40 Minuten und eine Abkühlphase von etwa 10 Minuten an.

Literatur

1. Alberti KG, Zimmet P. Definition, diagnosis and classification of diabetes mellitus and its complications. Part 1: diagnosis and classification of diabetes mellitus provisional report of a WHO consultation. Diabet Med 1988; 15: 539–553.

2. Isomaa B, et al. Cardiovascular morbidity and mortality associated with the metabolic syndrome. Diabetes Care 2001; 24: 683–689.

3. Wirth A. Adipositas: Epidemiologie, Ätiologie, Folgekrankheiten und Therapie. 2. Aufl. Berlin-Heidelberg-New York: Springer; 2000.

4. Perseghin G, et al. Increased glucose transport-phosphorylation and muscle glycogen synthesis after exercise training in insulin-resistant subjects. N Engl J Med 1996; 335: 1357–1362.

5. Lamarche B, et al. Small dense low-density lipoprotein particles as a predictor of the risk of ischemic heart disease in men. Circulation 2000; 95: 69–75.

6. Felber JP, et al. Role of lipid oxidation in pathogenesis of insulin resistance of obesity and type II diabetes. Diabetes 1987; 36: 1341–1350.

7. Seals DR, et al. Glucose tolerance in young and older athletes and sedentary men. J Appl Physiol 1984; 56: 1521–1525.

8. Dela F, et al. Physical training increases muscle GLUT4 protein and mRNA in patients with NIDDM. Diabetes 1994; 43: 862–865.

9. Coggan AR, et al. Effect of endurance training on hepatic glycogenolysis and gluconeogenesis during prolonged exercise in men. Am J Physiol 1995; 268: E375–E383.

10. Ross R, et al. Reduction in obesity and related comorbid conditions after diet-induced weight loss or exercise-induced weight loss in men. Ann Intern Med 2000; 133: 133–192.

11. Mourier A, et al. Mobilization of visceral adipose tissue related to the improvement in insulin sensitivity in response to physical training in NIDDM. Diabetes Care 1997; 20: 385–391.

12. Manson JE, et al. A prospective study of exercise and incidence of diabetes among US male physicians. JAMA 1992; 268: 63–67.

13. Pan XR, et al. Effects of diet and exercise in preventing NIDDM in people with impaired glucose tolerance. Diabetes Care 1997; 20: 537–544.

14. Williams PT. High-density lipoprotein cholesterol and other risk factors for coronary heart disease in female runners. N Engl J Med 1996; 334: 1298–1303.

15. Halle M, et al. Influence of 4 weeks' intervention by exercise and diet on low-density lipoprotein subfractions in obese men with type 2 diabetes. Metabolism 1999; 48: 641–644.

16. Speiser W, et al. Increased blood fibrinolytic activity after physical exercise: comparative study in individuals with different sporting activities and in patients after myocardial infarction taking part in a rehabilitation sports program. Thromb Res 1988; 51: 543–555.

17. Poehlmann ET, et al. Effects of resistance training and endurance training on insulin sensitivity in nonobese, young women: a controlled randomized trial. J Clin Endocrinol Metab 2000; 85: 2463–2468.

18. Jakicic JM, et al. Effects of intermittent exercise and use of home exercise equipment on adherence, weight loss, and fitness in overweight women. A randomized trial. JAMA 1999; 282: 1554–1560.

19. Andersen RE, et al. Effects of lifestyle activity vs structured aerobic exercise in obese women. A randomized trial. JAMA 1999; 281: 335–340.

20. Ross R, Janssen I. Physical activity, total and regional obesity: dose-response considerations. Med Sci Sports Exerc 2001; 6 (Suppl): 521–527.

Metabolisches Syndrom: Aktivitäts- und Trainingsempfehlungen			
Aktivität	**Ziele**	**Intensität**	**Dauer/Häufigkeit**
Lebensstilaktivität z. B. Treppen steigen, kurze Strecken zu Fuß, Fahrrad als Transportmittel, Pausen für Bewegung nützen	Leichte Anhebung des Aktivitätsniveaus; Erreichen eines Mindestgesundheitseffekts	Moderate Aktivität	Multiple kurze Bewegungsimpulse Mehrmals pro Tag bzw. täglich
Freizeitaktivitäten mit moderaten bzw. höheren energetischen Anforderungen, besonders jedoch aerobes Training (Ausdauertraining), z. B. Gehen, Walken, Laufen, Radfahren, Standfahrrad, Skaten	Verbesserung der Insulinsensitivität; Maximierung des Energieverbrauchs; viszerale Körperfettreduktion/Unterstützung der Gewichtsreduktion; Unterstützung der Blutdrucksenkung; Verbesserung des Glukose- und Fettstoffwechsels; Prävention eines Typ-2-Diabetes	40–70% HFR Grad des subjektiven Belastungsempfindens; RPE-Score: 10–14 auf der 6–20-Punkteskala nach BORG bzw. 3–4 auf der 0–10-Punkteskala nach BORG	Dauer: 20–60 Min. kontinuierlich oder fraktioniert Minimum pro Bewegungsimpuls 8–10 Min. 4–7-mal/Woche
Kraftausdauer z. B. Circuittraining an Maschinen, Kräftigungsgymnastik, Therabänder, freie Gewichte	Verbesserung der Insulinsensitivität; Verbesserung des Muskelstoffwechsels	30–40% 1-RM entspricht etwa 20–30 Wiederholungen pro Übung	8–10 verschiedene Übungen für alle großen Muskelgruppen, 1–3 Serien in Ergänzung zu Ausdaueraktivitäten
Allgemeine Kraft Isotonische/isokinetische Kraftmaschinen, freie Gewichte	Verbesserung der Körperzusammensetzung; Gewinn an fettfreier Masse	40–70% 1-RM entspricht etwa 8–15 Wiederholungen pro Übung	8–10 verschiedene Übungen für alle großen Muskelgruppen, 1–2 Serien, 2-mal pro Woche (48 Std. Pause zwischen 2 Einheiten)

Metabolisches Syndrom: Aktivitäts- und Trainingsempfehlungen

Medikamentenhinweise	Spezielle Hinweise
○ Bei Einnahme von Antihypertensiva können das Herzfrequenzverhalten in Ruhe und während körperlicher Aktivität sowie der Metabolismus beeinflusst sein (siehe auch Seite 127). ○ Diabetes mellitus Typ 2: Eine Anpassung der Antidiabetikadosis kann bei Einstieg in ein Trainingsprogramm erforderlich sein.	○ Bei Adipositas erhöhtes Risiko für muskuloskelettäre Verletzungen und Hyperthermie. Knöchelstützendes Schuhwerk tragen. Auf ausreichende Flüssigkeitszufuhr achten. Mit Lebensstilaktivität beginnen. Nicht-gewichttragende (z. B. Radfahren, Standfahrrad, Schwimmen) und Low-impact-Aktivitäten (z. B. Walking) bevorzugen. Begleitendes Kraftausdauer- und Krafttraining ist sinnvoll. ○ Für eine deutliche Unterstützung der Gewichtsreduktion ist ein Energieverbrauch von 300–500 kcal/d oder > 3000 kcal/Woche erforderlich (Evidenzstufe 1a). ○ Hypertonie: Belastungsintensität niedrig halten. Intensitäten > 50% HFR haben keinen höheren Effekt auf die Blutdrucksenkung als Intensitäten von 40–50% HFR (Evidenzstufe 1a). Krafttraining nicht als primäre Aktivitätsform wählen. Ausdauer- und Kraftausdauertraining (Circuittraining) bevorzugen. ○ Diabetes mellitus Typ 2: Bei Einstieg in ein Trainingsprogramm vor, während und nach dem Training die Blutglukose bestimmen. Eine Anpassung der Kohlenhydrataufnahme und/oder des Insulins kann vor dem Training erforderlich sein. Insulinabhängige Patienten sollten vor dem Training 20–30 g Kohlenhydrate aufnehmen, wenn der Blutzuckerspiegel <80–100 mg/dl beträgt. Bei geplantem Training Insulindosis vor und nach dem Training reduzieren. Während des Trainings rasch absorbierbare Kohlenhydratsnacks mitführen und ggf. konsumieren. Zeichen und Symptome der Hypoglykämie beachten. Training spät am Abend kann die Gefahr einer nächtlichen Hypoglykämie erhöhen. Mit einem Partner und nicht in großer Hitze trainieren. Training sofort einstellen, wenn Blutglukose 300 mg/dl übersteigt.

HFR: Herzfrequenzreserve (Berechnung siehe Seite 77)
1-RM: 1-Repetitionsmaximum
RPE: Ratings of Perceived Exertion (siehe Anhang, Seite 285)

Körperliche Aktivität und chronisch-obstruktive Lungenerkrankungen

I.-W. FRANZ, Todtmoos

Einleitung

Noch immer kommen der Bewegungs- und Trainingstherapie bei Patienten mit chronisch-obstruktiven Lungenerkrankungen eine untergeordnete Bedeutung zu. Hierfür gibt es mehrere Erklärungsmöglichkeiten. Es gibt immer noch Ärzte, die prinzipiell dem körperlichen Training skeptisch gegenüberstehen, da sie die zu erzielenden Auswirkungen bezweifeln. Nicht selten besteht aber auch eine Unsicherheit in Bezug auf die Durchführung des Trainings. Die bei vielen Patienten mit chronischen Atemwegserkrankungen deutlich reduzierte körperliche Leistungsfähigkeit lässt viele Ärzte daran zweifeln, ob eine dosierte körperliche Aktivität überhaupt möglich ist.

Aus leistungsphysiologischer Sicht wird eine von einem gesunden Probanden auf Meereshöhe erbrachte körperliche Leistung nicht durch die Lungenkapazität leistungsbegrenzt. Der Abbruch der körperlichen Leistung wird bestimmt durch die Begrenzung des Herz-Kreislauf-Systems und vor allem die Ermüdung der Skelettmuskulatur. Liegt jedoch wie bei der chronisch-obstruktiven Erkrankung eine Störung der Ventilation vor, so kann selbstverständlich auch die Lunge das leistungsbegrenzende Organ werden.

Aus Sicht der Patienten und auch manchmal des betreuenden Arztes erscheint die beklagte Belastungsdyspnoe eines Patienten im Alltag deswegen auch logischerweise durch die bronchiale Obstruktion erklärbar. Dabei wird allerdings völlig außer Acht gelassen, dass die zum Teil exzessiv reduzierte körperliche Leistungsfähigkeit dieser Patienten nicht nur durch die Bronchialerkrankung bedingt ist (Abb. 1).

Da als Risikofaktor für die chronisch-obstruktive Bronchitis das Rauchen von ganz wesentlicher Bedeutung ist, haben solche Patienten nicht selten auch eine koronare Herzerkrankung, die aber aufgrund der eingeschränkten Ventilation manchmal nicht symptomatisch wird, aber selbstverständlich zur Ausprägung der Dyspnoe beitragen kann. Hinzu kommt, dass dieser Personenkreis häufig auch übergewichtig ist, was natürlich ebenfalls das Ausmaß der Dyspnoe mitbestimmt.

Von entscheidender Bedeutung ist jedoch, dass sehr viele Patienten mit obstruktiven Erkrankungen eine ausgeprägte Dekonditionierung ihrer Skelettmuskulatur aufweisen, die schon bei kleineren Belastungen das Ausmaß der Belastungsdyspnoe wesentlich bestimmt.

Bedenkt man die vielschichtigen Ursachen für das schnelle Auftreten einer Dyspnoe im täglichen Alltag bei chronisch-obstruktiven Lungenerkrankten, so ist es nicht erstaunlich, dass sie bei einer Befragung in Bezug auf ihre alltäglichen Einschränkungen zu 80% und an 1. Stelle die reduzierte körperliche Leistungsfähigkeit angeben (1). Da die Patienten die Dyspnoe als außerordentlich unangenehm und auch als bedrohlich empfinden, folgt daraus, dass sie körperliche Belastungen möglichst meiden, was wiederum im Sinne einer Spirale zur weiteren Dekonditionierung der Skelettmuskulatur führt – mit dem Resultat, dass die Dyspnoe noch leichter ausgelöst wird.

Es steht deshalb außer Frage, dass die Einschränkung der körperlichen Belastbarkeit im Alltag neben der Lungenfunktionseinschränkung wesentlich durch die Dekonditionierung der Skelettmuskulatur (2–6) bestimmt wird. So lassen sich bei Patienten mit chronisch-obstruktiven Lungenerkrankungen die typischen Immobilisationsschäden der Skelettmuskulatur mit Rückgang der Skelettmuskelmasse, aber vor allem auch eine Gefäßrarifizierung (Kapillarisierung) und eine Reduk-

tion der oxydativen Kapazität auf zellulärer Ebene (3, 7) mit Verschiebung zur glykolytischen Energiegewinnung (7) nachweisen.

Nach Angaben in der Literatur (2, 8–10) lässt sich nicht immer eine enge Beziehung zwischen den Lungenfunktionswerten in Ruhe und der körperlichen Belastbarkeit nachweisen, was mit den beschriebenen pathophysiologischen Befunden gut zu erklären ist. Wird eine Einschränkung der Ventilation durch eine adäquat funktionierende Skelettmuskulatur kompensiert, so ist manchmal trotz Lungenfunktionseinschränkung eine noch überraschend gute körperliche Leistungsfähigkeit vorhanden. Auf der anderen Seite kann trotz noch relativ guter Lungenfunktion, aber körperlicher Inaktivität, eine schlechte körperliche Leistungsfähigkeit resultieren.

So ist es nicht überraschend, dass YOSHIKAWA et al. (6) nachweisen konnten, dass die maximale Sauerstoffaufnahme am engsten mit der Masse der Oberschenkelmuskulatur korreliert. In diesem Sinne konnte die Arbeitsgruppe von SERRES et al. (5) zeigen, dass die Ausdauerfähigkeit der Skelettmuskulatur zwar ebenfalls mit der Größe der FEV_1 korrelierte, aber vor allem und am ausgeprägtesten mit dem Grad der vom Patienten ausgeübten körperlichen Aktivität.

Bei Patienten mit chronisch-obstruktiver Lungenerkrankung ist die maximale Sauerstoffaufnahme (VO_{2max}) nicht nur reduziert, sondern gleichzeitig ist auch die Zeitdauer deutlich verlängert (14), bis im submaximalen Belastungsbereich ein Steady-state der VO_2 erreicht wird, d. h., Patienten mit chronisch-obstruktiver Lungenerkrankung benötigen eine wesentlich längere Zeit im Vergleich zu normalen Kontrollpersonen, um ein adäquates Angebot an Sauerstoff der Muskulatur zur Verfügung zu stellen, erklärbar durch das rarifizierte Kapillarbett und die nicht optimierte Durchblutungsregulation der Skelettmuskulatur.

Pathophysiologie der Obstruktion

Aus Sicht der sportmedizinischen Betreuung von Patienten mit chronisch-obstruktiver Lungenerkrankung ist auch eine kurze pathophysiologische Besprechung der Obstruktion (stabil bzw. instabil) notwendig und aus didaktischer Sicht wichtig, auch wenn sich hier beim einzelnen Patienten selbstverständlich Überlappungen ergeben können. Diese Unterschiede in der Pathophysiologie zwischen Asthma bronchiale und chronisch-obstruktiver Bronchitis sind für die Integration von Patienten, bei der Auswahl der Sportarten und der Trainingssteuerung von außerordentlicher Bedeutung.

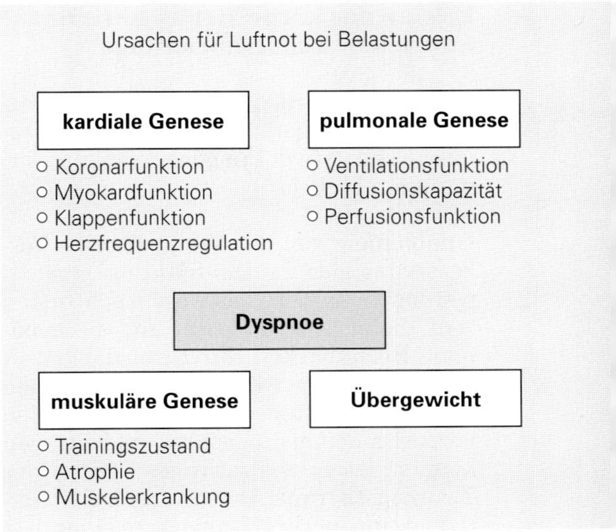

Beim endogenen Asthma bronchiale haben wir in der Regel eine passagere dynamische Obstruktion und somit eine überwiegend funktionelle Störung der Ventilation. Therapeutisch gut eingestellte Asthmatiker haben häufig unauffällige Lungenfunktionswerte in Ruhe, aber zum Teil auch eine ausgeprägte zirkadiane Rhythmik mit z. B. typischem Auftreten einer Obstruktion in den frühen Morgenstunden. Darüber hinaus wird die Obstruktion durch unspezifische Reize (Nebel, Rauch, kalte Luft, Autoabgase, Sprays usw.) erst induziert bzw. verstärkt.

Diese Instabilität besteht selbstverständlich auch unter Belastungsbedingungen und kann in Form einer durch körperliche Belastung induzierten Bronchokonstriktion im Sinne eines Anstrengungsasthmas auftreten. Auch unabhängig hiervon können viele Asthmatiker ihre Atemwegswiderstände im Vergleich zu Normalpersonen während Ausdauerbelastungen nicht adäquat senken. Daraus resultiert nicht selten, dass Asthmatiker auch bei einer länger andauernden Ausdauerbelastung auch im submaximalen Bereich kein Steady-state der Herzfrequenz erreichen.

Ganz anders stellt sich die pathophysiologische Situation bei der chronisch-obstruktiven Bronchitis dar. Hier haben wir es mit einer fixierten Obstruktion überwiegend auf dem Boden struktureller Veränderungen zu tun. Unter körperlicher Belastung ist deshalb bei diesen Patienten das maximal erreichte Atemminutenvolumen je nach Schweregrad deutlich oder gering reduziert. Für das Dyspnoeempfinden dieser Patienten ist aber von wesentlicher Bedeutung, dass das Atemminutenvolumen im Vergleich zu Normalpersonen bei identischer Belastungshöhe in Bezug auf die Sauerstoffaufnahme (8, 9) deutlich erhöht ist.

Die körperliche Belastbarkeit kann somit bei Patienten mit chronisch-obstruktiver Lungenerkrankung sowohl durch die veränderten Atemminutenvolumina als auch die erhöhte Atemarbeit bei vorhandener Obstruktion und zusätzlich durch eine dynamische Überblähung der Lunge bei gesteigerter Ventilation begrenzt sein. Bei fortgeschrittenen Erkrankungen und vorhandener Störung des Gasaustausches wird selbstverständlich auch hierdurch die körperliche Belastung deutlich limitiert, was ebenso für die Ermüdung der Atemmuskulatur gilt.

Ursachen für Luftnot bei Belastungen

kardiale Genese
○ Koronarfunktion
○ Myokardfunktion
○ Klappenfunktion
○ Herzfrequenzregulation

pulmonale Genese
○ Ventilationsfunktion
○ Diffusionskapazität
○ Perfusionsfunktion

Dyspnoe

muskuläre Genese
○ Trainingszustand
○ Atrophie
○ Muskelerkrankung

Übergewicht

Abb. 1
Bei Patienten mit chronisch-obstruktiver Lungenerkrankung ist keinesfalls die Dyspnoe nur pulmonaler Genese, sondern wird auch durch andere Parameter wesentlich beeinflusst

147

Effekte der körperlichen Aktivität und des Bewegungstrainings

Es lassen sich mehrere Ziele des körperlichen Trainings bei Patienten mit chronisch-obstruktiver Lungenerkrankung formulieren (Tab. 1).

Unabhängig von der Frage, ob eine Verbesserung der Lungenfunktion erreicht werden kann, wird das wesentlichste Ziel sein, die aerobe Kapazität und die maximale Belastbarkeit durch Ausdauertraining zu verbessern. Unabhängig von den direkten Effekten, die zur verbesserten körperlichen Leistungsfähigkeit beitragen können, ist es ein wichtiges Teilziel der Trainingstherapie bei chronisch-obstruktiven Lungenerkrankungen, zu einer psychischen Stabilität des Patienten beizutragen. Der Patient erfährt, dass Luftnot (bei körperlicher Belastung) nicht grundsätzlich eine bedrohliche Situation darstellt und verliert dadurch die Angst vor der körperlichen Belastung, gewinnt Zutrauen im Alltag und lernt, besser mit der Erkrankung umzugehen und zu leben. Hierdurch wird oft auch eine starke allgemeine Entängstigung erreicht und dadurch indirekt die Compliance zur Einhaltung der medikamentösen Therapie oder der erforderlichen Nikotinkarenz wesentlich erhöht.

In zahlreichen Untersuchungen konnte nachgewiesen werden, dass trotz unterschiedlicher Trainingsmethodik die maximale Sauerstoffaufnahme (8, 11–13) die maximal erreichte Wattleistung (3, 8, 11), die Verbesserung im Gehtest über 6 oder 12 Minuten oder eine Anhebung der spiroergometrisch bestimmten anaeroben Schwelle (3, 8, 11, 12) erzielt wurden. Durch Training bei Patienten mit chronisch-obstruktiver Lungenerkrankung kommt es auch zu einer klassischen Rechtsverschiebung der Laktatkurve (3, 8, 11, 14), was möglicherweise als wesentliche Erklärung für das trainingsbedingte reduzierte Atemminutenvolumen auf konstanter Leistungsstufe im submaximalen Bereich (3, 8, 11, 12) gilt. Dies ist auch der Grund dafür, dass in vielen Studien (15) das Dyspnoempfinden (13, 15) reduziert werden konnte.

Auch wird auf zellulärer Ebene die oxydative Kapazität der Skelettmuskulatur deutlich durch körperliches Training verbessert (3). Trotz der vielfach erreichten Verbesserungen blieben in der Regel die Lungenfunktionswerte in Ruhe unverändert oder zeigten nur geringe Verbesserungen.

Aufgrund der vorliegenden Daten reagieren Patienten mit chronisch-obstruktiver Lungenerkrankung grundsätzlich auf ein körperliches Training wie gesunde Normalpersonen (7) oder Patienten mit Herz-Kreislauf-Erkrankungen. Dabei sind die in Relation zur Trainingsdauer erzielten Effekte sogar überproportional groß, was selbstverständlich nicht für eine bessere Trainierbarkeit dieser Patienten spricht, sondern erklärbar ist durch den vor Trainingsbeginn hohen Grad an Dekonditionierung der Skelettmuskulatur.

Die wichtige Frage, ob auch Patienten mit fortgeschrittener chronisch-obstruktiver Lungenerkrankung in Programme mit vermehrter körperlicher Aktivität integriert werden konnten, wurde durch die Arbeitsgruppe von VOGIATZIS et al. (10), die zeigen konnten, dass auch bei Patienten mit einer FEV_1 von <40% nach einem Trainingsprogramm eine Anhebung der maximal erreichten Belastungsstufe, eine Verbesserung der maximalen Sauerstoffaufnahme, eine Reduzierung des Atemminutenvolumens und der Herzfrequenz auf gleicher Leistungsstufe erzielbar waren, schlüssig beantwortet.

In einer Metaanalyse kommen LACASSE et al. (15) zu dem Schluss, dass es bei Patienten mit chronisch-obstruktiver Lungenerkrankung durch verschiedene Rehabilitationsprogramme, die neben Schulungsmaßnahmen und psychologischer Unterstützung ein körperliches Training beinhalten, nicht nur zu einer Verbesserung der körperlichen Leistungsfähigkeit kommt, sondern dass diese auch zur Reduzierung der Dyspnoe und zur Verbesserung der Lebensqualität führen und für mindestens 1 Jahr aufrechterhalten werden können (13).

Trainingstherapeutische Empfehlungen

Bei der Aufstellung und Umsetzung von Trainingsprogrammen ist grundsätzlich zu berücksichtigen, dass nur die Muskelgruppen, die in das Trainingsprogramm direkt involviert sind, auch trainiert werden und zur Verbesserung der körperlichen Leistungsfähigkeit im Alltag beitragen können. Da dies vor allem durch die Funktion der Bein- und Skelettmuskulatur bestimmt wird, werden regelhaft Beintrainingsprogramme eingesetzt. Allerdings wird hierdurch keine Verbesserung der Armbelastbarkeit erreicht. Andererseits kann eine isolierte Handkurbelarbeit und das Arbeiten mit leichten Gewichten nicht zur Verbesserung der maximalen Sauerstoffaufnahme und der Belastbarkeit im Alltag führen. Dennoch sind diese Übungen als unterstützende Therapieformen hilfreich und können die Alltagsbelastbarkeit der Patienten deutlich verbessern.

Im Vordergrund des Trainingsprogramms steht die Verbesserung der aeroben Kapazität der Skelettmuskulatur, vor allem der Bein- und Gesäßmuskulatur. Das Ausdauertraining ist somit das zentrale Element der Bewegungstherapie. Eine solche Einheit sollte möglichst 20–30 Minuten beinhalten und mindestens dreimal wöchentlich (16, 17), besser aber täglich, durchgeführt werden.

Wird ein solches Trainingsprogramm in die in Deutschland sich nun entwickelnden ambulanten Lungengruppen integriert, so sollte eine Trainingseinheit mit einer 10-minütigen Aufwärmphase beginnen, die gerade für Patienten mit chronisch-obstruktiver Lungenerkrankung wegen der verlängerten Zeit zum Erreichen des

○ Verbesserung der Lungenfunktion in Ruhe (?)

○ Reduktion der Hyperventilation auf submaximale Belastungsstufe

○ Verbesserung der aeroben Kapazität (Ausdauertraining) und der maximalen Belastbarkeit

○ Verbesserung der Muskelkraft besonders bei Atrophie (Krafttraining)

○ Reduktion der dynamischen Überblähung durch kontrollierte und verlängerte Exspiration

○ Stärkung der Atemmuskulatur

○ Überwindung psychischer Folgen der Erkrankung sowie Verbesserung der Lebensqualität

Tab. 1
Ziele des körperlichen Trainings bei chronisch-obstruktiven Lungenerkrankungen

Steady-states der Sauerstoffaufnahme besonders wichtig ist. Ein solche Übungsstunde sollte auch immer eine Atemschulung zur Kräftigung der Atemmuskulatur beinhalten, obwohl hierdurch die körperliche Belastbarkeit nicht verbessert wird, wohl aber das Befinden der Patienten (18).

Um ein Programm abwechslungsreicher zu gestalten – oder bei primär ausgeprägter Atrophie – ist auch ein modifiziertes Krafttraining sinnvoll. Hierbei sollte allerdings mit höchstens 20% der Maximalkraft mit 10–15 Wiederholungen und 2–3 Serien begonnen werden. Stehen keine fein dosierbaren Kraftmaschinen zur Verfügung, so kann dies auch mit ganz leichten Handgewichten von ½ bis maximal 1 kg erfolgen.

Empfehlungen zur Intensität
für aerobe Programme

Bei der Empfehlung einer Trainingsherzfrequenz ist es notwendig, zwischen theoretischen Überlegungen und praktischer Durchführbarkeit zu unterscheiden. Gesicherte Untersuchungen zur optimalen Trainingsherzfrequenz bei Patienten mit chronisch-obstruktiven Lungenerkrankungen liegen nicht vor, weshalb Empfehlungen aus der allgemeinen Trainingslehre abgeleitet werden müssen. Dies ist allerdings aufgrund der veränderten Pathophysiologie nur eingeschränkt möglich.

Aus bewegungs- und sportmedizinischer Sicht sind längere Ausdauerphasen mit niedriger Intensität prinzipiell vorzuziehen, da die beim Patienten leistungsbegrenzende, eingeschränkte ventilatorische Kapazität nicht so schnell oder gar nicht erreicht wird. Es wurden deshalb Trainingsfrequenzen von 180–190 minus Lebensalter (16) empfohlen. Höhere Herzfrequenzen sollten möglichst vermieden werden, um die dabei regelhaft auftretenden Missempfindungen der forcierten Atmung (des erhöhten Atemminutenvolumens und der Atemfrequenz) zu vermeiden, da sie von den Patienten als nicht nur unangenehm, sondern bedrohlich empfunden werden.

Deshalb sind die Empfehlungen der Atemwegsliga (19), im Bereich des aeroben/anaeroben Übergangs zu trainieren, eher zurückhaltend zu bewerten, wobei diese Empfehlungen wohl aufgrund der spiroergometrisch bestimmten Schwelle nach WASSERMANN basiert und nicht auf der in der Sportmedizin angewendeten Laktatschwelle, die für diese Patienten sicher nicht empfehlenswert ist.

Die empfohlenen Trainingsherzfrequenzen erlauben deshalb in der Regel zu Trainingsbeginn nur ein leichtes Gehtraining (Walking). Dennoch werden bei Asthmatikern aufgrund der Dekonditionierung der Skelettmuskulatur und unter Berücksichtigung der jeweiligen Grunderkrankung und eingeleiteten Therapie nicht selten – selbst bei Gehbelastungen – anfangs Herzfrequenzen erreicht, die die Empfehlung weit überschreiten können.

Daher sollten am Anfang unter Beachtung der Grunderkrankung und des subjektiven Empfindens der Patienten im Sinne eines Aufbautrainings auch kurzfristige Überschreitungen der angestrebten Trainingsherzfrequenzen akzeptiert werden. Hier ist besonders die Erfahrung des Sporttherapeuten oder Übungsleiters durch Verkürzung der Ausdauerbelastung und Verlängerung der aktiven Erholungsphase gefordert. Es muss aber schon in dieser Phase den Patienten vermittelt werden, dass man langfristig die empfohlenen Trainingsherzfrequenzen anstrebt und diese auch eingehalten werden müssen.

Unter diesem Gesichtspunkt scheint die Empfehlung der Atemwegsliga, eine Belastungsintensität von 60–70% der maximalen Herzfrequenz (220 minus Alter in Jahren) anzustreben, nicht sehr praktikabel. Dies würde zum Beispiel für einen 50-jährigen Patienten eine Herzfrequenz von 102 (60%) bzw. 119 (70%) bedeuten.

Plausibler und praktikabler sind diese Herzfrequenzen hingegen für Patienten, die vor allem durch ihre maximal erreichten Atemminutenvolumina und die dynamische Überblähung belastungslimitiert sind und die empfohlenen Trainingsfrequenzen deshalb oftmals gar nicht erreichen. Gerade bei diesen Patienten ist auch eine Trainingssteuerung anhand der Atmung (Laufen ohne zu Schnaufen) besonders hilfreich.

Dieses pragmatische Vorgehen hat sich in unserer Klinik nunmehr seit 15 Jahren bei über 20 000 Atemwegserkrankten bewährt, ohne dass es bis zum heutigen Tage während einer Trainingseinheit auf dem Ergometer oder im Gelände zu einer Komplikation gekommen ist. Nach unserer Erfahrung wird bei erwachsenen Menschen bei dieser Vorgehensweise auch selten ein Anstrengungsasthma induziert.

Zur Kontrolle eines solchen pathophysiologischen Mechanismus hat sich die Peakflow-Messung durch den Patienten als sehr hilfreich erwiesen. Kann hierdurch die bronchiale Obstruktion nachgewiesen werden, sollte regelhaft ½ Stunde vor körperlicher Belastung mit einem kurzwirkenden β-2-Mimetikum inhaliert werden. Hierdurch ist das Anstrengungsasthma erfolgreich und dauerhaft zu reduzieren (20).

Bei der Trainingssteuerung müssen darüber hinaus Umwelteinflüsse (kalte Umgebungstemperatur, unspezifische und spezifische Reize) sowie die medikamentöse Therapie berücksichtigt werden.

Die Tab. 2 zeigt die Aufnahmekriterien und Kontraindikationen für ein Training mit obstruktiv Erkrankten in einer ambulanten Lungengruppe. Sie können auch als allgemeine Empfehlung für körperliche Aktivität in Eigenregie gelten. Bei schwerer erkrankter Patienten, d. h. bei fortgeschrittener Obstruktion und vor allem bei sich bereits eingestellter Überblähung bzw. Emphysem, sollten diese Patienten erst stationär in einer Rehabilitationsklinik auftrainiert werden. Es ist auch zwingend nötig, Kontraindikationen für ein körperliches Trainingsprogramm einzuhalten.

Ist es bereits zu einer Dekompensation des Cor pulmonale gekommen, so ist von einem körperlichen Training dringend abzuraten, weil die bereits bei kleinsten körperlichen Belastungen exzessiv erhöhten Pulmonaldrücke eher die Progredienz des Cor pulmonale begünstigen.

Größte Zurückhaltung besteht auch für Patienten mit Partial- und besonders Globalinsuffizienz. Kommt es unter Belastungsbedingungen zu einem PO_2-Abfall unter 55 mmHg, so kann der daraus resultierende pulmonale Druckanstieg auch nicht durch eine Sauerstoffsubstitutionstherapie während des Trainings beeinflusst werden, auch wenn der Abfall des Sauerstoffpartialdrucks hierdurch verhindert wird.

Aufnahmekriterien

○ Belastbarkeit ≥ 50 Watt (> 0,7 Watt/kg KG) über 3 Minuten

○ Kein Abfall des PO_2 unter 55 mmHg

○ FEV_1 ≥ 60% des Sollwertes

Kontraindikationen

○ Zustand nach dekompensiertem Cor pulmonale

○ Globalinsuffizienz

○ Kontraindikationen für Aufnahme in Herzgruppe

Tab. 2
Aufnahmekriterien und Kontraindikationen

Darüber hinaus gelten als Kontraindikationen auch jene, die für die Aufnahme in ambulante Herzgruppen gelten, was vor allem bei Patienten mit Nikotinabusus und chronisch-obstruktiver Bronchitis nicht selten der Fall ist.

Literatur

1. Kaiser M, Muthny FA, Schmitz M. Psychosoziale Aspekte bei chronischen Atemwegserkrankungen (COPD). Relevanz und Konsequenzen für die pneumologische Rehabilitation. Pneumologie 1997; 51: 120–128.
2. Gosselink R, Troosters T, Decramer M. Peripheral muscle weadness contributes the exercise limitation in COPD. Am J Respir Crit Care Med 1996; 153: 976–980.
3. Maltais F, et al. Skeletal muscle adaption to endurance training in patients with chronic obstructive pulmonary disease. Am J Respir Crit Care Med 1996; 154: 442–447.

4. Palange P, et al. Effect of reduced body weight on muscle exercise capacity in patients with COPD. Chest 1998; 114: 12–18.

5. Serres J, et al. Impaired skeletal muscle endurance related to physicial inactivity and altered lung function in COPD patients. Chest 1998; 113: 900–905.

6. Yoshikawa M, et al. Distribution of muscle mass and maximal exercise performance in Patients with COPD. Chest 2001; 119: 98.

7. Jakobsson P, Jorfeldt L, Henriksen J. Metabolic enzyme activity in the quadriceps femoris muscle in patients with severe chronic obstructive pulmonary disease. Am J Respir Crit Care Med 1995; 151: 374–377.

8. Casaburi R, et al. Reductions in exercise lactic acidosis and ventilation as a result of exercise training in patients with obstructive lung disease. Am Rev Respir Dis 1991; 143: 9–18.

9. Prefant C, Varray A, Vallel G. Pathophysiological basis of exercise training in patients with chronic obstructive lung disease. Eur Respir Rev 1995; 25: 27–32.

10. Vogiatzis I, et al. Physiological response to moderate exercise workloads in a pulmonary rehabilitation program in patients with varying degrees of airflow obstruction. Chest 1999; 116: 1200–1207.

11. Cochrane LM, Clark CJ. Benefits and problems of a physical training programme for asthmatic patients. Thorax 1990; 45: 345–351.

12. Hallstrand TS, et al. Aerobic Conditioning in mild asthma decreases the hyperpnea of exercise and improves exercise and ventilatory capacity. Chest 2000; 118: 1460–1469.

13. Ries AL, et al. Effects of pulmonary rehabilitation on physiologic and psychosocial outcomes in patients with chronic obstructive pulmonary disease. Am J Respir Crit Care Med 1995; 151: 374–377.

14. Fichter J, et al. Einfluß von Sauerstoff auf die aerobe Belastbarkeit bei Patienten mit COPD. Pneumologie 1999; 53: 121–126.

15. Lacasse Y, et al. Meta-analysis of respiratory rehabilitation in chronic obstructive pulmonary disease. Lancet 1996; 348: 1115–1119.

16. Franz IW, et al. für die Sektion Rehabilitation und Behindertensport des Deutschen Sportärztebundes. Empfehlungen zur Leitung ambulanter Lungengruppen. Dtsch Z Sportmed 1994; 45: 72–79.

17. Weise B. Pneumologische Rehabilitation 1999. Pneumologie 2000; 54: 215–217.

18. Smith K, et al. Respiratory muscle training in chronic airflow limitation: A meta-analysis. Am Rev Respir Dis 1992; 145: 533–539.

19. Worth H, et al. Empfehlungen der Deutschen Atemwegsliga zu Sport und körperlichem Training bei Patienten mit obstruktiven Atemwegserkrankungen. Med Klin 2000; 95: 123–129.

20. Nelson JA, et al. Effect of long-term salmeterol treatment on exercise-induced asthma. N Engl J Med 1998; 339: 141–146.

21. Bernard S, et al. Peripheral muscle weakness in patients with chronic obstructive pulmonary disease. Am J Respir Crit Care Med 1998; 158: 629–634.

22. McKenzie DC, et al. The protective effects of continuous and interval exercise in athletes with exercise-induced asthma. Med Sci Sports Exerc 1994; 26: 951–956.

Chronisch-obstruktive Lungenerkrankung: Aktivitäts- und Trainingsempfehlungen

Aktivität	Ziele	Intensität	Dauer/Häufigkeit
Alltagsaktivität z. B. kurze Strecken zu Fuß zurücklegen, Treppensteigen, Fahrrad als Transportmittel, alltagsspezifische Übungen	Anhebung des Aktivitätsniveaus, Erreichen eines Minimaleffekts	Moderat (3–6 MET)	Multiple kurze Bewegungsimpulse (5–10 Min.), mehrmals pro Tag bzw. täglich
Ausdauertraining Spielt eine entscheidende Rolle: Gehen, Walking, Laufen, Langlaufen, Radfahren, Standfahrrad	Verbesserung der aeroben Kapazität und Belastbarkeit, Reduktion der Hyperventilation auf submaximaler Leistungsstufe	Für stabile Asthmatiker Trainingsherzfrequenz von 180–190 minus Lebensalter in Jahren Für Patienten mit chronisch-obstruktiver Lungenerkrankung 60–70% der HF_{max} (HF_{max} = 220 minus Lebensalter in Jahren) oder 50–60% HFR (Laufen ohne Schnaufen) Grad des Belastungsempfindens; RPE-Score: 10–13 auf der 6–20-Punkteskala nach Borg bzw. 3–4 auf der 0–10-Punkteskala nach Borg (entspricht »mäßig« bis »ein wenig schwer«)	Anfangs: 5–10 Min. Impulse intervallartig mit Erholungsphasen Ziel: 20–30 Min. kontinuierlich Minimum: 3-mal/Woche Ziel: möglichst täglich
Kraftausdauertraining Circuittraining an Maschinen Handgewichte (0,5 bis max. 1 kg) Therabänder	Verbesserung der Kraftausdauer und Kraft, besonders bei ausgeprägter Atrophie Verbesserung des Muskelstoffwechsels Verminderung der vorzeitigen muskulären Ermüdung	20–30% 1-RM, 10–15 Wiederholungen	2–3 Serien 2–3-mal/Woche Für alle großen Muskelgruppen, vor allem jedoch Arm- und Schultermuskulatur

Chronisch-obstruktive Lungenerkrankung: Aktivitäts- und Trainingsempfehlungen

Aktivität	Ziele	Intensität	Dauer/Häufigkeit
Atemschulung	Kräftigung der Atemmuskulatur, Reduktion der dynamischen Überblähung durch kontrollierte und verlängerte Exspiration		2–3-mal/Woche

Medikamentenhinweise	**Spezielle Hinweise**
○ Eine kontinuierliche, an den Richtlinien der Fachgesellschaften orientierte Stufentherapie stellt die Basis der Behandlung dar ○ Auch bei stabilen Peak-flow-Werten kann die zusätzliche Inhalation eines kurzwirksamen β_2-Mimetikums 30 Minuten vor dem Ausdauertraining sinnvoll sein	○ Ein Anstrengungsasthma kann oftmals durch Peak-flow-Messungen objektiviert werden ○ Bei der Trainingssteuerung müssen Umwelteinflüsse (kalte Umgebungstemperatur, unspezifische und spezifische Reize) und medikamentöse Anpassungen berücksichtigt werden ○ Die Belastungssteuerung über die Trainigsherzfrequenz ist für dekonditionierte Asthmatiker oft wenig praktikabel ○ Trainingssteuerung anhand der Atmung und des Belastungsempfindens (z. B. 10-Punkteskala nach BORG) sind die bevorzugten Überwachungsmethoden der Intensität

HF_{max}: maximale Herzfrequenz
HFR: Herzfrequenzreserve (Berechnung siehe Seite 77)
1-RM: 1-Repetitionsmaximum
RPE: Ratings of Perceived Exertion (siehe Anhang, Seite 285)

Körperliche Aktivität und maligne Tumorerkrankungen

H. Lötzerich, Christiane Peters und Th. Schulz, Köln

Einleitung

In den westlichen Industrienationen gewinnen maligne Tumorerkrankungen zunehmend an Bedeutung, was sich in den Statistiken der Todesursachen widerspiegelt. An 1. Stelle der Gesamtstatistik der Todesursachen liegen in der Bundesrepublik Deutschland zwar die Herz- und Kreislauferkrankungen, von diesen Todesfällen sind allerdings (infolge kardiovaskulärer Ursachen) zu einem hohen Prozentsatz >70-Jährige betroffen.

Betrachtet man jedoch die Todesursachen bis zum 70. Lebensjahr, so führen die Krebstoten die Statistik mit mehr als ⅓ deutlich an, ohne dass eine Änderung dieser Tendenz im letzten Jahrzehnt zu erkennen ist. Nicht zuletzt deshalb stellt sich die Frage nach einer frühzeitigen, sinnvollen Primärprävention gegen Krebs. In Anbetracht der vielen Krebspatienten, die frühzeitig entdeckt und mit unterschiedlichem Erfolg behandelt werden können, sind auch eine effiziente Unterstützung der Therapie sowie eine erfolgreiche Sekundärprävention von Bedeutung.

Befunde aus Tierversuchen

Die Grundlage für eine Antwort auf die Frage nach einem präventiven Effekt von körperlicher Aktivität in der Freizeit oder in den Jahren der Berufstätigkeit bilden viele Befunde aus Tierversuchen, die seit mehr als 70 Jahren vorliegen. In mehr als 50 Publikationen wurde der Einfluss von körperlicher Aktivität auf die Krebsentwicklung bei Tieren untersucht (1, 2). In fast allen vorliegenden Studien umfasst das Spektrum der körperlichen Aktivität Schwimmen oder Laufen auf freiwilliger oder unfreiwilliger Basis unter meist sehr unterschiedlichen Bedingungen.

Die Angaben zu Belastungszeitraum (Monate, Wochen), Belastungsfrequenz (z. B.

Häufigkeit pro Woche), Belastungsdauer, -umfang (zurückgelegte Strecke) und Intensitätsangaben sind schwer zu beurteilen und miteinander zu vergleichen. Dies gilt auch für die Beurteilung von Belastungen, die im Tierversuch bis zur Erschöpfung reichen.

Eine besondere Schwierigkeit ist darüber hinaus die Übertragbarkeit von Belastungsumfang und -intensität vom Tierversuch auf den Menschen. Würde man beispielsweise den Zeitraum des Trainings einer Ratte über 3 oder 4 Monate auf die Lebensspanne eines Menschen übertragen, wäre dieser fast für 1 Jahrzehnt äquivalent. Eine Unterscheidung der Ergebnisse in Bezug auf freiwillige körperliche Aktivität und der vom Menschen gezielt geplanten Trainingsprogramme für Tiere sollte zusätzlich beachtet werden.

Der Begriff des Trainings unterscheidet sich von körperlicher Aktivität dadurch, dass Training regelmäßig, wiederholend und strukturiert praktiziert werden muss, um eine gezielte biologische Anpassung zu erreichen. Aus eigenen tierexperimentellen Versuchen ist uns bekannt, dass unbehandelte Laborratten bei ungehindertem Zugang zu einem Laufrad täglich im Schnitt 6 km freiwillig zurücklegen, ohne dass hier ein geplantes Training durchgeführt wird.

Trotz dieser Probleme der Vergleichbarkeit der Belastungssteuerung ergeben sich bei den unterschiedlich chemisch-induzierten oder inokulierten Tumoren überwiegend wachstumshemmende Effekte, bezogen auf das Tumorgewicht und die Wachstumsgeschwindigkeit bzw. auf niedrige Metastasierungsraten. Immerhin zeigen von den oben erwähnten 50 Studien im Tiermodell, bevorzugt mit verschiedenen Ratten- oder Mäusestämmen, 32 eine kanzeroprotektive Wirkung von verschiedenen Belastungen. Bei 11 Studien liegen Teilergebnisse vor, oder es sind deutliche Tendenzen zu erkennen, die unter bestimmten Bedingungen auf einen schüt-

zenden Effekt gegenüber dem Tumorwachstum hinweisen. In nur 7 Untersuchungen werden keine oder negative Veränderungen nach körperlicher Belastung protokolliert.

Körperliche Aktivität und Krebsrisiko

Epidemiologische Studien über den Zusammenhang von körperlicher Aktivität und Krebsrisiko spiegeln ein ähnliches Bild wider. Die sehr verschiedenen Lebensbedingungen und die unterschiedlichen Lebensstile der Menschen bedeuten jedoch ein grundsätzliches Problem bei der Erstellung und Beurteilung dieser Untersuchungen.

Die Fragestellungen der gesundheitlich orientierten Arbeiten haben sich in den letzten Jahrzehnten völlig verändert. Vor etwa 50 Jahren waren Arbeitsphysiologen noch bemüht, die körperlichen Belastungen während der Arbeitszeit zu quantifizieren, um diese daraufhin in den folgenden Jahren zu minimieren. Anschließend hat sich auch aufgrund der industriellen Fortschritte in den westlichen Ländern ein neuer Lebensstil entwickelt, der durch Bewegungsmangel und Übergewicht gekennzeichnet war und ist. Eine Folge war die Zunahme der Herz- und Kreislauferkrankungen, deren Ursachen und Risikofaktoren heute durch eine Vielzahl epidemiologischer Studien hinreichend bekannt sind.

Erst seit dem letzten Jahrzehnt widmen sich die Studien gezielt der Krebsproblematik, was sich in einer deutlichen Zunahme der Untersuchungen widerspiegelt. Da es sich bei Tumorerkrankungen um verschiedene Krebsarten handelt, müssen und werden diese auch differenziert in den Studien betrachtet. Die wissenschaftlichen Bemühungen hängen daher aber auch immer in gewissem Maße von der Inzidenz einzelner Krebsarten ab (Abb. 1).

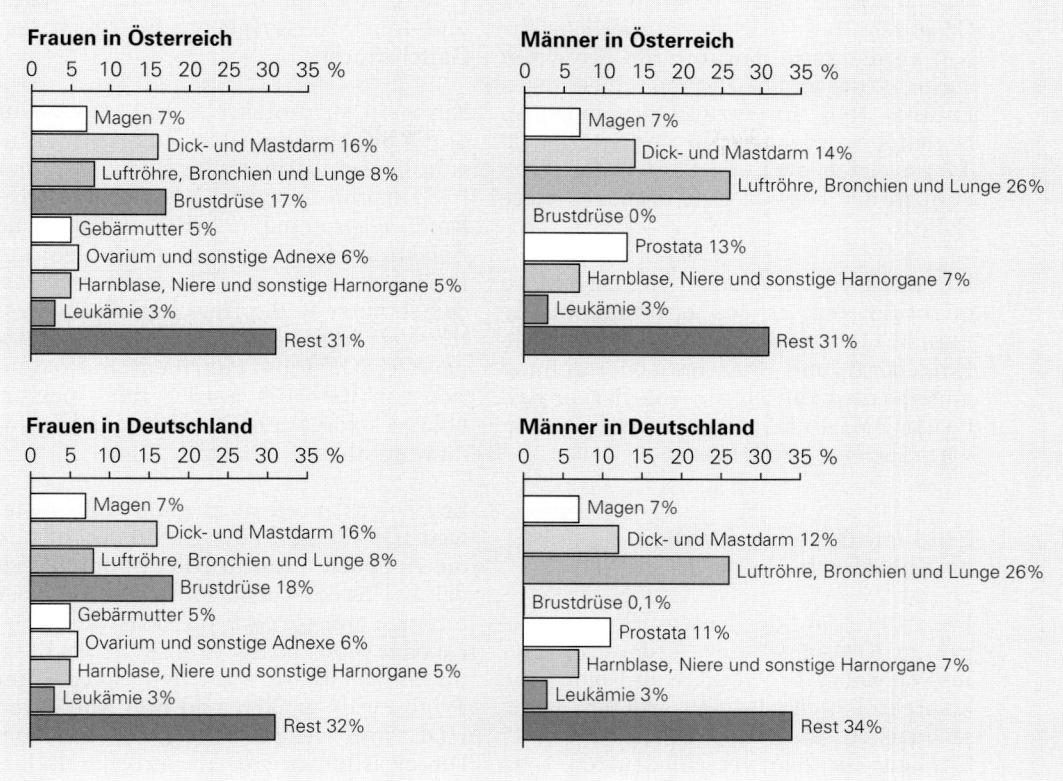

Abb. 1
Krebsbedingte Todesursachen bei Frauen
und Männern in Österreich und in Deutschland

Bei Männern liegt das Lungenkarzinom in der Bundesrepublik Deutschland seit 1953 an 1. Stelle der krebsbedingten Todesursachen. Bei Frauen ist es auf dem Vormarsch und kommt in der Häufigkeit dem Brustkrebs in vielen Ländern schon sehr nahe. Seit den 60er-Jahren des 20. Jahrhunderts ist durch umfangreiche Forschungen der Tabakkonsum als größter Risikofaktor für die Entstehung des Lungenkarzinoms wissenschaftlich nachgewiesen.

Bei keiner anderen Krebsart ist ein vergleichbar hoher Risikofaktor bekannt. Dennoch unternehmen die westlichen Re-gierungen nur halbherzig etwas gegen die mächtigen Tabakkonzerne, da einerseits vermehrt Steuern eingenommen und andererseits Sozialausgaben durch den früheren Tod der Raucher eingespart werden, wobei die Therapiekosten schon berücksichtigt sind.

Die ersten epidemiologischen Untersuchungen zur protektiven Wirkung körperlicher Aktivität gegenüber Krebserkrankungen liegen fast 80 Jahre zurück, wobei in den älteren Studien häufig nur die körperliche Aktivität während der Arbeitszeit erfragt wurde. Dabei kam es meist auch zu einem Vergleich von verschiedenen sozialen Schichten unserer Gesellschaft, da schwere körperliche Arbeit vermehrt in den unteren Schichten vorherrschte und häufig von schlechteren Lebens- und Ernährungsgewohnheiten begleitet wurde. Erst in den letzten 20 Jahren spielt auch die körperliche Aktivität in der Freizeit eine immer größere Rolle.

Um die körperliche Aktivität korrekt zu quantifizieren, ist es erforderlich, die Summe aller körperlichen Belastungen in Fragebögen und Interviews oder anhand anderer medizinisch-physiologischer Kriterien (BMI, Ruheherzfrequenz, Kalorienverbrauch etc.) zu erfassen.

Epidemiologische Studien zu Kolonkrebs

Die größte Zahl der Untersuchungen liegen zu Krebsarten des Verdauungstraktes vor, wobei die Arbeiten zu Kolon- und kolorektalem Krebs den größten Anteil ausmachen. Insgesamt gehen 39 von 47 Studien aus den verschiedensten Ländern Europas, Nordamerikas, Asiens und Australiens von einer schützenden Wirkung körperlicher Aktivität gegenüber malignen Tumoren des Kolons aus (1, 3, 4) (Abb. 2).

Das Ausmaß der Risikominderung reicht von 20–70% und liegt meist zwischen 40 und 50%. Als möglicher biologischer Mechanismus wird an 1. Stelle auf eine verkürzte gastrointestinale Transitzeit der Nahrung durch physische Aktivität hingewiesen, wodurch mögliche Karzinogene eine kürzere Kontaktzeit mit der Darmmukosa haben. Weiterhin wird durch hohe körperliche Belastungen das Verhalten der Prostaglandine der E- und F-Serie (PGE, PGF) zugunsten des PGF verschoben.

Im Gegensatz zu PGE_2 werden die Zellteilungen durch PGF im Kolonepithel erniedrigt und die Darmperistaltik erhöht. Darüber hinaus steigert sportliche Akti-

vität den gesamten Stoffwechselumsatz und führt zu geringerer Sekretion von Gallensäuren.

Ein weiterer protektiver Effekt entsteht durch die Abnahme der Glukose- und Insulinkonzentrationen im Blut, u. a. über IGF (insulin-like growth factor) und IGF-Bindungsproteine (IGFBP). Körperliche Belastung führt zu einer gesteigerten Produktion des IGF-Bindungsproteins, das seinerseits die freie IGF-Konzentration verringern soll. Hohe Konzentrationen von IGF-I und eine niedrige Produktion von IGFBP-3 werden mit einer erhöhten kolorektalen Krebsrate in Verbindung gebracht.

Zur Zeit ist noch nicht ganz klar, inwieweit IGF die Zellteilungsrate erhöht und die Apoptose unterdrückt, wodurch sich das Krebsrisiko erhöhen würde. Darüber hinaus kann körperliche Aktivität im Beruf oder während der Freizeit neben Insulin und Glukose auch den Spiegel der Triglyzeride senken und den Anteil von HDL am Gesamtcholesterin erhöhen. Dieser Einfluss von körperlicher Belastung auf den metabolischen Stoffwechsel ist mit einem verringerten Krebsrisiko verbunden.

Auf den Risikofaktor »Übergewicht« wird stärker in Studien mit kolorektalem als mit Kolonkrebs verwiesen. Das Übergewicht spielt aber auch bei anderen Krebsarten eine bedeutende Rolle. Fettzellen können als Speicher von Vitaminen, aber auch von Giften oder von Stoffwechselzwischenprodukten verabreichter Medikamente dienen. Damit stellt das Fettgewebe eine mögliche Quelle von Karzinogenen in fettleibigen Menschen dar.

Viele der beschriebenen biologischen Mechanismen erscheinen plausibel und erklären das überzeugende Ergebnis der vorliegenden epidemiologischen Arbeiten, sodass der körperlichen Aktivität bzw. dem Sport ein deutlicher kanzeroprotektiver Effekt gegenüber Kolonkrebs zugeschrieben werden kann.

Krebsrisiko beim Mammakarzinom

Trotz ansteigender Inzidenz des Lungen-karzinoms ist bei Frauen das Mamma-karzinom noch von vorrangiger Bedeu-tung, da in westlichen Ländern jede 10. Frau an dieser Krebsart erkrankt. 29 von 41 epidemiologischen Studien weisen auf eine Reduktion des Brustkrebsrisikos um 30–40% durch körperliche Aktivität im Beruf oder während der Freizeit hin (1, 3, 4) (Abb. 2).

Die Zusammenhänge sind komplex, da das Mammakarzinom ein hormonabhängiger Tumor ist und die Frau, bedingt durch

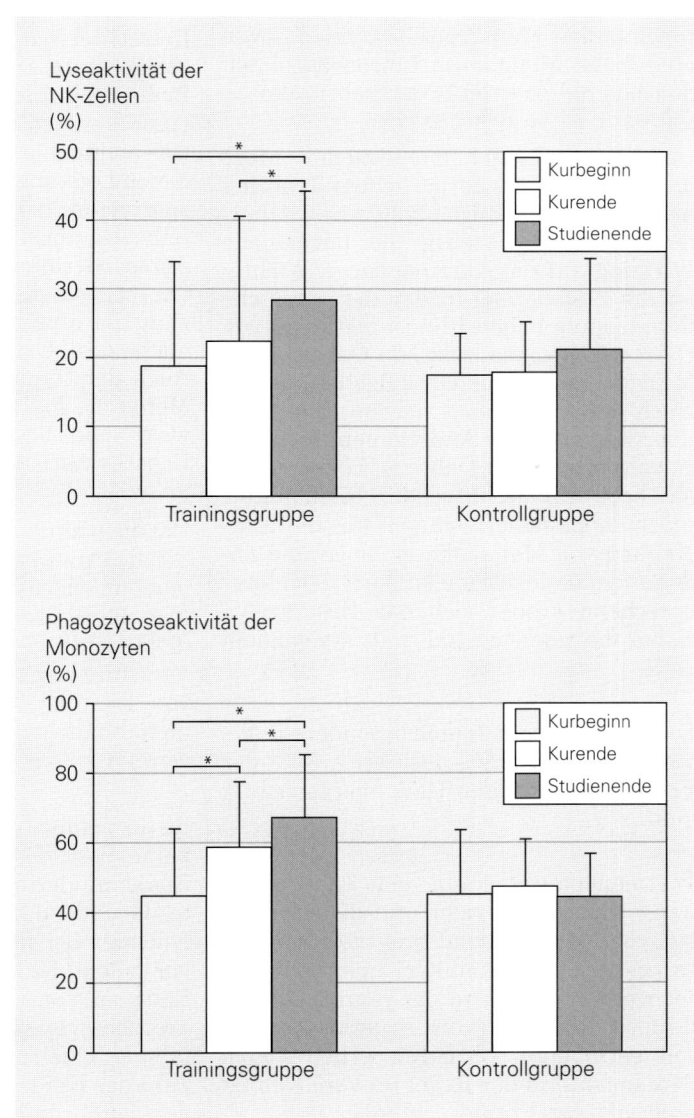

Abb. 2
Einfluss von Ausdauertraining auf die NK-Zell-Zytotoxizität gegenüber K 562 und der Phagozytoseaktivität von Monozyten bei Mamma-karzinompatientinnen (Trainingsgruppe: n = 24; Kontrollgruppe: n = 25) (9, 12)

* p <0,05

159

Menarche und Menopause, mehrere Lebensabschnitte mit unterschiedlichen hormonellen Einflüssen durchlebt. Daher ist der Zeitraum der körperlichen Betätigung, der zu einer Verschiebung der Zeitpunkte (Menarche und Menopause) und damit der Dauer dieser Lebensabschnitte führt, von besonderer Bedeutung.

So kann Sport zu einer verspäteten Menarche und temporären Störungen des Zyklus beitragen. Ein zeitlich verzögertes Einsetzen der Menarche, längere und unregelmäßige Menstruationszyklen sowie eine frühe Menopause führen zu einem deutlich reduzierten Brustkrebsrisiko.

Im Mittelpunkt stehen in diesem Kontext der Einfluss von körperlichem Training und Sport auf die weiblichen Sexualhormone und gleichzeitig die hormonelle Wirkung auf die Karzinogenese. Wichtig ist die Zeitspanne, in der der weibliche Organismus hohen Konzentrationen von Östrogen ausgesetzt ist, da Östrogen als Mitogen auf Brustepithelzellen wirkt. Nach der Menopause werden Östrogene überwiegend aus Androgenen im Fettgewebe produziert. Daher ist Übergewicht ein hoch einzuschätzender Risikofaktor postmenopausaler Frauen für die Entstehung von Mammakarzinomen und anderer gynäkologischer Tumoren. Dementsprechend erhöht sich das Brustkrebsrisiko postmenopausal mit steigendem BMI.

Dieser Aspekt spielt eine besondere Rolle, wenn man bedenkt, dass etwa 30% der Frauen allein in den USA übergewichtig sind.

Postmenopausal kann ein Zusammenhang von Übergewicht und dem Auftreten von östrogen- und progesteronrezeptorpositivem Mammakarzinom beobachtet werden. Während der reproduktionsfähigen Phase sinkt das Brustkrebsrisiko mit geringerem BMI. Körperlich aktive Frauen sind in der Regel im Vergleich zu nicht aktiven Frauen schlanker.

Weiterhin scheint die Dosis der körperlichen Belastung von entscheidender Bedeutung in diesem Lebensabschnitt zu sein. So haben z. B. moderate Belastungen in geringem Umfang keinen Einfluss auf die Länge des Zyklus und damit auf die hormonellen Spiegel der Sexualhormone. Der Estradiolspiegel fällt jedoch prämenopausal mit steigender körperlicher Aktivität, wobei sowohl Belastungsumfang als auch -intensität eine Rolle spielen.

Betrachtet man den Östrogeneinfluss über die gesamte Lebensspanne, so ist es von Bedeutung, dass sportliche Aktivität zu einer Verzögerung der Menarche führt, was an jungen Tänzerinnen und verschiedenen Leistungssportlerinnen (Ausdauersportarten, Turnen, Eislauf, Eistanz) und teilweise auch an sportlich aktiven Freizeitsportlerinnen beobachtet werden konnte. Insgesamt wird damit eine Verkürzung der reproduktiven Phase und damit auch des Östrogeneinflusses erreicht. Auch der Dauer des Zeitraumes von der Menarche bis zur Geburt des 1. Kindes wird eine besondere Bedeutung beim Brustkrebsrisiko eingeräumt.

Darüber hinaus kann körperliche Aktivität die Produktion von SHBG (sexualhormonbindendes Globulin) erhöhen, wodurch u. a. die Konzentration von freiem Estradiol verringert wird. Auf diese hormonelle Verschiebung kann ein protektiver Effekt von Training und Sport gegenüber hormonabhängigem Krebs zurückgeführt werden.

Es liegen aber auch Studien vor, in denen keine positive Wirkung im Sinne einer Risikominderung gefunden werden konnte. Gründe dafür könnten viele andere Faktoren bei der Datenerhebung sein, die vor allem beim Mammakarzinom eine Rolle spielen. Dazu gehören die brustkrebsbezogene Familiengeschichte, Gebärfähigkeit, höheres Alter beim 1. Kind und Zahl der Kinder, wobei Nulliparae besonders gefährdet sind.

Weiterhin wirkt sich regelmäßige körperliche Aktivität häufig auf den Lebensstil der Frauen aus. Krebsvorsorgeuntersuchungen werden oftmals vermehrt wahrgenommen, da Freizeitsportlerinnen körper- und gesundheitsbewusster sind.

Insgesamt leben und ernähren sich Sportler und Sportlerinnen meist gesünder als die nicht sporttreibende Normalbevölkerung und weisen dadurch weniger Risikofaktoren auf. Beispielsweise werden weniger Alkohol, Tabak und Medikamente konsumiert. Im Zusammenhang mit Brustkrebs weisen Raucherinnen einen höheren Estradiolwert als Nichtraucherinnen auf. Darüber hinaus erhöht kohlenhydratarme, fettreiche und faserarme Nahrung, wie sie oftmals von Ausdauersportlerinnen bevorzugt wird, das Krebsrisiko. Sportler verzehren oft mehr Früchte und Gemüse, deren Konsum ebenfalls gegen verschiedene Krebsarten protektiv wirken soll.

Sogar bei Männern ist das Brustkrebsrisiko mit starkem Übergewicht und Bewegungsmangel assoziiert. Auf eine mögliche Einbindung des Fettgewebes in die Karzinogenese wurde bereits hingewiesen. Hinweise zur gesunden Ernährung von Krebspatienten können auch als prophylaktische Empfehlungen angesehen werden (5).

Eine besondere Schwierigkeit liegt aber in allen Studien bei der Einschätzung bzw. Quantifizierung der körperlichen Aktivität in der Freizeit und im Beruf. Auch eine Beurteilung der epidemiologischen Studien nach der Qualität der Datenerhebung in Bezug auf die körperliche Aktivität führt zur Zeit noch nicht zu differenzierteren Erkenntnissen (6), sollte aber in der Zukunft weiter beachtet werden.

Krebsrisiko beim Prostatakarzinom

Wie bei den Frauen zum Mammakarzinom liegen bei Männern ähnliche Ergebnisse zum Prostatakarzinom vor. Von 31 Studien weisen 18 auf eine schützende Wirkung körperlicher Aktivität gegenüber Prostatakrebs hin (1, 3, 4) (Tab. 1).

Eine Reduktion des Risikos wird teilweise mit bis zu 70% angegeben, liegt aber im Durchschnitt zwischen 10 und 30%.

Neben den bereits erwähnten allgemeinen Auswirkungen körperlichen Trainings auf eine Krebsentwicklung sind die spezifischen hemmenden Wirkmechanismen beim Prostatakarzinom noch nicht näher bekannt.

Parallel zum Östrogen der Frau wird beim Mann der Einfluss von Sport auf die Testosteronkonzentration diskutiert. Im Gegensatz zum zyklisch gebildeten Östrogen wird Testosteron beim Mann mehr oder weniger kontinuierlich über die gesamte Lebensspanne, jedoch mit abnehmender Tendenz, gebildet. Sport oder andere körperliche Aktivitäten sollen die Konzentration des freien Testosterons verringern; schützende Effekte vor Prostata- und Hodenkrebs werden auf dieser Basis diskutiert.

Die bereits erwähnten Auswirkungen von Sport auf die Ausschüttung von SHBG sollen zu einer Verringerung des freien Testosterons führen, wobei dazu auch differierende Befunde vorliegen, die keinen Einfluss auf die Testosteronkonzentration finden oder auch das Gegenteil belegen. Eine abschließende Beurteilung ist aufgrund der kontroversen Diskussion zur Zeit noch nicht möglich.

Eine fettarme und faserreiche Ernährung in Kombination mit körperlicher Betätigung senkt den Insulinspiegel. Die Abnahme von Insulin soll dessen mitogene Aktivität in der Prostata vermindern. Noch offen ist, inwieweit lokale Hormonkonzentrationen zu Veränderungen im Gewebe führen können. Damit sind biologische Mechanismen der Risikominderung nicht so klar erkennbar wie beim Kolon- oder Mammakarzinom.

Tab. 1

Krebsart	Pat. n	Reduktion des Krebsrisikos mit steigender körperlicher Aktivität		Einschätzung des Risikos	
		Kohorten- studien (Gesamtzahl)	Fall-Kontroll- Studien (Gesamtzahl)	Niveau der Risiko- einschätzung	Risiko- reduktion
Kolon	47	16 (21)	23 (26)	0,3–1,0	40–50%
Mamma	41	12 (18)	17 (23)	0,3–1,6	30–40%
Prostata	31	11 (18)	7 (13)	0,5–2,2	10–30%
Lunge	8	6 (6)	0 (2)	0,4–1,3	30–40 %

Einige Studien deuten darauf hin, dass einer Risikominimierung durch regelmäßige körperliche Aktivität im Alter größere Bedeutung zukommt. Allerdings wirken u. U. die allgemeinen schützenden Faktoren in der Summe auch kanzeroprotektiv, vor allem der positive Einfluss auf die Prostaglandinsynthese.

Diese Befunde zum Einfluss von Training und Sport auf die Entstehung des Prostatakarzinoms sind von besonderer Bedeutung, da der Anteil von Prostatakrebs in den letzten 15 Jahren um 66% zugenommen hat (7).

Lungenkrebs und körperliche Aktivität

Es liegen verhältnismäßig wenige epidemiologische Studien vor, die einen Zusammenhang von Lungenkrebsrisiko und körperlicher Aktivität evaluieren. Dies liegt wahrscheinlich daran, dass mit dem Tabakkonsum ein wesentlicher Risikofaktor bekannt ist. Körperliche Aktivität und Sport tragen hier indirekt zum Schutz bei, da mit der oft gesünderen und bewussteren Lebensweise von Gesundheitssportlern auch ein geringerer oder gar kein Tabakkonsum einhergeht.

Tab. 1

Dosis-abhängig-keit Zahl der Studien (Gesamt)	Zeitspanne der körperlichen Aktivität	Biologische Begründung	Wissen-schaftliche Beurteilung
23 (29)	Lebenslang	Vorhanden – mehrere mögliche Mechanismen	Über-zeugend
16 (28)	Jugend oder Adoleszenz	Vorhanden – mehrere mögliche Mechanismen	Über-zeugend
12 (22)	Jugend? Alter?	Vorhanden – mehrere mögliche Mechanismen	Positive Tendenzen und Hin-weise, mög-licherweise Risiko-reduktion
4 (6)	Unbekannt	Unklar	Möglicher-weise Risiko-reduktion

Tab. 1
Zusammenfassende Übersicht epidemiologischer Studien zum Einfluss von körperlicher Aktivität auf das Krebsrisiko, Stand 2001 (1–4)

Als weiterer positiver Effekt erhöht körperliche Aktivität sowohl die Ventilation als auch die Durchblutung der Lunge, wodurch die Konzentration von karzinogenen Stoffen in der Lunge und die Kontaktzeit mit dem Lungenepithel verringert werden.

Der krebsauslösende Effekt des Rauchens stellt mögliche schützende Wirkungen sportlicher Aktivität bei weitem in den Schatten. Dennoch weisen auch beim Lungenkrebs 6 von 8 epidemiologischen Studien auf eine kanzeroprotektive Wirkung des Sportes hin. Aufgrund der geringeren Todes- bzw. Patientenzahlen bei anderen Krebsarten liegen nur vereinzelt Befunde vor, sodass anhand der wenigen Studien keine abschließende wissenschaftlich fundierte Beurteilung über andere Krebsarten sinnvoll erscheint.

**Körperliche Aktivität
und körperliches Training
in der Therapie und Rehabilitation
von Krebspatienten**

In Anbetracht der vielen Krebserkrankungen stellt sich die Frage, inwieweit körperliches Training auch eine Rolle in der Rehabilitation im Sinne einer ergänzenden Therapie bzw. Sekundärprävention spielen kann. Allein in den USA leben zur Zeit 8 Millionen Frauen, die an Brustkrebs erkrankt sind. Davon liegt bei 5 Millionen Frauen die Diagnose 5 oder mehr Jahre zurück. Insgesamt ist die 5-Jahresüberlebensrate von 78% im Jahr 1940 bis heute auf 96% gestiegen (8).

Trotzdem werden in sämtlichen epidemiologischen Übersichtsartikeln der letzten Jahre über den Zusammenhang von körperlicher Aktivität und Krebs als Quintessenz »Intervention Studies« bzw. gezielte Rehabilitationsprogramme gefordert, in die Sport involviert ist. Der positive Effekt von Trainings- und Sporttherapie auf die Psyche und das Wohlbefinden ist in mehreren Studien belegt.

Die weltweit 1. Studie mit Krebspatienten wurde bereits vor fast 8 Jahren abgeschlossen (9). Dabei hat man während der Rehabilitation die Wirkung von Ausdauertraining auf immunologische und psychologische Befunde bei Mammakarzinompatientinnen untersucht. Eine Grundlage für diese Studie waren die bereits erwähnten positiven Befunde der Tierversuche und die vielen Studien, die eine Aktivierung des Immunsystems nach körperlicher Belastung bei sportlich Trainierten und Untrainierten belegen (10,11).

An der »Kölner Brustkrebsstudie« nahmen insgesamt 49 Frauen (Trainingsgruppe: n = 24; Kontrollgruppe: n = 25) im mittleren Alter von 50 Jahren teil, die eine Tumorklassifikation von T1–2 N0–1 M0 aufwiesen. Das moderate Ausdauertraining begann während eines 6-wöchigen Kuraufenthaltes in einer Rehabilitationsklinik und wurde anschließend über 6 Monate an der Deutschen Sporthochschule Köln weitergeführt. Als Belastung diente ein standardisiertes Training auf dem Fahrradergometer. Ziel war ein moderates Ausdauertraining 2–3-mal pro Woche jeweils 30–45 Minuten lang. Die Belastungsintensität wurde mit Hilfe einer Belastungsergometrie im moderaten Bereich definiert. Die Probandinnen sollten die Belastung selbst als moderat einschätzen. Sprechen während des Trainings sollte problemlos möglich sein.

Die Erhebung der psychologischen und immunologischen Befunde erfolgte vor und nach dem Kuraufenthalt sowie nach weiteren 6 Monaten. Bemerkenswert waren die trainingsbedingten Steigerungen der Phagozytoseaktivität von Granulozyten und Monozyten in den verschiedenen Testverfahren und die erhöhte zytotoxische Aktivität von natürlichen Killerzellen (NK) gegenüber K-562-Tumorzellen (Abb. 2).

Während sich die Immunfunktionen der Trainingsgruppe tendenziell schon nach 6 Wochen und nach 6 Monaten signifikant verbesserten, blieben die Werte der Kontrollgruppe unverändert. Die verbesserte Aktivität der NK-Zellen lag nach 7½ Monaten am Studienende in der Trainingsgruppe wieder im Bereich von Gesunden (12) (Abb. 2).

Die Befunde sind damit vor dem Hintergrund eines Rezidivs oder möglicher Metastasen von besonderer Bedeutung, da sowohl das Monozyten-Makrophagen-System als auch die natürlichen Killerzellen eine wichtige Rolle bei der Tumorabwehr spielen.

Parallel zu den positiven immunologischen Effekten nahmen in der Trainingsgruppe die Lebenszufriedenheit am Ende der Kur zu und die körperlichen Beschwerden kontinuierlich ab. Andere Studien mit Krebspatienten, die nur psychologische Befunde untersuchen, konnten bei Mammakarzinompatientinnen auch eine Abnahme der Ängste und Depressionen in Sportgruppen im Vergleich zu Kontrollgruppen beobachten. Weiterhin wurde die körperliche Leistungsfähigkeit gesteigert, und die gesundheitsbezogene Lebensqualität erhöhte sich.

Die gewonnene Erkenntnis, dass moderates Ausdauertraining aus psychoneuroimmunologischer Sicht einen positiven Beitrag in der Rehabilitation von Brustkrebspatientinnen leisten kann, bildete die Basis für weitere Studien. Während körperliches Training und Sport bereits seit 20 Jahren in der Nachsorge aus psychosozialer und funktioneller Sicht erfolgreich Anwendung findet, wird heute auch Ausdauersport schon während der Krebstherapie eingesetzt. Hier kommt es schon bei moderaten Belastungen zur Verbesserung der körperlichen Leistungsfähigkeit und zu einer Steigerung des Wohlbefindens.

Es liegt auch eine Pilotstudie vor, die Bewegungsprogramme mit einzelnen Kindern, die an Leukämie erkrankt sind, untersucht. Aufgrund der geringen Probandenzahl können die Befunde jedoch wissenschaftlich nicht bewertet werden.

Fazit

Betrachtet man alle vorliegenden Ergebnisse, scheint in Abhängigkeit vom Grad der körperlichen Aktivität eine allgemeine Reduktion des Krebsrisikos im Bereich von etwa 46% zu liegen (2).

Um zum Einfluss von Training und Sport auf die Karzinogenese sowie den Therapieverlauf bessere Aussagen machen zu können, werden zur Zeit von unserer Arbeitsgruppe im Tiermodell mit hormonabhängigen Tumoren Untersuchungen durchgeführt, die nach synergistischen Effekten von Hormontherapie und Sport suchen. Weiterhin laufen Studien mit urologischen Karzinompatienten, die während der Chemotherapie ausdauerorientierte Bewegungsprogramme durchführen. Um die Wirkung von Training und Sport besser zu beurteilen, werden neben der Lebensqualität weitere psychosoziale, funktionell-motorische, endokrinologische sowie immunologische Faktoren untersucht.

Nachdem regelmäßige körperliche Aktivität zum Schutz vor Krebs, kardiovaskulären Erkrankungen, Diabetes, Osteoporose und zu einem verbesserten psychischen Befinden beiträgt, ist es in unserer Gesellschaft schon fast fahrlässig, keinen Gesundheitssport zu betreiben.

Literatur

1. Lötzerich H, Uhlenbruck G. Präventive Wirkung von Sport im Hinblick auf die Entstehung maligner Tumoren? Dtsch Z Sportmed 1995; 46 (S1): 86–94.
2. Shephard R, Fuchter R. Physical activity and Cancer: How may protection be maximized? Crit Rev Oncol 1997; 8: 219–272.
3. Friedenreich C. Physical Activity and Cancer Prevention: From observational to intervention research. Cancer Epidemiol Biomarkers Prev 2000; 10: 287–301.
4. Thune I, Furberg AF. Physical activity and cancer risk: dose-response and cancer, all sites and site-specific. Med Sci Sports Exerc 2001; 33 (Suppl): 530–550.
5. Deutsche Krebshilfe e.V. Ernährung bei Krebs. Die blauen Ratgeber. Band 33. Bonn 1996.
6. Pols M. Methological aspects of physical acitivity assessment in epidemiological studies. Eur J Epidemiol 1998; 14: 63–70.
7. Badawi AF. The role of prostaglandin synthesis in prostate cancer. BJU International 2000; 85: 451–462.
8. Francis K. Physical activity in prevention and rehabilitation of breast cancer. Crit Rev Phys Rehabil Med 1996; 8: 323–341.
9. Lötzerich H, Peters C. Krebs und Sport: Einfluß eines moderaten Ausdauertrainings auf Psyche und Immunsystem . In: Leyk D, Lötzerich H, Hrsg. Sportwissenschaftliche Arbeiten aus dem Bereich Medizin und Naturwissenschaft. Band 4. Köln: Sport & Buch Strauß; 1997.
10. Lötzerich H. Hochleistungssport und Immunsystem. Schriftenreihe der Deutschen Sporthochschule. Band 33. Sankt Augustin: Academia; 1995.
11. Lötzerich H, Peters C, Uhlenbruck G. Körperliche Belastungen und Immunfunktionen. In: Schedlowski M, Tewes U, Hrsg. Psychoneuroimmunologie. Heidelberg: Spektrum; 1996. S. 439–458.
12. Peters C, et al. Influence of a moderate exercise training on natural killer cytotoxicity and personality traits in cancer patients. Anticancer Res 1994; 14: 1033–1036.

Maligne Tumorerkrankungen: Aktivitäts- und Trainingsempfehlungen

Aktivität	Ziele	Intensität	Dauer/Häufigkeit
Ausdauer-komponente Je nach Möglich-keiten des passiven Bewegungs-apparates: Gehen, Wandern, Walken, Joggen, Schwimmen, Radfahren, Steppaerobic, Ergometertraining, ausdauerorientierte Spiel- und Tanz-formen, Gruppentraining	Steigerung der kardiovaskulären Leistungsfähigkeit bzw. allgemeinen aeroben Ausdauerleistungs-fähigkeit, Senkung der Belastungs-herzfrequenz bei gleich-bleibender Belastung, Senkung der Ruheherz-frequenz, Steigerung des Belastungsumfangs, Verbesserung der Regenerationsfähigkeit, Steigerung der Leistungs-reserve Krebsspezifisch: Steigerung der Körper-abwehr, Verkürzung der gastro-intestinalen Transitzeit der Nahrung, Senkung des Körpergewichtes und des BMI, Normalisierung der Glukose-, Insulin- und Triglyzeridspiegel, Senkung eines erhöhten Cholesterin-spiegels, Erhöhung des HDL-Anteils, Senkung von erhöhten Serumspiegeln freier Sexualhormone, positive Beeinflussung der Prostaglandinsynthese, psychosoziale Stabilisierung; während einer Chemotherapie zusätzlich: Stabilisation der physiologischen Leistungs-fähigkeit	Etwa 40–70% der HFR Festlegung der Belastungsintensität unter besonderer Berücksichtigung von: Tumorstadium, Therapie- bzw. Rehabilitationsphase, allgemeiner körper-licher Verfassung, Alter, Begleit-erkrankungen Individuelle Beurteilung der Belastungsintensität notwendig Belastungs-schwankungen möglich Belastungs-einschätzung durch den Patienten: moderat 11–14 RPE auf der 6–20-Punkte-skala nach Borg bzw. 3–4 RPE auf der 1–10-Punkteskala nach Borg Sprechen während der Belastung ohne Probleme möglich	20–45 Min. je Einheit Kontinuierlich oder nach der extensiven Intervallmethode Max. 1 Einheit/d 3–4-mal wöchent-lich Gegenbenenfalls kürzere Strecken im Alltag zu Fuß oder mit dem Fahrrad zurück-legen Energieverbrauch abhängig von anderen körper-lichen Belastungen im Beruf und in der Freizeit

Maligne Tumorerkrankungen: Aktivitäts- und Trainingsempfehlungen

Aktivität	Ziele	Intensität	Dauer/Häufigkeit
Kraftausdauer und Kraftkomponente			
Kräftigungsgymnastik mit Geräten (Thera-band etc.)	Entgegenwirken von muskulären Dysbalancen, Kräftigung der Muskulatur des Schultergürtels, Kräftigung der Rumpf-muskulatur (isometrische und isotonische Kräftigungs-übungen) Keine ruckartigen Bewegun-gen – besser geführte und kontrollierte Bewegungen, keine extremen Bewegungsausschläge, Kräftigung der Beckenbodenmuskulatur	Subjektiv: moderate Belastung, eher umfang- als intensi-tätsgesteuert	Im Rahmen eines komplexen Bewe-gungsprogrammes 2–3-mal/Woche
Krafttraining an Maschinen, Kraftausdauer		30–40% 1-RM (etwa 12–30 Wieder-holungen pro Übung)	8–10 Übungen für alle großen Muskelgruppen, 2–3 Serien
Kraft unter besonderer Berücksichtigung der Lymphödem-prophylaxe; Beckenboden-gymnastik bei uro-logischen Tumoren		40–60% 1-RM (etwa 10–15 Wieder-holungen pro Übung)	8–10 Übungen für alle großen Muskelgruppen, 1–3 Serien, mindestens 48 Stunden Pause zwischen 2 Einheiten
Flexibilität			
Krankengymnastik – besonders bei Brustkrebs mit Bewegungs-einschränkungen des Schultergürtels/der oberen Extremitäten	Verbessern bzw. Erhalten der Beweglichkeit, Wiederherstellung bzw. Verbesserung der Aktivi-täten des täglichen Lebens: Kämmen, Anziehen etc.	Kontrollierte Bewe-gungsausführung, nicht in den Schmerz hinein dehnen, Spannungen im Narbenbereich beachten	2–3-mal/Woche
Neuromuskulär			
Haltungsschulung, Körperwahrnehmung	Haltungsschulung bei Haltungsdysbalancen		1–2-mal/Woche

Maligne Tumorerkrankungen: Aktivitäts- und Trainingsempfehlungen	
Medikamentenhinweise	**Spezielle Hinweise**
○ Bei Trainingssteuerung über die Herzfrequenz auf Medikamente wie β-Blocker etc. achten ○ Bei Veränderung der Medikation kann sich die Belastbarkeit ändern	○ Krebsspezifische Faktoren beachten

HFR: Herzfrequenzreserve (Berechnung siehe Seite 77)
1-RM: 1-Repetitionsmaximum
RPE: Ratings of Perceived Exertion (siehe Anhang, Seite 285)

Körperliche Aktivität und lumbale Syndrome

ELIANE BROLL-ZEITVOGEL, Bad Rothenfelde

Einleitung

Rückenleiden gehören zu den häufigsten Diagnosegruppen bei Arbeitsunfähigkeit und Frühberentung und sind ein volkswirtschaftlich nicht unerheblicher Kostenfaktor. So gehen 16,5% aller Arbeitsunfähigkeitstage auf Dorsopathien zurück (1). Die Kosten für die mehr als 63 Millionen durch Rückenleiden verursachten Arbeitsunfähigkeitstage im Jahre 1990 werden auf 3,8 Milliarden DM geschätzt (2).

Rückenschmerzen können durch eine Vielzahl vertebraler und extravertebraler Erkrankungen verursacht werden (Tab. 1).

Bei allen Alltagsbewegungen ist eine regelrechte Rumpfstabilisierung erforderlich. Dabei ist die individuelle Leistungsfähigkeit entscheidend von der neuromuskulären Belastungsfähigkeit der rumpfstabilisierenden Muskulatur abhängig. Bei zu geringer neuromuskulärer Kapazität kommt es schon bei geringen Leistungsanforderungen zur Überbeanspruchung der Muskulatur und damit auch der Bänder und Gelenkstrukturen. Bei ständiger Überbeanspruchung treten chronische Überlastungsreaktionen mit akuter und chronischer Aktivierung von Proprio- und Nozizeptoren mit Erhöhung des Muskeltonus in Verbindung mit reflektorischer Inhibition auf, die zur Ausbildung muskulärer Dysbalancen führen.

Epidemiologie, Ätiologie und Pathophysiologie

Minimale Bewegungen im Bewegungssegment mit daraus resultierenden Instabilitäten gelten als eine der Hauptursachen mechanisch bedingter Kreuzschmerzen. In biomechanischen In-vitro-Versuchen nach Diskotomie mit Entfernung von nur 3 g Bandscheibengewebe konnten STEFFEN et al. (3) bereits eine Zunahme der Instabilität im Bewegungssegment mit Verschiebung der neutralen Zone nachweisen. Durch intersegmentale Fehlbewegungen und -belastun-

Vertebrale Ursachen	Extravertebrale Ursachen
Degenerativ Bandscheibendegeneration, Prolaps, Spondylarthrose, Osteochondrose	**Psychogen** Chronifizierter Rückenschmerz, depressive Syndrome, psychosomatische Störungen
Entzündlich/immunologisch M. BECHTEREW, rheumatische Erkrankungen, Psoriasis, M. REITER, M. CROHN, M. WHIPPLE, Colitis ulcerosa, Infektionen (Osteomyelitis, Tuberkulose, Herpes zoster)	**Urologisch** Pyelonephritis, Hydronephrose, Urolithiasis, Nierentumoren, Prostatatumoren
Endokrinologisch/metabolisch Osteoporose, Osteomalazie, Hyperparathyreoidismus, Akromegalie	**Gynäkologisch** Adnex- und Uterusprozesse
Fehlbildungen, statische Störungen Spondylolisthese, Sakralisation von L5, Skoliose	**Retroperitoneal** Tumoren und Metastasen
Entwicklungsstörungen M. SCHEUERMANN	**Anorektal** Rektumkarzinom, Abszesse
Traumen Frakturen, Luxationen	**Vaskulär** Aortenaneurysma, spinale Durchblutungsstörungen
Tumoren Knochentumoren und -metastasen, spinale Tumoren	**Hämatologische Systemerkrankungen und Hämolysen**

Tab. 1
Differenzialdiagnose des Kreuzschmerzes

gen kommt es zur Reizung von Schmerzrezeptoren und weiterer Propriozeptoren in Bändern, Muskeln, Gelenkkapseln und Nerven und damit zur Schmerzentstehung.

In einer Arbeit zur Wirbelsäulenstabilität empfiehlt PANJABI (4) eine Gliederung des Wirbelsäulenstabilisierungssystems in ein passives, ein regulierendes und ein aktives System. Die Interaktion der neuralen, muskulären und osseoligamentären Elemente dieses Systems und ihre Anpassungen an die aktuell verschiedenen Anforderungen gewährleisten bei optimaler Funktion einen guten Schutz der Wirbelsäulenstrukturen. Dabei kommt dem aktiven System aus mehreren Gründen eine besondere Bedeutung zu. Ohne die Rumpfmuskulatur könnte die Wirbelsäule lediglich bis Belastungen von 2 kg stabil bleiben (5).

Von besonderer Bedeutung ist jedoch, dass das aktive System willkürlichen Reizen zugänglich ist und präventiv und rehabilitativ beeinflusst werden kann. BERGMARK (5) unterteilt die wirbelsäulenstabilisierende Muskulatur in 2 Systeme. Die Zuordnung der Muskeln zum globalen und lokalen System erfolgt dabei nach anatomischen und funktionellen Gesichtspunkten.

Die langen, kräftigen oberflächlichen Rumpfmuskeln repräsentieren das globale System. Es umfasst den M. rectus abdominalis, den M. obliquus externus, den M. obliquus internus und den lateralen Strang des M. erector spinae. Alle Muskeln setzen zwischen Brustkorb und Becken an und haben die Aufgabe, den auf die Wirbelsäule einwirkenden äußeren Kräften entgegenzuwirken, die aufrechte Körperhaltung zu ermöglichen und die Primärbewegung des Rumpfes zu initiieren.

Das lokale System wird im Wesentlichen von Muskeln des interspinalen und des transversospinalen Systems gebildet. Muskeln, wie der M. multifidus und M. transversus abdominalis, sind dabei von besonderer Bedeutung. Die tief liegenden Muskeln setzen direkt an den Lumbalsegmenten an und sind im Wesentlichen für die Segmentstabilität verantwortlich.

Die stabilisierende Funktion des monosegmental innervierten M. multifidus auf die Segmentstabilität konnte von STEFFEN et al. (3) eindrucksvoll in einer Computersimulation gezeigt werden. Zu ähnlichen Ergebnissen kamen auch WILKE et al. (6).

Trotz differenzierter Diagnostik einschließlich der bildgebenden Verfahren kann oft keine eindeutige Diagnose gestellt werden. Auffällig sind jedoch häufig muskuläre Defizite und Dysbalancen im Bereich der Bauch- und Rückenstreckmuskulatur.

GRABE (7) formulierte den Begriff »myogene dysbalancierte Lumbalgie«, um hervorzuheben, dass muskuläre Dysbalancen bei chronisch-rezidivierenden Rückenschmerzen zu selten als auslösender Faktor in Betracht gezogen werden.

Bereits 1969 haben NACHEMSON und LINDTH (8) auf den Zusammenhang zwischen Muskelkraft und Kreuzschmerzen hingewiesen. In 2 Kohortenstudien (9, 10) konnte ein signifikanter Zusammenhang zwischen der Funktionsfähigkeit der rumpfstabilisierenden Muskulatur und dem Risiko, unter Kreuzschmerzen zu leiden, aufgezeigt werden.

Häufig werden auch altersbedingte Bandscheibendegenerationen als Ursache für die Störung des arthromuskulären Gleichgewichtes angenommen. Hochgradige Bandscheiben- und Gelenkveränderungen bei gutem muskulärem Status finden sich jedoch häufig auch bei beschwerdefreien Menschen (11, 12).

Bei degenerativen Prozessen der unteren Wirbelsäule kommt es auf der Grundlage des sich selbst unterhaltenden Circulus vitiosus aus Schmerz und resultierender Fehlhaltung mit reflektorischen Muskelinhibitionen und muskulären Dysfunktionen zum weiteren Abbau der die Wirbelsäule aktiv stabilisierenden Strukturen und als Folge zu weiteren Fehlbelastungen mit Reizung des nozizeptiven Systems und damit zur Schmerzverstärkung. Der zunehmend geminderten Leistungsfähigkeit liegen also sowohl neuronale als auch muskuläre Prozesse zugrunde.

Von besonderer Bedeutung ist die reflektorische Hemmung. So kommt es bei der Bedrängung eines Spinalnervs, z. B. durch einen Bandscheibenprolaps, zur verstärkten reflektorischen Innervation der homonymen Rückenstreckmuskulatur (Lumbalspasmus). Gleichzeitig ergibt sich eine Inhibition der kontralateralen Anteile des M. erector spinae. Die resultierende Fehlhaltung ist willkürlich nicht ausgleichbar.

Durch gezielte Applikation eines Lokalanästhetikums an den Spinalnerven sind sowohl die verstärkte homonyme Innervation als auch die kontralaterale Inhibition zu beeinflussen und bei gleichzeitiger Schmerzreduktion weitere Maßnahmen, wie z. B. Physiotherapie, zur Unterbrechung des Circulus vitiosus durchführbar (13).

GRASSHOFF et al. (14) konnten mit Muskelbiopsien bei Patienten mit radikulären Lumbalsyndromen ein typisches neurogenes Gewebssyndrom, bestehend aus Denervierungs- und Reinnervationsvorgängen, im monosegmental innervierten M. multifidus nachweisen, das mit der Beschwerdedauer korreliert.

Weitere wichtige muskuläre und neuronale Prozesse sind veränderte muskuläre Aktivierung, Koordinationsdefizite (intra- und intermuskulär), verminderte Kraftproduktion, verminderte Kraftausdauerleistungsfähigkeit (Ermüdungsresistenz), Muskelatrophie und Reduzierung der metabolischen Ausstattung der Muskulatur (Reduktion der Proteinbiosynthese, verminderte Bereitstellung energiereicher Phosphate, verminderte Durchblutung).

Effekte der körperlichen Aktivität und des Bewegungstrainings

Über die positiven Effekte eines gezielten Krafttrainings der rumpfstabilisierenden Muskulatur zur Beschwerdereduktion existiert eine Vielzahl von Untersuchungen.

FULTON (15) konnte in einer Studie mit 262 Patienten, die an einem chronischen Lumbalsyndrom litten, mit gezieltem dynamischem Krafttraining eine erhebliche Verbesserung der Kraft der Rumpfextensoren erzielen. Nach einem 3-monatigen wöchentlichen Training besserte sich das Beschwerdebild bei über 80% der Patienten. FULTON fand dabei einen deutlichen Zusammenhang zwischen der Maximalkraft der Lumbalextensoren und dem Ausmaß der Beschwerden.

Eine signifikante Korrelation zwischen der Leistungsfähigkeit der lumbalen Rückenstreckmuskulatur, der Verbesserung durch Training und der Ausprägung der Symptome konnte auch NELSON (16) in einer Studie mit über 700 Patienten nachweisen.

Mit progressivem dynamischem Krafttraining bei einer Gruppe von 31 chronischen Rückenschmerzpatienten erzielten RITSCH et al. (17) eine signifikante Verbesserung der isometrischen Maximalkraft der Lumbalextensoren. Gleichzeitig konnten die Beschwerdeintensität um 17%, die körperliche Beeinträchtigung durch die Rückenbeschwerden um 15% und die

psychosoziale Dysfunktion um 17% reduziert werden. Keinen signifikanten Einfluss hatte das Training auf die Aktivitäten des täglichen Lebens und auf die Depressivität.

In einer 565 Patienten umfassenden Studie mit Patienten, die länger als 6 Monate an chronischen Kreuzschmerzen litten, zeigten BIGGOER et al. (18) einen positiven Effekt eines gezielten muskulären Aufbauprogramms. Nach einem 12-monatigen Training konnten eine annähernde Verdoppelung der Kraft der Lumbalextensoren, eine deutliche Schmerzreduktion bei gleichzeitiger Reduktion der Analgetikaeinnahme und eine Zunahme der Arbeitsfähigkeit erzielt werden. Diese positiven Veränderungen waren auch noch 12 Monate nach Beendigung der therapeutischen Maßnahmen nachweisbar.

SAUR et al. (19) erzielten mit einem 8-wöchigen Therapieprogramm (GRIP), welches auch ein Muskeltraining umfasste, sowohl nach Therapieende als auch nach 1 Jahr eine signifikante Reduktion der Schmerzintensität, eine Zunahme der Kraftausdauer und eine Reduktion der Depressivität und psychovegetativen Beeinträchtigung.

In einer eigenen Untersuchung konnte der positive Effekt eines gezielten Muskelaufbautrainings auf die neuronale Aktivierung, das Schmerzerleben und die muskuläre Kraft der Rumpfextensoren nachgewiesen werden. Nach einem 6-wöchigen täglichen Training verbesserte sich der IEMG/Kraftquotient, der als Maß der muskulären Effizienz gilt (20), deutlich (IEMG = integrierte myoelektrische Aktivität).

Einen positiven Effekt der Rückenschule auf den Krankheitsverlauf bei Lumbalsyndromen zeigten VAN TULDER et al. (21) auf der Grundlage einer 15 Studien umfassenden Review. Dabei scheint es nach gezielter Verhaltensschulung eher zu einem kurzzeitigen Effekt zu kommen.

Langzeiteffekte der Rückenschule auf den Krankheitsverlauf eines Lumbalsyndroms waren nicht nachzuweisen (21).

Präventiv-trainingstherapeutische Empfehlungen

Bezogen auf morphologische und funktionelle Störungen des Bewegungsapparates ergibt sich für die medizinische Trainingstherapie unter Berücksichtigung der Kontraindikationen eine breite Indikationspalette. Neben den allgemeinen Kontraindikationen (Tab. 2) formulierte KEATING (22) die in Tab. 3 genannten Kontraindikationen für ein Krafttraining der Rumpfmuskulatur. Entsprechend der positiven Effekte (15–17) eines gezielten progressiven Muskelaufbautrainings ergeben sich die in Tab. 4 zusammengefassten Indikationen zur medizinischen Trainingstherapie bei lumbalen Wirbelsäulensyndromen.

Sowohl die Indikationsstellung als auch die Überwachung der medizinischen Trainingstherapie sind ärztliche Aufgaben. In enger Zusammenarbeit zwischen behandelndem Arzt und Physiotherapeuten müssen, entsprechend der zugrunde liegenden Störung und den Fortschritten des Therapieverlaufes, die Therapieziele neu definiert und im Behandlungskonzept umgesetzt werden.

Die medizinische Trainingstherapie beinhaltet den Einsatz von Prinzipien, Inhalten und Methoden der Trainingswissenschaft und der praxisorientierten Trainingslehre innerhalb medizinisch indizierter Präventions-, Therapie- und Rehabilitationsmaßnahmen (23).

Dabei kann Training als zielgerichteter, planvoller und systematischer Vorgang bezeichnet werden. Voraussetzung für das Erzielen von Trainingseffekten ist gemäß der Trainingslehre ein überschwelliger Reiz, der zur Störung der Homöostase führt und damit eine Superkompensation in Gang setzt.

○ Akute internistische Krankheitsbilder

○ Akute Schmerzsymptomatik

○ Bakterielle und entzündliche Erkrankungen

○ Systemische Erkrankungen

○ Fehlpositionierung des Gelenkersatzes

Tab. 2
Kontraindikationen der medizinischen Trainingstherapie (23)

○ Tumor

○ Akute Herz-Kreislauf-Erkrankungen

○ Frische Frakturen

○ Kurzzeitig zurückliegende Bauchoperation

○ Aortenaneurysma

○ Cauda-equina-Syndrom

○ Progressive neurologische Symptome oder Zeichen

○ Schwere Osteoporose

Tab. 3
Kontraindikationen für das Krafttraining der Rumpfmuskulatur (22)

Tab. 4
Indikationen für gezielten progressiven Rumpfmuskelaufbau (15–17)

○ Zustand nach lumbalen Wirbelsäuleneingriffen

○ Zustand nach Verletzung der Wirbelsäule

○ Postakute und chronische degenerative Wirbelsäulenerkrankungen (Spondylose, Spondylarthrose, Spinalkanalstenose)

○ Segmentale lumbale Instabilität

○ Symptomatische Skoliose

○ Spondylolisthese

Das Prinzip der Superkompensation ist in der Trainingswissenschaft übergeordnet, da es die Grundlagen biologischer Gesetzmäßigkeiten der Adaptationsvorgänge ausdrückt. Weitere Prinzipien des Trainings, die sich auf Belastung, Periodisierung und Spezialisierung beziehen, werden untergeordnet. Auch diesen Prinzipien muss im Rehabilitationsverlauf Rechnung getragen werden.

Die durch ein gezieltes muskuläres Training initiierten Anpassungen des Organismus lassen sich verschiedenen Ebenen zuordnen. Im Einzelnen sind dies qualitative und quantitative Veränderungen der zur Energiebereitstellung benötigten Substrate, Veränderungen der enzymatischen Versorgung des Muskels und morphologische sowie elektrophysiologische Anpassungen.

In der medizinischen Trainingstherapie können verschiedene Phasen (Tab. 5), die sich teilweise auch überschneiden, entsprechend der Zielsetzung und der zugrunde liegenden Physiologie und Pathophysiologie unterschieden werden. Gerade bei der Behandlung von Lumbalsyndromen spielt die Beseitigung der schmerzbedingten reflektorischen Hemmung zu Beginn der Behandlung eine wesentliche Rolle. Nach Beseitigung der Hemmung ist die Grundlage zur Verbesserung der neuromuskulären Aktivierung gegeben. Die Körperwahrnehmung muss geschult werden.

Die Verbesserung der Kraftleistungsfähigkeit in der frühen Phase des Trainings beruht im Wesentlichen auf einer verbesserten neuromuskulären Aktivierung. Hinweise auf adaptive Vorgänge im neuromuskulären System stammen vor allem aus Studien, bei denen eine trainingsbedingte Kraftzunahme festgestellt wurde, ohne dass Hypertrophieeffekte messbar wurden (24, 25).

Phase 1   Beseitigung reflektorischer muskulärer Hemmungen

  ○ Verbesserung der Körperwahrnehmung

Phase 2   Verbesserung der neuromuskulären Aktivierung

  ○ Sensomotorische neuromuskuläre Bahnung
  ○ Verbesserung der intramuskulären Koordination
  ○ Verbesserung der intermuskulären Koordination

Phase 3   Initiierung positiv-morphologischer Trainingsanpassungen

  ○ Zunahme des Muskelquerschnitts
  ○ Verbesserung der Kapillarisierung
  ○ Verbesserung des muskulären Stoffwechsels
  ○ Verbesserung der Muskeldehnfähigkeit
  ○ Erhöhung der Ermüdungsresistenz (Ausdauer)
  ○ Verbesserung der Schnellkraftleistungsfähigkeit

Phase 4   Muskelbelastungstraining

  ○ Verbesserung der alltags- oder sportspezifischen Belastungsresistenz

Tab. 5
Phasen der medizinischen Trainingstherapie

Für die Evidenz neuronaler Adaptation sprechen auch Kraftzuwächse, die mit Hilfe der transkutanen Elektrostimulation erzielt wurden. Bei einer 4-wöchigen Anwendung dieser Methode konnte ein Muskelkraftzuwachs ohne Änderung des Muskelquerschnitts registriert werden (26). Auf neuronale Adaptation werden auch die kontralateralen Trainingseffekte zurückgeführt. Diesen Effekt machen sich auch physiotherapeutische Übungsbehandlungen auf neurophysiologischer Basis, wie z. B. die propriozeptive neuromuskuläre Fazilitation, zunutze.

Die Basis der beobachteten neuronalen Adaptation sind 2 einander ergänzende Mechanismen:

1. intramuskuläre Koordinationsverbesserung;

2. intermuskuläre Koordinationsverbesserung und Lernen.

Für eine verbesserte i n t r a m u s k u l ä r e Koordination können die Rekrutierung, d. h. die Einbeziehung bisher nicht aktiver motorischer Einheiten, und die Erhöhung der Verarbeitungsfähigkeiten hoher Innervationsfrequenzen verantwortlich sein (27).

Auf i n t e r m u s k u l ä r e Koordinationsverbesserung wird der kontralaterale Effekt zurückgeführt, der beim unilateralen Krafttraining zu beobachten ist. Diese Erscheinung wird auch mit den Begriffen Cross-Training, Cross-Transfer, Cross-Exercise und Cross-Education belegt (26). Ebenso führt die Hemmung der Antagonisten zu einer deutlich besseren Kraftentwicklung im Agonisten. Auch dieser Effekt ist auf eine bessere intermuskuläre Koordination zurückzuführen.

Ein weiterer wichtiger Anpassungsvorgang betrifft die G e s c h w i n d i g k e i t d e r K r a f t e n t w i c k l u n g. Die Muskulatur muss in die Lage versetzt werden, schnell genug zu reagieren. Besonders wichtig ist dies bei lumbalen Instabilitä-

ten, bei denen es durch unvorhersehbare Bewegungen, wie z. B. Niesen oder Ausrutschen, zu starken Belastungen im Bewegungssegment kommen kann. Eine schnell reagierende Muskulatur kann Überlastungen im Bewegungssegment deutlich reduzieren (28, 29). In Untersuchungen zur Latenzzeit bis zur Aktivierung der Rumpfmuskulatur bei plötzlichen Gewichtsbelastungen konnte CRESSWELL (28, 29) nachweisen, dass diese Latenzzeit durch ein gezieltes Rumpfmuskeltraining um bis zu 40% zu reduzieren war.

In der nächsten Phase stehen der Muskelaufbau und die Beseitigung von muskulären Dysbalancen im Vordergrund. Stabilisierende Übungen zur Verbesserung der Ermüdungsresistenz und Maßnahmen zur Optimierung der Schnellkraftleistungsfähigkeit bilden die Grundlage des weiteren Trainings.

Eine wesentliche morphologisch-strukturelle Konsequenz des Krafttrainings ist die Z u n a h m e d e s M u s k e l q u e r s c h n i t t s. Dies beinhaltet sowohl die Zunahme der Proteine Aktin und Myosin als auch die Vermehrung der Muskelfasern. Die langsamen Typ-I-Fasern hypertrophieren dabei langsamer als die Typ-II-Fasern. Das Training mit niedrigen Intensitäten spricht überwiegend die Typ-I-Fasern an. Diese Fasern sind besonders bei repetitiven Bewegungen und längeren Kontraktionen, wie z. B. bei Haltevorgängen, gefordert. Um die überwiegend bei Schnellkrafteinsätzen aktiven Typ-II-Fasern zu trainieren, sind hohe Trainingsintensitäten im submaximalen Bereich erforderlich.

In der abschließenden Trainingsphase muss der Übergang zur angestrebten Belastung im Alltag, im Beruf und in der Freizeit stehen.

Neben den bekannten manualtherapeutischen Mobilisationsmaßnahmen zur Verbesserung der Flexibilität stehen dynamische und statische Techniken einschließlich der Techniken auf neurophysiologischer Basis zur Verfügung.

Kraft als neuromuskuläre Fähigkeit kann durch statische (isometrische) und dynamische (exzentrische, konzentrische, isokinetische, isotonische) Trainingsformen verbessert werden. In der letzten Zeit treten auch Übungen im Dehnungs- und Verkürzungszyklus im fortgeschrittenen Stadium der Rehabilitation hinzu.

Komplexe Übungen in geschlossenen und offenen Bewegungsketten führen zur Verbesserung der koordinativen Fähigkeiten.

Gezielte Übungen im Bewegungsbad, unter Ausnutzung von Auftrieb und Wasserwiderstand, finden z. B. beim Aquajogging Anwendung.

Zur Erzielung morphologischer Trainingsanpassungen in der Rehabilitation, aber auch in der Prävention, sind mindestens 3 Trainingseinheiten pro Woche mit einer Dauer von 60–90 Minuten pro Einheit notwendig. Übungen zur Dehnung verkürzter Muskelgruppen sollten nach einer kurzen Phase des Aufwärmens täglich durchgeführt werden. Bei der Therapieplanung richtet sich die Reihenfolge der Trainingsinhalte und der -intensität nach den individuellen Belastungsfähigkeiten.

Grundlegende Regeln zur Reihenfolge der Trainingsinhalte sollten dabei Berücksichtigung finden. Dabei steht die Aufwärmphase, gefolgt von einer Phase der Dehnung, am Beginn der Trainingseinheit. Weiterhin sollten zunächst Schnelligkeits- und Koordinationsübungen durchgeführt werden, was aber vor einem Kraftausdauer- bzw. Maximalkrafttraining trainingsphysiologisch nicht sinnvoll ist, da sich dadurch das Verletzungsrisiko erhöht.

Im weiteren Verlauf kann dann der Schwerpunkt auf das Krafttraining mit Verbesserung der Maximalkraft bzw. der Schnellkraft und Ausdauerleistungsfähigkeit gesetzt werden. Den Abschluss bildet eine Abwärmphase, verbunden mit einer Dehnung der beanspruchten Muskelgruppen.

Entsprechend der verschiedenen Phasen der medizinischen Trainingstherapie ergeben sich unterschiedliche Schwerpunkte in der Zielsetzung. Die Phasen III und IV (Tab. 4) sind dabei auch in der Prävention einsetzbar.

Es kommen verschiedene Trainingselemente zum Einsatz, die die Teilkomponenten der motorischen Leistung, nämlich Kraft, Flexibilität, Koordination und Ausdauer, berücksichtigen. Ziel ist es dabei, ein ausgewogenes Verhältnis der Elemente zu erzielen.

Abb. 1

Pyramide zur Bestimmung der Maximalkraft

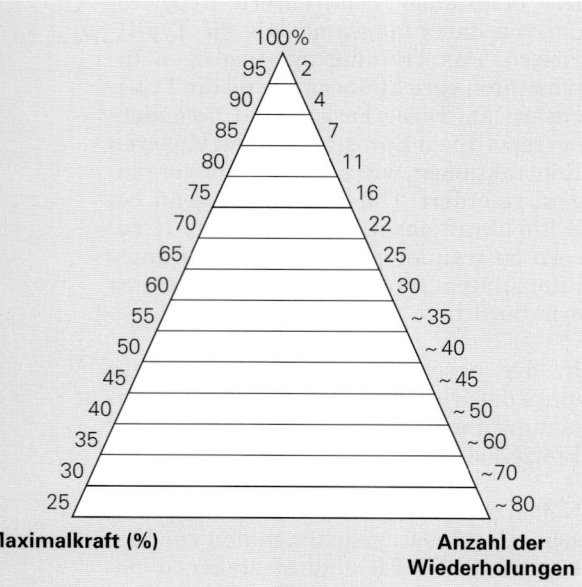

100%
95 / 2
90 / 4
85 / 7
80 / 11
75 / 16
70 / 22
65 / 25
60 / 30
55 / ~ 35
50 / ~ 40
45 / ~ 45
40 / ~ 50
35 / ~ 60
30 / ~70
25 / ~ 80

Maximalkraft (%)   **Anzahl der Wiederholungen**

Beim Krafttraining werden folgende Arbeitsweisen unterschieden:

○ isometrische Kontraktionsformen;

○ dynamische Kontraktionsformen (konzentrisch, ezentrisch, auxotonisch, isokinetisch).

Beim isometrischen Training bleibt die Länge des Muskels konstant. Die Kontraktion erfolgt gegen einen fixierten Widerstand, die Trainingsleistung überwiegend in Halte- oder Widerstandsarbeit. Der Vorteil dieser Methode liegt in der selektiven Auswahl von Muskelgruppen und einer guten Dosierbarkeit, ein Nachteil in dem geringen Einbeziehen der koordinativen Elemente der Bewegung.

Beim dynamischen Krafttraining kommt es zu einer Längenänderung der Muskulatur bei konstanter Spannung durch Verkürzung (konzentrisch) oder Verlängerung (exzentrisch) der kontraktilen Elemente des Muskels. Weitere Sonderformen sind die auxotonische Kontraktion, in der sich eine Kombination aus isometrischer und isotonischer Kontraktionsform (Spannungs- und Längenänderung) kombinieren, und die isokinetische Trainingsform, bei der mit gleichbleibender Winkelgeschwindigkeit trainiert wird. Bei geringen Geschwindigkeiten können in dieser Trainingsform hohe Kraftleistungen erbracht werden; bei einer Winkelgeschwindigkeit von 0° in der Sekunde entspricht diese Übungsform der isometrischen Belastung. Hohe Winkelgeschwindigkeiten gehen mit niedrigen Belastungen einher.

Die Ermittlung der Belastungsintensität, also die Dosierung und Quantifizierung der Trainingseinheit, ist für eine adäquate Therapieplanung erforderlich. Dabei kann die Belastungsintensität anhand von Tabellen ermittelt oder mit einem Maximalkrafttest bestimmt werden (Abb. 1).

Trainingsziele	Belastung (%)	Belastungs-dauer (Sek.)
Maximalkraft	75–90	7–12
Kraftausdauer	30–50	25–130
Intramuskuläre Koordination	85–100	3–5

Tab. 6
Isometrisches Training

Trainingsziele	Belastung (%)	Wieder-holungen
Maximalkraft Muskelquerschnitts-verbesserung	65–90	5–13
Intramuskuläre Verbesserung der Koordination	80–100	1–6
Kraftausdauer	40–50	20–40
Schnellkraft	30–60	10–20

Tab. 7
Dynamisch-konzentrisches Training

Tab. 8
Dynamisch-exzentrisches Training

Trainingsziele	Belastung (%)	Wieder-holungen
Maximalkraft Intramuskuläre Verbesserung der Koordination	100	1–6
Schnellkraft	60–90	6–12

177

Je nach Therapieziel (Verbesserung der Maximalkraft, Verbesserung der Kraftausdauer oder Verbesserung der Schnellkraft) sind innerhalb der Arbeitsweisen (statisch-dynamisch) unterschiedliche Intensitäten und Wiederholungszahlen anzustreben (Tab. 6–8).

Die Verbesserung der Flexibilität und vor allem die Dehnung verkürzter Muskelgruppen sind weitere wichtige Therapieziele. Die Beweglichkeit ist dabei definiert als willkürliches Ausmaß des Bewegungsbereiches zwischen Gelenkpartnern. Dabei ist der Bewegungsumfang abhängig von der Dehnfähigkeit der elastischen Strukturen, der Form der beteiligten Gelenkflächen und der Muskelkraft. Der Bewegungsumfang ist dabei durch aktive und passive Beweglichkeit definiert. Die passive Beweglichkeit ist immer größer als die aktive Beweglichkeit.

Folgende aktive Dehnungsformen können dabei unterschieden werden:

○ dynamische Dehntechnik;
○ passiv-statische Dehntechnik (Stretching);
○ Anspannungs- bzw. Entspannungsdehnung;
○ aktiv-statisches Dehnen.

Auf dynamische Dehntechniken in Form von Wippen, Schwingen oder Federn sollte verzichtet werden, da durch die kurzen Dehnimpulse Muskelkontraktionen durch Eigenreflexe ausgelöst werden, die der Dehnung entgegenwirken und das Verletzungsrisiko erhöhen.

Bei der passiv-statischen Technik wird nach Einnehmen einer Dehnstellung die Dehnung minimal verstärkt und entsprechend gehalten. Die Anspannungsdauer sollte dabei 15–30 Sekunden betragen und die Übung 3–4-mal wiederholt werden.

Eine Kombination aus Anspannung und Entspannung mit guter Einsatzfähigkeit bei verkürzter Muskulatur stellt das Anspannungs- bzw. Entspannungsdehnen dar. Nach Einnehmen einer Dehnstellung folgen eine isometrische Anspannung über 3–8 Sekunden und eine Entspannung über 10 Sekunden, wobei es zu einer weiteren Dehnung kommt. Aus der verstärkten Dehnposition erfolgt nun wieder die isometrische Anspannung mit nachfolgender Entspannungs- und Weiterdehnphase. Diese Übungsabfolge sollte 2–4-mal wiederholt werden.

Beim aktiv-statischen Dehnen erfolgt nach Einnehmen einer Dehnstellung die Anspannung des Antagonisten und dadurch die verstärkte Dehnung des Agonisten. Die Position bzw. Spannung sollte zwischen 10 und 25 Sekunden gehalten werden, gefolgt von einer Entspannungsphase von 10–20 Sekunden und 2–4 Wiederholungen.

Die unterschiedlichen Dehnformen bzw. Übungen sollten am Beginn und am Ende einer Trainingseinheit stehen. Besonders berücksichtigt werden dabei die beanspruchten Muskelgruppen und die zur Verkürzung neigende Muskulatur (M. iliopsoas, M. pectoralis und ischiokrurale Muskulatur).

Entsprechend den unterschiedlichen Phasen der Rehabilitation ergeben sich unterschiedliche Zielsetzungen.

In der Phase I sind die Beseitigung der reflektorischen Muskelhemmung und die Verbesserung der Körperwahrnehmung wichtige Therapieziele. Manualtherapeutische Mobilisationstechniken einschließlich der Technik nach CYRIAX, Physiotherapie auf neurophysiologischer Basis (z. B. PNF-Techniken, Techniken nach BOBATH und VOJTA) finden Anwendung. Detonisierende physiotherapeutische Anwendungen in Form von heißer Rolle oder auch Fango können bei Bedarf ergänzend verordnet werden. Die Häufigkeit der Maßnahmen richtet sich dabei nach dem individuellen Schädigungsmuster.

Zur Verbesserung der neuromuskulären Aktivierung in der Phase II der medizinischen Trainingstherapie stehen die Verfahren der transkutanen Muskelstimulation, ergänzt durch Physiotherapie auf der Grundlage der PNF-Technik zur Verfügung. Diese Übungen kann der Patient – nach einer Einführung – auch täglich selbst durchführen.

Darüber hinaus kommt die Physiotherapie auf der Grundlage der PNF-Technik ohne Muskelstimulation zum Einsatz. Dynamisches Krafttraining zur Verbesserung der intra- und intermuskulären Koordination in Form des konzentrischen Krafttrainings mit Belastungsintensitäten zwischen 80% und 100% und einer Wiederholungszahl von bis zu 6 ist sinnvoll. Das Training zielt dabei auf eine Kräftigung der rumpfstabilisierenden Muskulatur (Rückenstreckmuskulatur und Abdominalmuskulatur) ab.

In den Phasen III und IV stehen die Zunahme des Muskelquerschnittes sowie die Verbesserung der Kapillarisierung, des muskulären Stoffwechsels, der Muskeldehnfähigkeit und Ausdauerleistungsfähigkeit sowie die Verbesserung der Schnellkraftleistungsfähigkeit im Vordergrund. Zur Erzielung einer Muskelquerschnittsvergrößerung sind im dynamischen Training Intensitäten zwischen 65% und 90% bei einer Wiederholungszahl von 5–13 angezeigt.

Zur Verbesserung der Kraftausdauerleistungsfähigkeit werden niedrige Intensitäten zwischen 40% und 50% mit hoher Wiederholungszahl (20–40) empfohlen.

Die Schnellkraftleistungsfähigkeit sollte mit Intensitäten zwischen 30% und 60% bei Wiederholungszahlen zwischen 10 und 20 trainiert werden. Als Trainingsmittel kommen Theraband, dynamische Krafttrainingsgeräte und – bei besonderer Indikation – auch isokinetische Test- und Trainingssysteme, wie z. B. das Cybex-System, zur Anwendung.

Literatur

1. Volkert R. Rückenschmerzen: Chronifizierung durch Frühtherapie verhindern! Fortschr Med 1997; 115: 1–4.
2. Matthias C, Raspe H. Chronische Kreuzschmerzen: Ist die Volkskrankheit noch bezahlbar? Dtsch Z Sportmed 1997; 48: 60.
3. Steffen R, Nolte LP, Pingel TH. Stellenwert der Rückenmuskulatur in der Rehabilitation der postoperativen segmentalen Instabilität. Eine biomechanische Analyse. Rehabilitation 1994; 33: 164–170.
4. Panjabi M. The stabilizing system of the spine. Part I. Function, dysfunction, adaptation and enhancement. J Spinal Disord 1992; 5: 383.
5. Bergmark A. Stability of the lumbar spine. Acta Orthop Scand 1989; 60: 1.
6. Wilke HJ, Wolf S. Stability increase of lumbar spine with different muscle groups: A biomechanical in vitro study. Spine 1995; 20: 192.
7. Grabe G. Therapeutische Maßnahmen der myogen dysbalancierten Lumbalgie. Dtsch Z Sportmed 1988; 39: 21–23.
8. Nachemson AL, Lindth M. Measurement of abdominal and back muscle strength with and without low back pain. Sand J Rehabil Med 1969; 1: 60–65.
9. Cady LD, et al. Strength and fitness and subsequent back injuries in firefighters. J Occup Med 1979; 21: 269–272.
10. Biering-Soorenson F. Physical measurement as risk indicator for low back trouble over a one year period. Spine 1984; 9: 106–119.
11. Troup JDG, et al. The perception of back pain and the role of psychophysical tests of lifting capacity. Spine 1987; 12: 645–657.
12. Videman T, et al. Loading and exercise lifestyles on back-related symptoms, disability, and spinal pathology among men. Spine 1995; 15: 699–708.
13. Broll-Zeitvogel E, Tyws J, Grifka J. Veränderungen der neuromuskulären Aktivierung und des Schmerzerlebens nach selektiver spinaler Analgesie (SPA). Z Orthop 1998; 136: A99.
14. Grasshoff H, Schubert W, Mahlfeld K. Myopathologie des Muskulus multifidus bei Patienten mit lumbalem Bandscheibenvorfall. Orthop Praxis 1997; 33: 783–785.
15. Fulton M. Evaluation of rehabilitative protocols. Informationsschrift der University of Florida, Center of Exercise Science. Gainesville/Florida; 1992.
16. Nelson BW. A rational approach of treatment of low back pain. The J Muskuloskeletal Med 1993; 5: 67–82.

17. Ritsch SV, et al. Lumbar strengthening in chronic low back pain patients: Physiologic and psychological benefits. Spine 1993; 18: 232–238.

18. Biggoer R, et al. Deutsch-Schweizer Studie: Medizinische Kräftigungstherapie beim chronischen Lumbalsyndrom. Dtsch Z Sportmed 1998; 48: 73.

19. Saur P, et al. Göttinger-Rücken-Intensiv-Programm. Ergebnisse eines multidisziplinären Therapieprogramms für Patienten mit chronischen lumbalen Rückenschmerzen. Dtsch Z Sportmed 1998; 49 (Sonderheft 1): 261–264.

20. Broll-Zeitvogel E, Tyws J. Versuchsaufbau zur simultanen dynamometrischen und elektromyographischen Erfassung der Muskelaktivität im Lendenwirbelsäulenbereich. Med Orthop Tech 1998; 118: 141–144.

21. van Tulder MW. Back schools for non-specific low back pain (Cochrane Review). In: The Cochrane Library, Issue 3, 2001. Oxford: Update software.

22. Keating JJ. Indications and contraindications of testing and training. Vortrag Symposium »Spine Rehabilitation Update« Daytona Beach/USA; 1991.

23. Banzer W. Medizinische Trainingstherapie. Manuelle Medizin 1996; 34: 90–97.

24. Sale DG. Neuronal adaptations to resistance training. Med Sci Sports Exerc 1988; 20: 135–145.

25. Sale DG. Neuronale Adaptation im Verlaufe eines Krafttrainings. In: Komi PV, Hrsg. Kraft und Schnellkraft im Sport: Köln: Deutscher Ärzteverlag; 1994. S. 249–265.

26. Enoka RM. Muscle strength and ist development. Sports Med 1988; 2: 1–6.

27. Schmidtbleicher D. Motorische Beanspruchungsform Kraft, Definition und Trainierbarkeit. In: von Ow D, Hüni G, Hrsg. Muskuläre Rehabilitation. Erlangen: Perimed; 1997. S. 62–85.

28. Cresswell AG. Responses of intra-abdominal pressure and abdominal muscle activity during dynamic trunk loading in man. Eur J Appl Physiol 1993; 66: 315–320.

29. Cresswell AG, Oddsoson L, Thorstensson A. The influence of sudden pertubations on trunk muscle activity and intraabdominal pressure while standing. Exp Brain Res 1994; 98: 336–341.

Lumbale Syndrome: Aktivitäts- und Trainingsempfehlungen			
Aktivität	**Ziele**	**Intensität**	**Dauer/Häufigkeit**
Kraftausdauer			
Extensiv	Verbesserung der Kraftausdauer	25–40% der Maximalkraft	10–20 Wiederholungen, 30–90 Sek. Pause, 3–5 Serien (pro Muskelgruppe)
Intensiv Trainingsmittel: Therabänder Freie Gewichte Seilzüge Krafttrainingsgeräte Körper/Partner		40–60% der Maximalkraft	30 Wiederholungen, 30–60 Sek. Pause, 4–6 Serien (pro Muskelgruppe); 1–4 Einheiten in der Woche
Maximalkraft			
Trainingsmittel: Therabänder Freie Gewichte Seilzüge Krafttrainingsgeräte Körper/Partner	Verbesserung der Maximalkraft	85–100% der Maximalkraft	1–5 Wiederholungen, 2–5 Min. Pause, 3–6 Serien (pro Muskelgruppe)
		70–80% der Maximalkraft	6–10 Wiederholungen, 2–4 Min. Pause, 3–5 Serien (pro Muskelgruppe); 1–4 Einheiten in der Woche
Schnellkraft			
Trainingsmittel: Therabänder Freie Gewichte Seilzüge Krafttrainingsgeräte Körper/Partner	Verbesserung der Schnellkraft	50–75% der Maximalkraft	6–10 Wiederholungen, 3–5 Min. Pause, 4–6 Serien (pro Muskelgruppe)
		30–50% der Maximalkraft	6–10 Wiederholungen, 2–5 Min. Pause, 4–6 Serien (pro Muskelgruppe); 1–4 Einheiten in der Woche

Lumbale Syndrome: Aktivitäts- und Trainingsempfehlungen

Aktivität	Ziele	Intensität	Dauer/Häufigkeit
Flexibilität			
Passiv-statisches Dehnen (Stretching)	Muskelpflege Muskeldehnung Erhalt der Flexibilität	Indikationsabhängig	15–30 Sek. Dehnung, 2–4 Wiederholungen täglich
Aktiv-statisches Dehnen			10–20 Sek. Anspannung, 2–4 Wiederholungen täglich
Anspannungs- bzw. Entspannungs- dehnen			3–8 Sek. Anspannung, 10 Sek. Dehnung, 2–4 Wiederholungen täglich
Tai-Chi			10–30 Min. täglich
Manualtherapeutische Mobilisation (Chirotherapie/ CYRIAX)	Wiederherstellung der physiologischen Funktion		2–5-mal wöchentlich (indikationsabhängig)
Neuromuskulär			
Tai-Chi	Koordinationsverbesserung Gleichgewichtsschulung Muskelkräftigung	Indikationsabhängig	10–30 Min. täglich
Physiotherapie z. B.: PNF-Techniken mit und ohne transkutane Muskelstimulation auf neurophysiologischer Basis (BOBATH, VOJTA)	Verbesserung der intra- und intermuskulären Koordination, Koordinierung physiologischer Bewegungsmuster, Abbau pathologischer Bewegungsmuster, Normalisierung des Muskeltonus, Muskeldehnung, Muskelkräftigung		2–5-mal wöchentlich (indikationsabhängig)

Medikamentenhinweise	Spezielle Hinweise
○ Keine	○ Regelmäßige Überprüfung der Befunde ○ Festlegung der Therapieziele ○ Anpassung der Trainingsmittel

Körperliche Aktivität und Osteoporose

Evidenzbasierte Physiotherapie für Patientinnen mit etablierter Osteoporose

IRIS HÄUSELMANN, MARIANNE ARNET, T. A. GERBER und H. J. HÄUSELMANN, Zürich

Einleitung

Entwicklung und Aufbau der Knochenmasse stehen unter strikter genetischer Kontrolle. Es wird geschätzt, dass ihr Einfluss 60–80% der altersbedingten Variabilität beträgt (1). Dennoch spielen auch andere Faktoren, wie Muskelaufbau und Ernährung, eine beträchtliche Rolle. Die Knochenmasse, gemessen als Knochendichte, scheint im Moment der beste Prädiktor für das Frakturrisiko zu sein (2). Die individuelle maximale Knochenmasse (peak bone mass), die zwischen dem 20. und 30. Lebensjahr erreicht wird, ist ein speziell wichtiger Parameter zur Voraussage einer späteren Osteoporose und des Frakturrisikos (3).

Da die Osteoporose ein stark wachsendes Problem in der modernen Industriegesellschaft ist, wird versucht, durch prophylaktische Maßnahmen die Erkrankung bzw. die Gefahr der Knochenbrüche zu reduzieren bzw. zu verhindern. Dazu bieten sich verschiedene Strategien an. Regelmäßiges Muskelaufbautraining unter Ausnutzung von Gewicht und Schwerkraft verbessert die maximale Knochenmasse im jugendlichen Alter und kann die spätere Entwicklung einer Osteoporose, den Knochenverlust und die Sturzfrequenz reduzieren, weshalb in Konsensuskonferenzen regelmäßig auf den Wert des Muskelaufbautrainings hingewiesen wird (4, 5).

Weniger klar hingegen ist, mit welchen Physiotherapiemethoden eine im jugendlichen Alter erzielte hohe maximale Knochenmasse im Verlauf der nächsten Dekaden aufrecht erhalten werden kann (6).

Etwa 10–30% aller über 65-Jährigen, die einen selbstständigen Haushalt führen, stürzen mindestens einmal pro Jahr; in Alters- und Pflegeheimen ist die Zahl höher. Obwohl aus weniger als 10% der Stürze eine Fraktur resultiert, verlangt jeder 5. Sturz eine medizinische Behandlung (7).

183

Im Wesentlichen bestehen 3 Ziele, die mit einer speziell abgestimmten Physiotherapie bei Patientinnen mit etablierter Osteoporose erreicht werden sollen: Eine Reduktion der Sturzfrequenz, eine Reduktion des Frakturrisikos und damit der Frakturinzidenz und – als Folge davon – eine verbesserte Lebensqualität. Eine Nebenerscheinung dürfte die Verminderung der Gesundheits- und Volkswirtschaftskosten sein.

Methode

Um bei Patientinnen mit einer etablierten Osteoporose eine möglichst wirksame Physiotherapie zu betreiben, benötigt man zunächst den Nachweis der Evidenz der verschiedenen Methoden. Zu diesem Zweck haben wir neben den kürzlich veröffentlichten systematischen COCHRANE-Reviews von GILLESPIE et al. (7, 8) die Literatur nach neuen Veröffentlichungen in »Peer-review«-Zeitschriften durchsucht und die Evidenz von sturzvermindernden Maßnahmen in der Physiotherapie (Tab. 1 und 2) aufgelistet.

Die geschätzte mittlere relative Risikoreduktion (RR) der angewendeten Methoden gegenüber der Kontrollgruppe und das 95%-Konfidenzintervall (CI) sind angeführt. Studien, die nur intermediäre Endpunkte wie die Verbesserung der Knochendichte, Balance oder Muskelkraft als Ziel hatten, wurden nicht berücksichtigt. Insgesamt haben wir 40 Studien evaluiert, 34 Studien bei Personen, die im eigenen Haushalt leben und 6 Studien bei Männern und Frauen in Alters- und Pflegeheimen (7, 8).

Einzel- und Gruppenbehandlung mit Maßnahmen unterschiedlicher Evidenz (Tab. 2)

Im Zentrum für Rheuma- und Knochenerkrankungen werden Osteoporosepatientinnen in verschiedenen Erkrankungsstadien behandelt Das Spektrum reicht von der prophylaktischen Behandlung bei Risikopatienten über Akutbehandlung bei frischer Fraktur bis hin zur eigentlichen Therapie der manifesten Osteoporose im chronischen Stadium. Die Mehrzahl der Patientinnen hat mindestens eine osteoporosebedingte Fraktur hinter sich. Es hat sich gezeigt, dass gerade diese Frauen für eine physiotherapeutische Behandlung am meisten motiviert sind.

Wir differenzieren zwischen Kurzinstruktion, Einzelbehandlung und Therapiekurs. Diese 3 Formen der Osteoporosetherapie unterscheiden sich in den Zielen und Maßnahmen nur wenig, wohl aber in Art und Dauer. Allen gemeinsam ist die multifaktorielle Intervention – es werden damit interne (Knochendichte, Muskelkraft und Bewegungssicherheit) und externe Faktoren (Umgebungssicherheit) beeinflusst. In allen Therapieformen sind die Verbesserung der Kraft und Balance sowie die Verhaltens- und Sicherheitsschulung (Wohnungsanpassung) enthalten. Nur die kombinierte Anwendung dieser Therapien führt bei älteren Patientinnen zu einer deutlichen Verminderung des Sturzrisikos (7, 8, 12–15).

Patientinnen mit etablierter Osteoporose und vorliegender Fraktur, meist im Bereich der Wirbelsäule, stellen in unserem Zentrum das größte Kollektiv dar. Das Therapieregime ist auf diese Patientinnen zugeschnitten. Die Kurzinstruktion und der Therapiekurs werden am häufigsten angewendet. Verglichen mit der Einzelbehandlung ist die Gruppenbehandlung kostengünstiger. Die Frauen wählen die ihnen passende Form selbst, natürlich in Absprache mit der behandelnden Ärztin oder dem behandelnden Arzt.

Kurzinstruktion (Tab. 3 und 4)

Die Instruktion ist speziell für noch sehr aktive und schon gut informierte Patientinnen gedacht. Sie brauchen vor allem spezifische Hinweise und Beantwortung von Fragen. Ihr eigenes Bewegungsprogramm wird überprüft und – wenn nötig – angepasst.

Maßnahmen mit wahrscheinlicher Wirksamkeit gegen Stürze	Maßnahmen mit unbekannter Wirksamkeit gegen Stürze
Programm mit Muskelaufbau- und Balancetraining, das von einer Physiotherapeutin individuell zusammengestellt wurde. RR* 0,8 (0,66–0,98) (3 Studien, 566 Teilnehmer)	Gruppentraining für Muskelaufbau ohne individuelles Programm (9 Studien, 2 177 Teilnehmer)
15-wöchiges Programm von Tai-Chi-Gruppen mit Muskelaufbautraining. RR 0,51 (0,36–0,73) (1 Studie, 200 Teilnehmer)	
Analyse der Sturzgefahren mit Modifikation derselben beim älteren Patienten mit positiver Sturzanamnese. RR 0,64 (0,49–0,84). (1 Studie, 530 Teilnehmer)	Modifikation von Sturzgefahren zusammen mit Optimierung der Medikamente (1 Studie, 658 Teilnehmer). Modifikation von Sturzgefahren, kombiniert mit Programm für Muskelaufbautraining und Sturzverhinderung (1 Studie, 3 182 Teilnehmer). Programm für Sturzverhinderung bei Patienten ohne bekannte Risikofaktoren (1 Studie, 530 Teilnehmer). Programm zur Sturzreduktion in Alters- und Pflegeheimen
Multidisziplinäres Programm zur Modifikation von körperlichen und Umgebungsrisikofaktoren. RR 0,73 (0,63–0,86). (3 Studien, 1 973 Teilnehmer, unselektionierte ältere, selbstständig lebende Probanden). RR 0,79 (0,67–0,94). (2 Studien, 713 Teilnehmer, ältere Patienten mit positiver Sturzanamnese oder bekannten Risikofaktoren)	Schnelles Gehen bei Frauen mit Frakturen der oberen Extremität in den vergangenen 2 Jahren (1 Studie, 165 Teilnehmer)

Tab. 1
Evidenz der Maßnahmen, die Stürze
bei älteren Patienten verhindern (7, 8)

* RR, geschätzter Mittelwert des relativen Risikos mit 95%-Konfidenzintervall.
Das relative Risiko beschreibt die geschätzte Abnahme (Wert unter 1) oder Zunahme (Wert über 1) des Risikos der untersuchten Intervention im Vergleich zur Standardintervention. Solange das Konfidenzintervall (CI) den Wert 1 nicht beinhaltet, ist das geschätzte RR für die untersuchte Intervention signifikant unterschiedlich von der Vergleichsgruppe

Maßnahmen	Literatur	Evidenz-stufe*	Relatives Risiko (RR) und 95%-Konfidenz-intervall (CI)** oder p-Wert	Lektion in Osteoporose-kurs (siehe Tab. 5)
Individuelles Abklären (Erstbehandlung), dadurch gezielte Intervention	(7, 8)	1a	0,81 (0,71–0,93)	Erst-behandlung
Haltungs-Bewegungs-Ergonomieschulung, dadurch Verminderung von Flexions-belastungen der frakturanfälligen ventralen Wirbelkörperanteile	(9)	4	Nicht untersucht	Lektion 1–8
Kraft- bzw. Ausdauerübungen, dadurch günstige Beeinflussung der Knochendichte, der Mikro-architektur des Knochens sowie Senkung des Sturzrisikos	(6) (10) (11)	1a 3 4	Nicht untersucht	Lektion 1–8
Sicherheitsverhalten und Um-gebungsanpassung etablieren, Senkung des Sturzrisikos	(7, 8)	1a	0,81 (0,71–0,93)	Lektion 1, 2, 8
Balance- und Gangsicherheits-übungen, dadurch Senkung des Sturzrisikos und Mobilitätsgewinn bei multimorbiden Dauerinsassen in Alters- und Pflegeheimen	(12) (13) (14)	1a 1b 1b	0,83 (0,70–0,98) 0,69 (0,52–0,90) $p = 0,001$ $p = 0,11$	Lektion 2–8
Sturztraining durchführen bzw. Hilfsmittel (Hüftprotektor) individuell verordnen, dadurch Senkung der Frakturrate (Hüftfrakturen)	(15) (16) (17)	2a 1b 1a	$p < 0,01$ bis $p < 0,001$ (für verschiedene Risikofaktoren) 0,4 (0,2–0,8) 0,24 (0,09–0,65)	Lektion 5–7

Tab. 2
Übersicht der Osteoporosetherapieformen im chronischen Stadium, Maßnahmen und ihre publizierte Evidenz

* Evidenzstufen siehe Tab. 5, Seiten 188–191

** CI, Konfidenzintervall des geschätzten Mittel-wertes des relativen Risikos RR. Das relative Risiko beschreibt die geschätzte Abnahme (Wert unter 1) oder Zunahme (Wert über 1) des Risikos der untersuchten Intervention im Ver-gleich zur Standardintervention. Solange das CI den Wert 1 nicht beinhaltet, ist das geschätzte RR für die untersuchte Intervention signifikant unterschiedlich von der Vergleichsgruppe

Form	Kurzinstruktion	Einzelbehandlung	Osteoporosekurs (Gruppe)
Ziele	Senkung der Frakturrate, Senkung des Sturzrisikos, Verbesserung der Lebensqualität		
Wege	Selbstbehandlung, Erarbeiten eines Heimübungsprogamms und Gestaltung des Selbstmanagements	Individuelle Motivation, individuelles Erarbeiten, Einüben und Überführen in Selbstbehandlung	Motivation durch Gruppensynergien, Einüben und Überführen in Selbstbehandlung

Tab. 3
Übersicht der Therapieformen
bei etablierter Osteoporose im chronischen
Stadium: Ziele und Wege

Für männliche Patienten eignet sich diese Form besonders (Evidenzstufe 1b), da sie im Gegensatz zu Frauen genügend darauf ansprechen (siehe Tab. 1 und 2) (18).

Einzelbehandlung (Tab. 3 und 4)

Die Inhalte entsprechen im Wesentlichen der Gruppentherapie. Wichtig ist das Prinzip der versuchten Erhöhung der Syntheseleistung des Knochens durch Belastung. Dies geschieht am besten unter gleichzeitigem Einwirken der Schwerkraft und lokaler Muskelaktivität. Für die Schwerkraft ist Üben im Gehen bzw. Stehen oder Sitzen wichtig, nicht im Liegen oder im Wasser! Für die Muskelaktivität sind dynamische Kraftübungen notwendig (Evidenzstufe 1a, siehe Tab. 2) (6).

Interessant ist natürlich die Frage der Intensitätsdosierung. Für letztere lässt sich noch keine eindeutige Aussage treffen, doch weist die gegenwärtig vorliegende Evidenz darauf hin, dass höher intensive Aktivitäten für eine Verbesserung der Syntheseleistung des Knochens erforderlich sind (6).

Tab. 4
Übersicht der Therapieformen
bei etablierter Osteoporose im chronischen
Stadium: Dauer

Form	Kurzinstruktion	Einzelbehandlung	Osteoporosekurs (Gruppe)
Dauer	Erstbehandlung 1 Std.; 2 Folgebehandlungen à ½ Std.	Erstbehandlung 1 Std.; 8–17 Folgebehandlungen à ½ Std.	Vorab 1 Std.; Einzeluntersuchung, dann 8 Gruppeneinheiten à ¾ Std.

Tab. 5

Theorie: 15 Minuten			Praktisches Üben: 30 Minuten		
Ziele	**Inhalte**	**Methoden Hilfsmittel**	**Ziele**	**Inhalte**	**Methoden Hilfsmittel**
1. **Osteoporose: Sie kann uns nicht kleinkriegen!**	Form-veränderung – Kyphose – Längenverlust – Bäuchlein	Lehrgespräch	Bewusstwerden und Verbessern der aufrechten Haltung	Aufrichten – im Sitz – auch beim Ausatmen – im Gehen	Gruppen-übungen, Stühle, Imagination, »Größe zeigen«, »Krone tragen«
Verständnis der körperlichen Veränderungen		Wirbelsäulen-modell, Osteoporose-modell der BWS	Steigern der Kraft ohne Überlastung der Gewebe*	Kraft und Aus-dauer mit niedriger Aus-belastung trainieren (19)	Theraband, Stühle, Musik zum Bewegen im Sekunden-rhythmus
			Erlernen von ergonomischem Verhalten	Erarbeiten von Bücken und Heben mit möglichst wenig Wirbelsäulen-flexion	Falsch/richtig demonstrieren; Üben – Aufstehen aus Sitz/Absitzen – Gymnastikball heben
2. **Osteoporose: Sie wirft uns nicht um!**	Sturzorte Sturzfolgen (7, 8)	Lehrgespräch	Schulen der Haltung	Vertieftes Wahr-nehmen der Wirbelsäulen-aufrichtung	Sitzen/Stehen, Imagination: Gehen wie eine »Königin«
Erkennen der Sturzbedeu-tung und der Sturzprophy-laxe im Alltag	Erläutern der Maßnahmen zur Wohnungs-anpassung; natürlicher Schutz durch Körperfülle (15); Hinweis: nicht unnötig abnehmen!	Merkblatt zur Sturzprophylaxe, Checkliste zur Wohnungs-abklärung ab-geben	Steigern von Kraft und Ausdauer	Trainieren im Stehen mit niedriger Aus-belastung	Theraband, Musik
			Erfahren der eigenen Balance	Zweibeinstand – leichte Knie-flexion – Gewichts-verlagerungen seitlich/vor-wärts/rück-wärts – breiter/ schmaler Stand	Üben im Kreis/Partner-übungen; Haltemöglich-keit, z. B. mit Seilring
Wissen über Frakturen bei der Osteo-porose	Frakturformen Heilungsverlauf	Bild von Wirbel-frakturen; Beispiel eines Heilungs-verlaufes			

Tab. 5

Theorie: 15 Minuten			Praktisches Üben: 30 Minuten		
Ziele	Inhalte	Methoden Hilfsmittel	Ziele	Inhalte	Methoden Hilfsmittel
3. **Meine Knochen, die unsichtbare Lebensstruktur**	Anatomie und Physiologie des Knochens	Bilder/Modelle	Verbessern der Haltung	Aufrichten beim Gehen	Spielerisches Aufwärmen unter Berücksichtigung der Haltung
Begreifen der Knochenstruktur	Bedeutung der Knochendichte (15)	Knochenstück mit sichtbaren Knochenbälkchen; schematische Zeichnung	Steigern von Kraft und Ausdauer	Kraftübungen mit den Extremitäten bei stabilisiertem Rumpf	Theraband, Musik
Verstehen des Knochenumbaus	Analogie zu Baustelle		Verbessern der Balance (12)	Sicherheit im Verlagern des Gewichtes zum Einbeinstand	Üben mit sicherer Haltemöglichkeit, Imagination: Alltagssituationen
Finden von persönlichen Lösungen zur Sturzprophylaxe	Ausgefüllte Checklisten besprechen	Beispiele für Wohnungsanpassungen (Bilder/ Materialien)	Verbessern der allgemeinen Koordination	Diverse Koordinationsübungen	Partnerübungen mit Ball oder Ballon
4. **Futter für die Knochen**	Bedeutung von Kalzium/Vitamin D	Bild der Baustelle mit Baumaterial	Verbessern der Haltung	Repetieren der Aufrichtung	Gehen, ohne einen Millimeter Körperlänge zu »verstecken«!
Kennen der Bedeutung der Ernährung und des Sonnenlichts	Nahrungsmittel mit Kalzium kennen	Tabelle mit Kalziumgehalt von Nahrungsmitteln (zum Mitnehmen)	Steigern von Kraft und Ausdauer	Üben im Stehen mit niedriger bis mittlerer Ausbelastung	Theraband, Musik, Partnerübungen
Verstehen der Wirkweise einiger Medikamente	Rolle der Medikamente besprechen	Hinweis auf Informationsmöglichkeit beim Arzt	Verbessern der Balance	Sicherer Einbeinstand mit zusätzlicher Arm- und Beinbewegung	Üben mit Haltemöglichkeit, Imagination: Alltagssituationen mit »großen« Bewegungen
			Vermeiden von Flexionsbelastung der WS (14)	Repetition Bücken/Heben	Beispiele aus dem Alltag (z.B. »Staubsaugen« mit Stab)
			Verbotene Übungen kennen	Forcierte WS-Flexion meiden	Vorzeigen, Beispiele der Teilnehmerinnen bearbeiten

189

Tab. 5

Theorie: 15 Minuten			Praktisches Üben: 30 Minuten		
Ziele	Inhalte	Methoden Hilfsmittel	Ziele	Inhalte	Methoden Hilfsmittel
5. Bewegung tut dem Knochen gut!	Erkennen, dass der Knochen Belastung (Druck) braucht	Lehrgespräch mit bildhaftem Beschreiben (Bild der Baustelle: Der Vorarbeiter »ist« der Druck auf die Knochen)	Verbessern der Haltung	Spielerisches Einlaufen mit Einbezug des Aufrichtens	Gruppenübungen
			Steigern von Kraft und Ausdauer	Medizinische Trainingstherapie im Stehen mit niedriger bis mittlerer Ausbelastung	Circuit der medizinischen Trainingstherapie; ähnliche Übungen wie mit dem Theraband
Wissen warum, wie viele und welche Bewegungen für den Knochen »lebensnotwendig« sind (10, 11, 15)	Bewegungs- und Belastungsmenge im Alltag wahrnehmen und überdenken	Beispiele aus Raumfahrt und Beispiel für Immobilisation	Verbessern der Balance	Einbeinstand mit schwierigen Aufgaben für das Spielbein (z. B. Tennisball rollen)	Üben mit Haltemöglichkeit, Tennisball, Partnerübungen
			Beherrschen des Lagewechsels (Stand – Liegen)	Übergang Stand – Vierfüßlerstand – Sitz – Rückenlage auf die Matte und zurück	Üben auf Matte, Hocker als Stützhilfe
			Vorbereitetsein für das Sturztraining		
6. Osteoporose: Ein Blitz aus heiterem Himmel?	Genetik, Stoffwechsel (Hormone, Kalzium, Vitamin D), Medikamente (Cortison), Bewegungsarmut, Immobilisation	Lehrgespräch	Verbessern der Haltung	Aufwärmen	Gruppenübungen mit Seilen
			Steigern von Kraft und Ausdauer	Kraft/Ausdauerübungen mit mittlerer Ausbelastung	Theraband, Musik
Kennen der Risikofaktoren für Osteoporose			Verbessern der Balance	Balanceübungen mit erschwerten Bedingungen (weiche Unterlage)	Mattenpads, Imagination: Gehen über eine Baustelle mit Kiesbett
Kennen der Risikofaktoren für Stürze	Äußere Faktoren (Repetition) – innere Faktoren (Augen, Balance, Angst, Aufmerksamkeit); Medikamente	Diskussion: Was können wir ändern?			
			Beeinflussen des Sturzmechanismus (15)	Zusammensinken/Abrollen (Bild der Kette statt des umgesägten Baumes)	Vorzeigen, Üben mit Therapeutinnenhilfe auf weicher Unterlage (dicke Matte)

Tab. 5

Theorie: 15 Minuten			Praktisches Üben: 30 Minuten		
Ziele	Inhalte	Methoden Hilfsmittel	Ziele	Inhalte	Methoden Hilfsmittel
7. Machen wir uns das Leben doch etwas leichter! Wissen um mögliche Hilfsmittel	Vorstellen der verschiedensten Hilfsmittel Vorstellen des Hüftpads (16, 17) Beraten der Teilnehmerinnen	Präsentation; Ausprobieren des Demonstrationsmaterials (Sitz- und Lagerungskissen, Bauchbandagen, Hüftpads) Vorstellen von Hilfsmittel-Bezugsquellen	Verbessern der Haltung in Kombination mit Verbessern der Balance Steigern von Kraft und Ausdauer; Verbessern der Balance auch mit Heimprogramm; Klarheit über den optimalen Sturzmechanismus	Aufwärmen im Gehen mit Anhalten, Drehungen und Kopfbewegungen Einführen des Heimprogramms Repetition Sturz durch Zusammensinken und Abrollen	Gruppenübungen/Musik an/aus Theraband, Haltemöglichkeit, Kissen Üben auf weicher Unterlage mit Therapeutinnenhilfe
8. Osteoporose: Wir leben bewusst mit ihr! Bewusstsein über Krankheit und deren Management Langfristige Motivation	Reflektieren und Vertiefen der Erfahrungen und Erkenntnisse	Fragen bzw. Diskussion Alle verfügbaren Materialien Zukunftsaussichten besprechen	Vertiefen des Gelernten Vermeiden von Flexionsbelastung der WS beim Bücken und Heben; Vertiefen eines einfachen, sicheren Heimprogramms für Kraft, Ausdauer und Balance	Aufwärmen mit »Haltung« und Bezug auf den Alltag Hindernislauf Automatisieren des korrekten Bückens und Hebens mit Bezug zum Alltag; Repetition des Heimprogramms	Gruppenübungen, Erinnerungshilfen sammeln (z. B. immer beim Überqueren der Straße); Hindernisparcours mit Seilen, Stäben, Matten, Stufen, Bodenmarkierungen usw. Einkaufstaschen, Besen, Staubsauger usw. Theraband, Haltemöglichkeit, Kissen

Abb. 5
Gruppentherapiekurs bei Osteoporose

* Kraftausdauer niedriger bis mittlerer Ausbelastung entspricht 3–5 Serien à 10 Wiederholungen mit 40–60% der Maximalkraft (1-RM), dynamisch mit mäßigem Tempo (1 Sek. konzentrische Spannung, 1 Sek. exzentrische Spannung); Ausdauerkraft mit 20–30 Wiederholungen bei weniger als 40% der Maximalkraft (19). Wir benutzen dazu das *Theraband medium* der *Hygenic Corporation* (für Deutschland: *Theraband GmbH*)

Wir wählten daher dynamische Kraft- und Ausdauerübungen, um eine adäquate Knochenbelastung sicherzustellen und auch eine Anhebung der Ausdauerkomponente zu gewährleisten. Prinzipiell ist auch eine Balanceverbesserung nur in der Auseinandersetzung mit der Schwerkraft zu erreichen.

Bei den Kraftausdauerübungen mit Widerstand an den Extremitäten wird die Rumpfmuskulatur dynamisch-stabilisierend beansprucht, was einer Ausdauerkraftbelastung entspricht. Eine (vorausgegangene) Haltungsschulung ermöglicht die erwünschte, aufgerichtete Rumpfposition während des Übens. Die Kraft- bzw. Ausdauerübungen werden der Kondition der Patientin entsprechend gewählt und dann zu einem Heimprogramm weiterentwickelt.

Allenfalls wird in Ergänzung zum Heimprogramm auch ein Programm für die medizinische Trainingstherapie erstellt, d. h. Krafttraining an variabel einstellbaren Zuggeräten mit feiner Gewichtseinteilung, was sehr gut zum selbstständigen Trainieren geeignet ist.

Ein bedeutender Aspekt ist der sehr hohe Grad an Individualität in der Einzelbehandlung. Systematisch werden die Risikofaktoren für Stürze untersucht und entsprechend behandelt. Gleichgewichtsübungen können mit höheren Anforderungen, z. B. mit geschlossenen Augen oder im Freien, erarbeitet werden, was in der Gruppe nicht möglich ist.

Gerade Patientinnen mit geringer Leistungsfähigkeit (z. B. wegen zusätzlicher Krankheiten) und großer Angst sprechen am besten auf diese individualisierte Form an.

Osteoporosekurs in der Gruppe

In Tab. 5 werden Struktur, Ziele, Inhalte und konkrete Beispiele des praktischen Übens im 8-wöchigen Osteoporosekurs dargestellt.

Auch für die Gruppenbehandlung ist eine einstündige Erstbehandlung nötig, um die Patientinnen kennenzulernen und um zu klären, ob ihr körperlicher Zustand (Leistungsfähigkeit, Schmerzen) eine Gruppenbehandlung erlaubt bzw. ob sie einverstanden sind, regelmäßig an der Therapiegruppe teilzunehmen. Die einstündige Erstbehandlung ist auch deshalb wichtig, weil das Ergebnis der individuellen Analyse und angepassten Therapie besser ist als die ausschließliche Gruppenbehandlung (Tab. 1) (7, 8).

In der Gruppe lernen die Patientinnen auch gegenseitig von den Erfahrungen der anderen. Andererseits können jedoch auch z. B. sehr ängstliche Frauen mit einer Osteoporose im Anfangsstadium durch Patientinnen mit Osteoporose im Spätstadium negativ beeinflusst werden, was es zu beachten gilt und in Vorgesprächen behutsam geklärt werden muss.

Nach Abschluss des Kurses üben die Teilnehmerinnen selbstständig zu Hause mit ihrem Heimprogramm weiter (siehe Übersichtstabelle, Seite 194).

Erfahrungen und Aussichten

Bis jetzt sind die Erfahrungen mit dem vorgestellten Behandlungskonzept bei Osteoporose überwiegend positiv. Die meisten Patientinnen werden durch die Diagnose »Osteoporose« sehr erschüttert und entwickeln große Ängste vor unkontrollierbaren Frakturen und vor Rollstuhlabhängigkeit.

Wir beobachten, wie durch die gründliche Information und das praktische Einüben in der physiotherapeutischen Behandlung ihre Zuversicht und das Vertrauen in ihren Körper zurückkehren, was verbesserte Lebensqualität durch größere Bewegungssicherheit, mehr Selbstständigkeit und häufigere soziale Aktivitäten bedeutet. Die Motivation, selber etwas zum positiven Krankheitsverlauf beizutragen, wächst.

Da diese Motivation lebenslang erhalten werden sollte und die Richtigkeit der angewendeten Maßnahmen für ihre Wirksamkeit wichtig ist, werden regelmäßige Wiederholungskurse angeboten, was, um eine gute Compliance zu erhalten, dringend empfohlen wird.

Es sind jedoch noch viele Fragen offen, vor allem die Frage, ob dieses Konzept, das sich zwar auf die publizierte Evidenz abstützt, langfristig auch wirklich eine frakturreduzierende Wirkung zu entfalten vermag und die angestrebte Verbesserung der Lebensqualität nachweisbar erreicht wird. Die Antworten kann nur eine prospektive klinische Studie liefern, die sich derzeit in der Planungsphase befindet.

Literatur

1. Stewart TL, Ralston SH. Role of genetic factors in the pathogenesis of osteoporosis. J Endocrinol 2000; 166: 235–245.

2. Cummings SR, et al. Risk factors for hip fracture in white women. N Engl J Med 1995; 332: 767–773.

3. Johnston CC jr, Slemenda CW. Peak bone mass, bone loss, and risk of fracture. Osteoporosis Int 1994; 4 (Suppl): 43–45.

4. Consensus Development Statement. Who are candidates for prevention and treatment for osteoporosis? Osteoporosis Int 1997; 7: 1–6.

5. Consensus Development Panel on Osteoporosis Prevention, Diagnosis and Therapy. JAMA, 2001; 285: 785–795.

6. Vuori IM. Dose-response of physical activity and low back pain, osteoarthritis, and osteoporosis. Med Sci Sports Exerc 2001; 33: 551–586.

7. Gillespie LD, et al. Interventions for preventing falls in the elderly. Issue 2. Oxford: The Cochrane Library; 2001.

8. Gillespie LD, et al. Interventions for preventing falls in the elderly. Issue 3. Oxford: The Cochrane Library; 2001.

9. Bloomfield SA. Osteoporosis. In: ACSM's Exercise Management for persons with chronic diseases and disabilities. American College of Sports Medicine. Champaign: Human Kinetics; 1997. p. 161–166.

10. Sheth P. Osteoporosis and exercise: a review. The mount sinai journal of medicine 1999; 66: 197–200.

11. Lorentzon R, Lorentzon M. The human genome, exercise and bone mass. Prevention of osteoporosis and fragility fractures by exercise? A great challenge for sports medicine. Editorial. Scand J Med Sci Sports 2001; 11: 131–133.

12. Province MA, et al., for the FICSIT Group. The effects of exercise on falls in elderly patients. A pre-planned meta-analysis of the FICSIT Trials. JAMA 1995; 273: 1341–1347.

13. Tinetti ME, et al. A multifactorial intervention to reduce the risk of falling among elderly people living in the community. N Engl J Med 1994; 331: 821–827.

14. Mulrow CD, et al. A randomized trial of physical rehabilitation for very frail nursing home residents. JAMA 1994; 271: 519–524.

15. Greenspan SL, et al. Fall severity and bone mineral density as risk factors for hip fracture in ambulatory elderly. JAMA 1994; 271: 128–133.

16. Kannus P, et al. Prevention of hip fracture in elderly people with use of a hip protector. N Engl J Med 2000; 343: 1506–1513.

17. Parker MJ, Gillespie LD, Gillespie WJ. Hip protectors for preventing hip fractures in the elderly. Issue 2. Oxford: The Cochrane Library; 2001.

18. The Writing Group for the Activity Counseling Trial Research Group. Effects of physical activity counseling in primary care. JAMA 2001; 286: 677–687.

19. Radlinger L, et al. Rehabilitatives Krafttraining. Stuttgart: Thieme; 1998.

Übersichtstabelle siehe umseitig

Osteoporose im chronischen Stadium: Aktivitäts- und Trainingsempfehlungen

Aktivität	Intensität	Dauer/Häufigkeit
Aerobe Komponente Zügiges Gehen Treppensteigen	Etwa 70% HFR Entspricht RPE-Score 13–15 auf der 6–20-Punkteskala bzw. 4–5 auf der 10-Punkteskala nach Borg (Evidenzstufe 4)	Minimum: 10 Min. Ziel: 20–30 Min. bzw. bis zur Ermüdung 3–5-mal wöchentlich
Kraft- und Ausdauerkomponente Dynamische Übungen mit Widerstand (Evidenzstufe 1a) z. B. Theraband Kraftmaschinen	(40–60% 1-RM) entspricht 10–15 Wiederholungen (keine gesicherte Evidenz für die Wirksamkeit dieser Intensität)	3–5 Serien mindestens 3-mal wöchentlich 24 Std. Pause zwischen 2 Trainingseinheiten
Gleichgewicht/Balance Gleichgewichtsübungen mit Haltemöglichkeit	5–10 Min.	Mindestens 3-mal wöchentlich

Medikamentenhinweise	Spezielle Hinweise	
o Keine	o Vermeidung von Wirbelsäulenflexion beim Krafttraining und allen aeroben Trainingsformen o Mit leichten Widerständen beginnen o Intensität der Schmerzsymptomatik anpassen o Mittlere bis zügige Bewegungsausführung wählen o Kardiovaskuläre und andere Begleiterkrankungen beachten	

HFR: Herzfrequenzreserve (Berechnung siehe Seite 77)
1-RM: 1-Repetitionsmaximum
RPE: Ratings of Perceived Exertion (siehe Anhang, Seite 285)

Körperliche Aktivität und psychogene Erkrankungen

H. Deimel, Köln

Einleitung

Psychogene Erkrankungen nehmen in unserer Gesellschaft einen immer größeren Raum ein. Belegt werden kann dies z. B. durch die Indikationen für stationäre Rehabilitationsmaßnahmen bei der Rentenversicherung, wo sich der Anteil der psychischen Krankheiten im letzten Jahrzehnt kontinuierlich vergrößerte; derzeit liegt er sowohl bei Männern als auch bei Frauen unter den Hauptdiagnosegruppen jeweils an 3. Stelle (1). Bezieht man in diese Zahlen noch die psychogenen Komponenten in der Ätiologie anderer Krankheiten ein, so wird deutlich, dass heute den psychiatrischen Erkrankungen ein Anteil von etwa 25% im Gesamtkrankheitsspektrum zukommt.

Die vermehrte Indikation zu Rehabilitationsmaßnahmen bei psychischen Erkrankungen verweist jedoch auch darauf, dass es der psychiatrischen Rehabilitation zunehmend besser gelingt, durch angepasste Behandlungskonzepte eine Wiedereingliederung zu erreichen.

Als allgemein anerkannt gilt heute das biopsychosoziale Ätiologiekonzept von psychischen Erkrankungen, aus dem ein ganzheitlicher Behandlungsansatz – bestehend aus Psychopharmakotherapie sowie ausgewählten psycho- und soziotherapeutischen Verfahren – abgeleitet wird. Im Mittelpunkt steht dabei ein bewältigungsorientierter Ansatz, der die Ressourcen einer Person und ihres Umfeldes stärkt, andererseits konkrete Hilfen bei der Entwicklung und Anwendung von Bewältigungsstrategien zur Überwindung innerer und äußerer Belastungen erarbeitet.

Dies bedingt eine multidimensionale und professionelle Zusammenarbeit unterschiedlicher Berufsgruppen. In diesem Kontext können bewegungs- und sporttherapeutische Maßnahmen wertvolle Unterstützung leisten.

Körperliche Aktivität und psychische Gesundheit

Setzt man sich mit der Frage des Zusammenhanges zwischen körperlich-sportlicher Aktivität und psychischer Gesundheit auseinander, lassen sich zahlreiche Studien und einige Metaanalysen finden, in denen ausgewiesen wird, dass körperliche Aktivität, Training und Sport auf viele Faktoren der psychischen Gesundheit positiven Einfluss nehmen. Genannt werden vor allem die Verbesserung des Wohlbefindens, die Reduktion von Spannungsgefühlen und Stressempfinden, die Verringerung von Ängstlichkeit und Depressivität oder eine verbesserte Konzentrationsfähigkeit.

Günstig beeinflusst werden weiterhin die erfahrbare Vitalität, das intensive Körpergefühl während der Tätigkeiten oder das positiv erlebte Gefühl von Ruhe und Entspannung nach sportlichen Betätigungen. Schließlich zeigen sich in vielen Untersuchungen günstige Effekte auf das Körperkonzept oder – vor allem bei älteren Menschen – auf eine veränderte Wahrnehmung von Beschwerden.

Aus sportwissenschaftlicher Sicht besteht heute überwiegend Einigkeit darüber, dass sportliche Aktivitäten – wenn sie unter kontrollierten Bedingungen, kompetenter Anleitung und adäquater Intensität durchgeführt werden, zu bedeutsamen psychischen Effekten im Gesundheitsverhalten beitragen können (2, 3).

Zur Frage, ob diese Zusammenhänge auch bei psychogenen Erkrankungen nachweisbar sind, liegen wenige Untersuchungen mit recht uneinheitlichen Ergebnissen vor. Im Mittelpunkt der meisten Studien steht dabei das Ausdauertraining als Interventionsform bei leichten bis mittelschweren depressiven Störungen, wobei in einigen Studien deutliche antidepressive Effekte nachgewiesen wurden, während andere Studien dies nicht so klar bestätigen konnten (4, 5).

Je schwerer die psychische Erkrankung ausfällt, desto weniger Studien existieren; dies begründet sich folgendermaßen:

1. Ein Merkmal vieler psychogener Erkrankungen sind die mangelnde Aktivierung und die geringe Aktivitätsrate, der soziale Rückzug oder das mangelnde Selbstwertgefühl, was eine kontinuierliche sportliche Betreuung schwierig macht (vergleichsweise hohe Abbrecherraten).

2. Die Erscheinungsformen innerhalb einer Diagnosegruppe fallen teilweise sehr unterschiedlich aus, was für kontrollierte Studien ungünstig ist.

3. Die meisten psychischen Erkrankungen werden pharmakologisch sowie psycho- und soziotherapeutisch behandelt, wobei die Wechselwirkungen zum Sport teilweise noch unklar und empirisch nur schwer zu kontrollieren sind.

Unter Berücksichtigung dieser Datenlage ist der Bewertung von GRAWE et al. (6) zuzustimmen, dass die bisherigen wissenschaftlichen Erkenntnisse zur Wirkung bewegungs- und körperorientierter Therapieverfahren als zwar dürftig zu bewerten sind, dennoch »eine nützliche Ergänzung zu einer umfassenden Behandlung schwerer gestörter Patienten, vor allem solcher mit Störungen des Körpererlebens, sein können« (6 [S. 164]).

Ähnlich urteilt SCHWENKMEZGER (7) nach der Analyse des derzeitigen Forschungsstandes; sportliche Aktivität ist demnach als ergänzende therapeutische Maßnahme zu empfehlen, kann jedoch die Psychotherapie nicht ersetzen.

Dieser unbefriedigenden empirischen Ausgangslage steht eine Reihe von kasuistischen Mitteilungen, Erfahrungsberichten, Konzeptionen und Studien gegenüber, in denen von einem erweiterten Bewegungs- und Sportbegriff ausgegangen wird, um gezielt und explizit auf funktionelle und psychosoziale Aspekte der unterschiedlichen psychischen Erkrankungen einwirken zu können. Im Mittelpunkt derartiger Bemühungen stehen das durch Bewegung, Spiel und Sport ausgelöste Erleben, Aktivieren, Gestalten und Verstehen. Insofern verbindet sich mit der Bezeichnung »Bewegungs- und Sporttherapie« ein therapeutisch geplanter, begründbarer, dosierter und möglichst evaluierbarer Prozess, der sich in das therapeutische Gesamtkonzept integriert (8).

Theoretische Orientierungen

Als theoretische Orientierung dient das Salutogenese-Modell von ANTONOVSKY (9). Es basiert auf dem Grundgedanken, die Faktoren herauszufinden, die Menschen zur Erhaltung ihrer Gesundheit zur Verfügung haben (Ressourcen). Psychophysische Gesundheit wird als ein labiles, aktives und sich dynamisch regulierendes Geschehen betrachtet, das sich immer wieder neu organisieren muss. Das Gleichgewicht ist dabei ständig durch mehr oder weniger krankmachende Bedingungen (physikalische, biochemische, psychosoziale Stressoren) bedroht.

Gelingt die Bewältigung der Spannungszustände, die durch Belastungen und Stress hervorgerufen werden, so resultiert daraus eine gesundheitserhaltende Wirkung, während sich bei Misslingen die Spannungszustände erhöhen und so Stress produzieren. Hieraus entsteht eine für die betreffende Person belastende Situation, in der in Verbindung mit weiteren Faktoren (z. B. geschwächtes Immunsystem) die Gesundheit beeinträchtigt wird.

Die relevante Größe, die auf die Spannungs- und Stressregulation bzw. Gesundheitsbalance Einfluss nimmt, ist das Kohärenzgefühl, das als eine eher optimistische oder eher pessimistische Grundhaltung sich selbst und der Welt gegenüber verstanden werden kann.

Menschen mit einem starken Kohärenzsinn verfügen über generalisierte Widerstandsquellen, um Belastungen und An-

forderungen besser bewältigen zu können. Solche protektiven Faktoren lassen sich unterteilen:

1. Körperliche Widerstandsquellen (Adaptationsfähigkeit; Immunkompetenz).

2. Kognitive bzw. einstellungsbezogene Widerstandsquellen (Körper- und Selbstkonzept; Identität; Wissen).

3. Stresswahrnehmung (Coping bzw. Bewältigungsstrategien).

4. Soziale Widerstandsquellen (soziale Unterstützung und Eingebundenheit; soziale Aktivitäten).

5. Werte und Glaubenssysteme.

Die Orientierung an dem Salutogenesekonzept bietet sich besonders für die Bewegungs- und Sporttherapie bei psychogenen Erkrankungen an, da sich bei den meisten Personen mit psychischen Erkrankungen Mängel und Defizite in ihren Widerstandsquellen nachweisen lassen bzw. über ihre Stärkung sekundärpräventive Effekte zu erwarten sind.

Bewegungs- und sporttherapeutische Empfehlungen

Die Unterschiedlichkeit der bedeutsamsten und häufigsten psychogenen Erkrankungen, wie depressive Störungen, Angststörungen, schizophrene Erkrankungen und Drogenabhängigkeit, verlangt eine differenzierte Betrachtung und Behandlung. Zudem empfiehlt es sich, alle körperlichen Aktivitäten bei psychischen Erkrankungen, die ambulant betreut werden, zumindest am Anfang unter Anleitung von ausgebildeten Bewegungs- und Sporttherapeuten durchzuführen, bevor zur »Selbsthilfe« übergegangen wird; sonst besteht die Gefahr, sportliche Aktivitäten in unangemessener, gesundheitsschädigender Weise auszuüben, beispielsweise zur weiteren Kalorienreduktion bei Magersüchtigen oder als Suchtverlagerung bei abhängigen Menschen.

Depressive Störungen

Depressive Störungen sind gekennzeichnet durch eine schwere affektive Störung mit zusätzlichen körperlichen und psychischen Symptomen. Neben der dysphorischen Stimmung, verbunden mit dem Gefühl von Hoffnungs- und Hilflosigkeit, Angst und Schuldgefühlen, treten folgende Symptome auf:

1. Somatische Störungen (vegetative Störungen; Schlafstörungen, Gelenk- oder Muskelschmerzen; larvierte Depression).

2. Kognitive Störungen (Konzentrationsschwächen; Denkhemmungen; Gedankenkreisen).

3. Motivationale Störungen (Antriebshemmungen, Passivität; unrealistische Ziel- und Normvorstellungen; Vermeidungsverhalten).

4. Motorische Störungen (Bewegungsverlangsamung und -hemmung, aber auch Bewegungsunruhe).

5. Kommunikative Störungen (sozialer Rückzug; mangelnde soziale Kompetenz).

Die meisten depressiv erkrankten Patienten verfügen aufgrund dieser Symptomatik und dem daraus resultierenden Rückzugsverhalten über eine geringe körperliche Belastbarkeit (10).

Als zentrale Schwerpunkte einer effektiven Depressionsbehandlung durch Bewegung, Spiel und Sport gelten:

1. Behutsamer, aber kontinuierlicher Aktivitätsaufbau;

2. Beeinflussung der emotionalen Dynamik;

3. Förderung sozialer Kompetenzen;

4. Aufbau von Bewältigungsfertigkeiten;

5. Veränderung depressionsspezifischer Kognitionen (11).

Zum Aktivitätsaufbau empfehlen sich alle körperlichen Aktivitäten, deren Schwierigkeitsgrad immer im Bereich der aktuellen motorischen, psychischen und sozialen Fähigkeiten und Fertigkeiten des Patienten liegen, zugleich jedoch auch motivierend und angenehm wirken. Beispiele für Angebote bei leichten bis mittelschweren Depressionen sind z. B. regelmäßige Spaziergänge, leichtes Walking, später erweitert durch Jogging, Rad fahren oder Schwimmen. Grundsätzlich sollte nur im aeroben Bereich trainiert werden, die Belastungen dürfen nicht als anstrengend erlebt werden.

Bei depressiven Störungen sind anfangs kleine (tägliche) Einheiten von zeitlich geringem Umfang (5–10 Minuten) günstig, um dann nach dem Prinzip der kleinen Schritte den zeitlichen Umfang behutsam zu vergrößern. In der ambulanten Behandlung bietet es sich an, diese eher ausdauerorientierten Aktivitäten zusammen mit einem Angehörigen oder Freund nachmittags zu setzen. Sinnvoll ist die Protokollierung der körperlichen Aktivität sowie ihrer Verbesserungen, was selbstverstärkend wirkt. Ergänzend sollten immer wieder Aufgaben zur Körperwahrnehmung mit einfließen, wie z. B. Atem-, Kräftigungs- und Dehnübungen.

In der Halle bieten sich körperliche Aktivitäten für depressiv erkrankte Menschen in der Gruppe an. Es werden Tätigkeiten bevorzugt, die als anregend, leicht und entspannend wahrgenommen werden: Bewegungsspiele, Rhythmik, Tanz, Gymnastik mit und ohne Geräte (Stäbe, Bälle, Bänder, Luftballons u. a.). Bewährt haben sich Thera-Bänder zur muskulären Kräftigung. Die vielfach vorfindbaren muskulären Schwächen und Rückenbeschwerden lassen sich so günstig beeinflussen.

Auch hier gilt der Grundsatz der Vermeidung großer Belastungswiderstände; sinnvoll ist es, mit leichten Widerständen und höheren Wiederholungszahlen zu arbeiten. In den einzelnen Bewegungstherapiestunden sollten alle wichtigen motorischen Eigenschaften (Koordination, Ausdauer, Kraft und Flexibilität) gefordert werden, unter Beachtung der wechselhaften Motivations- und Stimmungslage der Teilnehmer.

Bei allen Aktivitäten sollte darauf geachtet werden, dass es nicht allein um ein funktionelles körperliches Auftrainieren geht, sondern vielmehr um die Erfahrung, dass durch niedrige bis mittlere körperliche Belastungen kurzfristige Stimmungsverbesserungen (Stimmungsmanagement) und durch kontinuierliche Aktivität psychomotorische Verbesserungen (Verbesserung der Bewegungsqualität und Ausdauer; Konzentrationsverbesserung; Angstreduktion; verbesserte Vitalität und gestärktes intrapsychisches Gleichgewicht) zu erreichen sind sowie durch die dosierte Erhöhung (nonverbaler und verbaler) kommunikativer Anforderungen soziale Kompetenzen entwickelt und gefördert werden (Entwicklung sozialer Bezüge; soziales Netzwerk).

Ebenso spielt das Erlernen von Entspannungstechniken eine wichtige Rolle. Hier sind die progressive Muskelrelaxation, Atemübungen, Qi-Gong oder Selbstmassagen günstige Techniken (Stressverarbeitungsstrategien!). Das Ziel liegt in der Befähigung der Patienten zu einem ausgewogenen, harmonischen Umgang mit ihren Energien und Kräften, aber auch zum Unterbrechen des Gedankenkreisens durch Zentrierung; Wahrnehmung und Beachtung eigener Belastungsgrenzen sowie das Verständnis von Körpersignalen werden geschult (12).

Angststörungen

Den unterschiedlichen Formen der Angststörungen – z. B. generalisierte Angststörungen, Panikstörungen oder Phobien – ist gemeinsam, dass sich das emotionale Geschehen als komplexe Wechselbeziehung zwischen körperlichen und seelischen Faktoren darstellt. So ruft (krankhafte) Angst im körperlichen Bereich eine

Reihe von Symptomen wie Herzklopfen, Atemnot, Magendarmstörungen, Zittern, Schwitzen oder Ohnmachtsgefühle hervor; dies korrespondiert auf der emotionalen und kognitiven Ebene mit Furcht vor Kontrollverlust, Todesangst, Versagensgefühlen, Katastrophengedanken, Konzentrationsschwierigkeiten, Nervosität oder Reizbarkeit.

Im aktuellen Verhalten bewirken solche Angststörungen Fluchtreaktionen, Vermeidungsverhalten oder Hilflosigkeit. Aus bewegungs- und sporttherapeutischer Sicht kennzeichnen sich Patienten mit Angststörungen durch mangelnde Fitness, da sie oftmals körperliche Belastungen aufgrund der damit verbundenen körperlichen Reaktionen meiden, die jenen bei Panikattacken (z. B. Herzklopfen, Schwitzen, schnelles Atmen) ähneln. Aufgrund dieser Schonhaltung sind Schwächen in der Herz-Kreislauf-Leistungsfähigkeit (Blutdruckschwankungen, orthostatische Hypotonie, vegetative Labilität), muskuläre Schwächen, Gleichgewichts- und Gangunsicherheit diagnostizierbar (13).

Insofern ist ein gezieltes Training zur Verbesserung der allgemeinen Ausdauer, der Kraftausdauer und der Koordination eine sinnvolle und notwendige therapeutische Hilfe, zumal die Teilnehmer lernen, körperliche Symptome und Belastungen als natürliche und gesunde Reaktionen zu erleben. Das Training in der Gruppe unter therapeutischer Anleitung verhindert zudem eine zu starke Selbstbeobachtung (14) und ist ein wichtiger Schritt aus der sozialen Isolation.

Ergänzend sind Entspannungsübungen (progressive Muskelrelaxation, autogenes Training, Atemübungen mit der Betonung von Atemrhythmus und Bauchatmung) hilfreich im Sinne einer Selbsthilfe für zukünftige angstauslösende Situationen. In ihrer Bündelung stärken alle diese Maßnahmen das Vertrauen in den eigenen Körper und das Selbstwertgefühl.

Schizophrene Erkrankungen

Der Begriff Schizophrenie umfasst eine Gruppe unterschiedlich stark ausgeprägter psycho-pathologischer Erscheinungsformen und Verläufe, deren Hauptsymptome der Realitätsverlust mit Wahnideen und Halluzinationen, Wahrnehmungsstörungen, Identitätsverlust, sozialer Rückzug, Denkstörungen (Wahnphänomene) und Störungen der Affektivität sind. Die Grenzen zwischen der eigenen Person und anderen Mitmenschen sind nicht mehr klar; die Abgrenzung zwischen »innen« und »außen«, »eigenen« und »fremden« Gedanken gelingt nicht mehr.

Diese Wahrnehmungsstörungen können sich auch auf den eigenen Körper beziehen (Zönästhesien). Bei der katatonen Form sind Hyperkinesien, Stupor oder (Haltungs-)Stereotypien beobachtbar.

Schizophrenie wird heute als eine multifaktoriell bedingte Krankheit verstanden, in der eine vulnerable Person auf innere und äußere überfordernde Belastungen mit Dekompensation reagiert.

Aus bewegungstherapeutischer Sicht sind die teilweise sehr eingeschränkte körperliche Belastungsfähigkeit, die vegetativen Störungen, die geringe Stressverarbeitungsfähigkeit und Konzentrationsfähigkeit der betroffenen Personen sowie ihre erhöhte seelische Verletzbarkeit von besonderer Bedeutung (10, 15, 16). Im Mittelpunkt stehen daher folgende Funktionsbereiche:

Körperwahrnehmung

Die Körperwahrnehmungsschulung ist ein zentraler Schwerpunkt jeder bewegungs- und sporttherapeutischen Behandlung bei schizophrenen Erkrankungen. Das Ziel liegt in der Restabilisierung der Ich-Identität durch ein bewusstes Wahrnehmen (Spüren), Erleben und Bewusstmachen eigener Körpergrenzen, des eigenen Körperschemas, aber auch des eigenen Selbstinitiierens und Selbstkontrollierens von Bewegungshandlungen. Dies geschieht durch leichte Koordinationsaufgaben und -übungen mit und ohne Geräte, durch Atemübungen oder Selbstmassage (taktile Stimulation, Erfahrung der Körpergrenzen). Die Progressive Muskelrelaxation eignet sich gut zur Vermittlung von muskulären Anspannungs- und Entspannungsprozessen.

Alle genannten Angebote dienen der Verbesserung der Beziehung zum eigenen Körper.

Aktivierung

Sich bewegen zur Musik, kleine Spiele, die Auseinandersetzung mit anregenden Materialien (Softbälle, Schwungseil, Bänder, einfach gehaltene Aerobicelemente) dienen der Regulation von Hyper- oder Hypoaktivitätszuständen, die in beiden Formen bei schizophren erkrankten Menschen auftreten. Gleichzeitig werden durch derartige Aktivitäten mit ihrem regelmäßigen Wechsel von Belastung und Erholung während einer Stunde die Möglichkeiten zur Selbstregulation vermittelt.

Aufmerksamkeit und Konzentration

Koordinationsübungen und -aufgaben, Tanzen oder Rückschlagspiele (Federball, Familytennis u. a.) fördern besonders die Konzentrations- und Aufmerksamkeitsprozesse und führen zu einer Verbesserung der sensomotorischen Informationsverarbeitung sowie zu einem Vitalitätsgewinn.

Kommunikation und soziale Interaktion

Regelmäßige Übungen und Aufgaben zur (nonverbalen und verbalen) Kommunikation dienen der Förderung und Aufrechterhaltung sozialer Fähigkeiten, die bei dieser Klientel oft verkümmert sind und sich in Rückzugstendenzen, Vermeidungsverhalten und Passivität äußern. Dies können Aktivitäten, bei denen Paare oder Kleingruppen bestimmte motorische Aufgaben gemeinsam lösen müssen, Partnergymnastik oder Spielformen sein. Das Erleben einer angstfreien Atmosphäre, der dosierte Umgang mit Nähe und Distanz oder die Erfahrung von sozialer Unterstützung sind dabei besonders bedeutsam.

Angst

Hier geht es um die behutsame Auseinandersetzung mit angstauslösenden Situationen. Auf der Grundlage einer unterstützenden, nicht bewertenden Beziehung gilt es, den Umgang mit angstauslösenden Situationen zu üben (z. B. durch die Einbeziehung von Turngeräten, wie Bänken, Kästen oder das Trampolin). Die gezielte Einbeziehung von Entspannungs- und Atemübungen vermittelt den Teilnehmern Strategien zur Bewältigung angstbesetzter Situationen (17).

Bei bewegungstherapeutischen Maßnahmen sollte immer beachtet werden, dass die schizophren erkrankten Menschen eine sehr gute Strukturierung der Trainingseinheiten mit regelmäßigem Wechsel von psychophysischer Belastungs- und Entlastungsphase, von Individualisation und Gruppenzentriertheit oder von großräumigen und ortsgebundenen Bewegungsaufgaben benötigen. Die Instruktionen sollten sich durch Klarheit, Einfachheit, Eindeutigkeit und Übersichtlichkeit ausweisen. Zudem spielt ein entspanntes, konkurrenzfreies, warmes und stabiles Klima eine besondere Rolle.

Zu beachten bleiben die durch die Neuroleptikabehandlung bedingten Nebenwirkungen, wie Tachykardie, Wahrnehmungs- und Koordinationsbeeinträchtigungen, Schwindel, Bluthochdruckschwankungen oder extrapyramidal-motorische Störungen, wie z. B. Tremor und Dyskinesien (15).

Drogenabhängigkeit

Der psychosomatische Zustand und die sozialen Bedingungen von drogenabhängigen Menschen (illegale Drogen, Alkohol, Medikamente) sind aufgrund der meistens langjährigen Sucht in der Regel schwer beeinträchtigt. In Abhängigkeit zu Art, Menge und Dauer des Konsums, Alter und Geschlecht lassen sich vielfältige körperliche Störungen im kardiovaskulären und respiratorischen System, im Magendarmbereich oder im neurologischen Bereich (Polyneuropathien) diagnostizieren.

Zudem finden sich im psychischen und sozialen Umfeld folgende Störungen:

1. Das affektiv-emotionale Verhalten ist gekennzeichnet durch eine geringe Frustrationstoleranz, durch Aggresssivität in Stresssituationen, Stimmungs- und Affektlabilität, depressive Verstimmungen oder Versagensängste.

2. Im motivationalen Bereich finden sich unrealistische Selbstwahrnehmungen und -einschätzungen, Antriebsstörungen und Vermeidungsverhalten.

3. Im kognitiven Bereich sind Schwächen und Störungen in der Wahrnehmungs-, Konzentrations- und Merkfähigkeit sowie u. U. im Denken zu beachten.

4. Im sozialen Verhalten dominieren unangemessene Kommunikations- und Interaktionsmuster, mangelnde soziale Kompetenzen oder Isolationstendenzen.

Bewegungs- und sporttherapeutische Angebote sollten bei allen Formen von Drogenabhängigkeit funktions- und erlebnisorientiert sowie gruppendynamisch ausgerichtet sein. Abhängigkeit korrespondiert meistens mit einer verzerrten Körper-, Selbst- und Realitätswahrnehmung. Über körperliche Aktivitäten können die betroffenen Teilnehmer selbstinduzierte Regulationsmöglichkeiten auf ihre Stimmung und Befindlichkeit erfahren; Entspannungstechniken unterstützen diesen Prozess. Die Verbesserungen in der Koordination, in der Ausdauer oder in der Spielfähigkeit stabilisieren zudem das Körper- und Selbstwertgefühl (18, 19).

Zum Einsatz kommen alle Formen des Koordinations-, Ausdauer- und Krafttrainings. Beim Training muss je nach Leistungsfähigkeit der Teilnehmer sehr stark individualisiert werden. Es empfiehlt sich die Einbeziehung von Spielen, wobei auf die strikte Einhaltung von Regeln sowie auf einen dosierten Ehrgeiz geachtet werden sollte. Erlebnispädagogische Aktivitäten (z. B. Klettern) fördern das Verantwortungsbewusstsein und die Kommunikation und Interaktion in besonderem Maße.

Ergänzende Hinweise

Der Schwerpunkt der bewegungs- und sporttherapeutischen Interventionen bei psychogenen Erkrankungen liegt nicht in einer bloßen Verbesserung der körperlichen Leistungsfähigkeit dieser Patienten, sondern auch in der Verbesserung psychosozialer Faktoren, wie Stimmung, Wohlbefinden, soziales Netzwerk, Körper- und Selbstkonzept zwecks Stärkung des Kohärenzsinnes und der Widerstandsquellen gegenüber Belastungen und Krankheit. Dies bedingt die Empfehlung, die körperlichen Aktivitäten möglichst unter kontrollierten Bedingungen in einer Gruppe anzubieten (20).

Die Entwicklung tragfähiger Beziehungen ist die Grundlage für langfristige Verhaltensänderungen bei psychisch erkrankten Menschen. Als gemeindenahe Organisationsformen bieten sich neben gesundheitsorientierten Vereinen, Krankenkassen und Studios, die auch Bewegungskurse für Gruppen anbieten, vor allem Kursangebote in Gesundheitszentren, an den Volkshochschulen oder Nach-

sorgeeinrichtungen an. Allerdings gibt es im Unterschied zu den Herzinfarktsportgruppen oder den Krebsgruppen noch keine flächendeckende Angebote für psychisch Kranke. Die in Tab. 1 genannten Schwerpunkte müssen zudem immer an die individuellen physischen und psychosozialen Bedingungen jedes einzelnen psychisch erkrankten Klienten angepasst werden.

Es gilt auch in der Bewegungs- und Sporttherapie der Grundsatz, die betroffenen Menschen da abzuholen, wo sie gerade stehen.

Literatur

1. Verband Deutscher Rentenversicherungsträger (VDR): VDR-Statisik. http://www. vdr.de
2. Brehm W. Sportliche Aktivität und psychische Gesundheit. In: Bös K, Brehm W, Hrsg. Gesundheitssport – ein Handbuch. Schorndorf: Hofmann; 1998. S. 33–43.
3. Schlicht W, Schwenkmezger P, Hrsg. Gesundheitsverhalten und Bewegung. Schorndorf: Hofmann; 1995.
4. Broocks A, et al. Zum Stellenwert von Sport in der Behandlung psychischer Erkrankungen. Psychother Psychosom Med Psychol 1997; 47; 379–393.
5. Paluska SA, Schwenk TL. Physical activity and mental health. Sports Med 2000; 29: 167–180.
6. Grawe K, Donati R, Bernauer F. Psychotherapie im Wandel. Von der Konfession zur Profession. Göttingen: Hogrefe; 1994.
7. Schwenkmezger P. Depression und Angst. In: Bös K, Brehm W, Hrsg. Gesundheitssport – ein Handbuch. Schorndorf: Hofmann; 1998. S. 289–295.
8. Hölter G, Hrsg. Mototherapie mit Erwachsenen – Sport, Spiel und Bewegung in Psychiatrie, Psychosomatik und Suchtbehandlung. Schorndorf: Hofmann; 1993.
9. Antonovsky A. Salutogenese – zur Entmystifizierung der Gesundheit. Tübingen: DGVT; 1997.
10. Stammer A, Werle J. Bewegungstherapie in der Psychiatrie, Psychosomatik und Suchtbehandlung. In: Rieder H, Huber G, Werle J, Hrsg. Sport mit Sondergruppen – ein Handbuch. Schorndorf: Hofmann; 1996. S. 370–433.
11. Huber G. Sport und Depressionen. Frankfurt/ M.: Deutsch; 1990.

12. Deimel H. Depressives Syndrom. In: Van der Schoot P, Seeck U, Hrsg. Bewegung, Spiel und Sport mit Behinderten und von Behinderung Bedrohten. Indikationskatalog Bd. 3. Bonn: Bundesministerium für Arbeit und Sozialordnung; 1990. S. 966–998.

13. Broocks A, et al. Exercise avoidance and impaired endurance capacity in patients with panic disorders. Neuropsychobiology 1997; 36: 182–187.

14. Meyer T. Ausdauertraining als ambulante Therapie der Panikstörung. Dtsch Z Sportsmed 1998; 49: 18–19.

15. Deimel H. Schizophrene Erkrankungen. In: Van der Schoot P, Seeck U, Hrsg. Bewegung, Spiel und Sport mit Behinderten und von Behinderung Bedrohten. Indikationskatalog Bd. 3. Bonn: Bundesministerium für Arbeit und Sozialordnung; 1990. S. 999–1032.

16. Röhricht F, Priebe S. Das Körpererleben von Patienten mit einer akuten Schizophrenie. Nervenarzt 1996; 67: 602–607.

17. Krietsch S, Heuer B. Schritte zur Ganzheit – Bewegungstherapie mit schizophrenen Kranken. Lübeck: G. Fischer; 1997.

18. Deimel H. Drogenabhängigkeit. In: Van der Schoot P, Seeck U, Hrsg. Bewegung, Spiel und Sport mit Behinderten und von Behinderung Bedrohten. Indikationskatalog Bd. 3. Bonn: Bundesministerium für Arbeit und Sozialordnung; 1990. S. 1033–1060.

19. Seidel E, Wick C. Beeinflussung der psychophysischen Leistungsfähigkeit und der Rückfallquote chronisch Alkoholabhängiger durch Sporttherapie. In: Weiß M, Liesen H, Hrsg. Rehabilitation durch Sport. Marburg: Kilian; 1997. S. 206–214.

20. Schüle K, Huber G, Hrsg. Grundlage der Sporttherapie. München: Urban & Fischer; 2000.

Psychogene Erkrankungen: Aktivitäts- und Trainingsempfehlungen

Aktivität	Ziele	Intensität	Dauer/Häufigkeit
Koordinationstraining Gleichgewicht Auge-Hand-Koordination Reaktionsfähigkeit Differenzierungsfähigkeit Rhythmisierungsfähigkeit Umstellungsfähigkeit Orientierungsfähigkeit	Entwicklung von Bewegungskontrolle, Verbesserung der Qualität des Bewegungsverhaltens, Ökonomisierung des Bewegungsverhaltens, Konzentrationsschulung	In Abhängigkeit von der psychomotorischen Belastungs- und Konzentrationsfähigkeit von geringen Wiederholungszahlen (5–10-mal) zu höheren Wiederholungszahlen; Beachtung von Pausen	In Abhängigkeit zur Schwere der Krankheit 2–3-mal pro Woche, anfangs 10–15 Min., später bis 45 Min.
Ausdauertraining Allgemeine aerobe Ausdauer, z. B. Walking, Jogging, Radfahren	Steigerung der Leistungsfähigkeit, Herz-Kreislauf-Training, Verbesserung des Wohlbefindens	40–70% HFR »Laufen ohne zu schnaufen!« RPE 11–13 auf der 6–20-Punkteskala oder RPE 3–4 auf der 1–10-Punkteskala nach Borg	Anfangs täglich 5–10 Min., später etwa 3-mal pro Woche, mindestens 20–30 Min.

Psychogene Erkrankungen: Aktivitäts- und Trainingsempfehlungen

Aktivität	Ziele	Intensität	Dauer/Häufigkeit
Krafttraining			
Kraftausdauer (Theraband)	Verbesserung der Haltung, Verletzungsprophylaxe, Widerstandsfähigkeit, verbesserte Tonisierung der Muskulatur		Anfangs täglich etwa 10–15 Min. Kräftigung der Arm-, Bein-, Rücken-, Bauch- und Gesäßmuskulatur; später 2–3-mal pro Woche 20–30 Min.
Kraftausdauer (Kraftmaschinen)		30–40% 1-RM (etwa 20–30 Wiederholungen)	8–10 Übungen für alle großen Muskelgruppen 2–3 Serien
Kraft (Kraftmaschinen)	Verbesserung der Körperzusammensetzung, Erhaltung der Muskelmasse, Kraftaufbau	40–60% 1-RM (etwa 10–15 Wiederholungen), anfangs leichte Widerstände, später Erhöhung der Widerstände	1–2 Serien Kraftausdauer und Kraft: insgesamt 2–3 Einheiten pro Woche
Flexibilitätstraining			
Aktives und passives Dehnen mit und ohne Geräte (Seile, Stäbe, Bälle, Bänder u. a.) mit und ohne Partner	Verbesserung der allgemeinen Beweglichkeit, Vitalität, Körperwahrnehmung, Partneranpassung, Koordinationsschulung	Dehndauer etwa 10–20 Sek.	Mehrere Wiederholungen, Einbeziehung aller wichtigen großen Gelenke und Muskelgruppen vor und nach jedem Training, Übungen können auch täglich zu Hause durchgeführt werden
Psychosoziale Funktionsverbesserung			
Kommunikation Interaktion Integration Gruppendynamik Emotionalität Entspannung	Aufbau und Vergrößerung des sozialen Netzwerks, soziale Unterstützung, Förderung sozialer Kompetenzen, Stressbewältigung, emotional-affektive Regulation, Umgang mit aversiven Gefühlen	Anfangs sehr vorsichtige Reizsetzungen und stark strukturierende Vorgaben, kurze Sequenzen, später zeitlich längere Phasen mit weniger Struktur, größeren Freiräumen und stärkerer Selbstverantwortung	Regelmäßige Einbeziehung kommunikativ-interaktiv ausgerichteter Aufgaben, z. B. in die Aufwärmphase, regelmäßige Entspannungsübungen (Muskelrelaxation; Qi-Gong, autogenes Training) zwecks Vertiefung der Entspannungseffekte

Psychogene Erkrankungen: Aktivitäts- und Trainingsempfehlungen

Medikamentenhinweise	Spezielle Hinweise
○ β-Blocker vermindern in Abhängigkeit der Dosis die Ruheherzfrequenz sowie den Anstieg der Belastungsherzfrequenz um 10–30%	○ Verlängerte Reaktionszeit
	○ Erhöhte Sturzgefahr
○ Antidepressiva: Herzfrequenzerhöhung in Ruhe und bei Belastung möglich	○ Verminderte Aufmerksamkeit
	○ Zur Überwachung der Belastungsintensitiät zusätzlich RPE-Skala verwenden
○ Trizyklische Antidepressiva können zu anticholinergen Nebenwirkungen führen: Tachykardie, Hypotension nach Lageveränderung, Ekg-Veränderungen, verlängerte QRS-Strecke, Tremor, Gesichtsfeldtrübung, Müdigkeit u. a.	
○ Tranquilizer; Müdigkeit, Schwäche, Antriebsminderung möglich	

HFR: Herzfrequenzreserve (Berechnung siehe Seite 77)
1-RM: 1-Repetitionsmaximum
RPE: Ratings of Perceived Exertion (siehe Anhang, Seite 285)

Körperliche Aktivität in der Schwangerschaft

P. BUNG, Bonn, und SABINE HARTMANN, Zürich

Einleitung

In der heutigen Zeit – mit der Betonung auf Freizeitgestaltung und einem erhöhten Körperbewusstsein – stellt sich die Frage nach Ausmaß und Intensität körperlicher Belastung während der Schwangerschaft mit besonderer Dringlichkeit.

Die Bedeutung körperlicher Aktivität in der Schwangerschaft reicht von therapeutischen Funktionen, wie beispielsweise Schwimmen bzw. »Aquatic exercise« (»Aqua-Fit«), bis hin zu präventiven Aspekten, wie z. B. bei der Behandlung eines Gestationsdiabetes und bei der Schmerzbewältigung der Wehen unter der Geburt. Das Kind darf deswegen weder kurz- noch langfristig Schaden erleiden noch Einschränkungen hinnehmen.

Historische Betrachtungen

Die Beantwortung der Frage nach der Kompatibilität von Sport und Schwangerschaft, die die Menschen seit den ersten Hochkulturen beschäftigt, hat im Laufe der Zeit einen dramatischen Wandel erfahren.

Bereits aus dem Alten Testament und auch von ARISTOTELES kennen wir beispielsweise Beobachtungen über den Zusammenhang von vergleichsweise schweren Geburten und relativem Bewegungsmangel von Frauen. Im Laufe der Jahrhunderte gab es immer wieder Stimmen, die für physische Aktivität während der Schwangerschaft eintraten, wie etwa den englischen Chirurgen JAMES LUCAS, der im 18. Jahrhundert eine moderate körperliche Aktivität befürwortete, da die geringere Größe des Säuglings eine leichtere Passage durch den Geburtskanal ermöglicht.

Dennoch dominierte in den gehobenen Gesellschaftsschichten zu allen Zeiten die Ansicht, das schwache Geschlecht während dieser besonderen Zeit zu schonen und von körperlicher Aktivität fernzuhalten. Im viktorianischen Zeitalter gipfelte diese Einstellung darin, dass sich der »Angel in the house« während der Schwangerschaft kaum noch bewegte und recht abgeschieden leben musste.

Die Rahmenbedingungen der gesellschaftlichen und wissenschaftlichen Entwicklung im 20. Jahrhundert ließen nicht nur eine zunehmende Entfaltung und Emanzipation der Frau zu, sondern auch den Abschied von heute geradezu heiter anmutenden medizinischen Vorbehalten, wie etwa den noch zu Ende des 19. Jahrhunderts geäußerten Befürchtungen, dass »durch Spreizübungen die weiblichen Geschlechtsorgane verrutschen könnten und gymnastische Übungen und Geräteturnen die Gebärfähigkeit der Frau mindern könnte« (1).

FISCHER-DÜCKELMANN riet zu Anfang des 20. Jahrhunderts Schwangeren in ihrem Buch »Lebensregeln für die Schwangerschaft«, es zu unterlassen, »Tanzveranstaltungen mitzumachen oder eine Nacht durch große Wäsche zu waschen … oder Berge zu ersteigen«.

Erst seit Mitte der 30er-Jahre des 20. Jahrhunderts findet ein Meinungsumschwung statt, der sich in Empfehlungen zu körperlicher Aktivität während der Schwangerschaft niederschlägt, der pränatale sportliche Programme initiiert und der den Nutzen von Körper-, Atmungs- und Haltungsübungen für den Fetus, die Mutter und die Geburt propagiert.

Die Wechselbeziehungen zwischen körperlicher Belastung und einer Schwangerschaft sind multifaktoriell und sehr komplex. Komplizierend kommt hinzu, dass sowohl eine Schwangerschaft als auch mehr oder weniger regelmäßige Belastung während der Schwangerschaft aufgrund zahlreicher persönlicher Daten, wie Alter, Trainingszustand, Zeitpunkt in der Schwangerschaft, Lebensgewohnheiten etc., ein sehr individuelles Geschehen darstellen. Dennoch ist aufgrund der Ergebnisse zahlloser Studien die Ausübung von sportlicher Betätigung während der Schwangerschaft aufgrund ihrer vielen Vorteile und ihrer sowohl überschaubaren als auch kontrollierbaren Risiken nicht nur erlaubt, sondern empfehlenswert.

Psychische Auswirkungen

Körperliche Aktivität in der Schwangerschaft lässt sich nicht nur auf die therapeutischen und präventiven Funktionen reduzieren, sondern kann für die schwangere Frau auch eine Vielzahl von anderen (sowohl physischen als auch psychischen) Bedürfnissen erfüllen. Durch die Stärkung der Muskulatur und die Fähigkeit, mit der Schwerpunktverlagerung und dem zusätzlichen Gewicht besser umgehen zu können, bietet körperliche Aktivität während der Schwangerschaft rein physische Vorteile, die wiederum Rückenschmerzen reduzieren können.

Das Gefühl, auch während der Schwangerschaft fit und agil bleiben zu können, kann eine ebenso wichtige Motivation sein wie der Wunsch nach den sozialen Aspekten des Miteinander und Gegeneinander bei der Sportausübung. Darüber hinaus vermitteln alltägliche Beobachtungen und Hinweise in der Literatur den Eindruck, dass körperliche Aktivität das seelische Wohlbefinden positiv beeinflusst. Physiologisch lässt sich dieser Zusammenhang durch eine erhöhte Ausschüttung von Endorphinen bei sportlicher Belastung belegen (2, 3).

In einer Schwangerschaft, die häufig mit emotionalen Umstellungen einhergeht, die sich gelegentlich sogar zu psychischen Krisen entwickeln können, kann Sport somit eine Stressableiterfunktion übernehmen. Sport treibende Schwangere haben offenbar eine höhere Selbstachtung und weniger körperliche Unannehmlichkeiten als Frauen, die während der Schwangerschaft keinen Sport treiben (4).

Empfehlungen

Eine zentrale und kontrovers diskutierte Frage zur sportlichen Aktivität in der Schwangerschaft betrifft die Belastungsintensität (5). Die infolge der intensiven körperlichen Belastung notwendige Blutumverteilung hin zur mütterlichen Muskulatur und Haut darf sich nicht zu Lasten der feto-plazentaren Einheit vollziehen. Ist eine aerobe Energiebereitstellung im Muskel nicht mehr gewährleistet, kommt es zunächst zu einem maternalen und konsekutiv zu einem fetalen Laktatanstieg. Da die Bestimmung der Sauerstoffaufnahme bzw. deren Steady state als Maß für eine tolerable Belastung ziemlich umständlich ist, wird aus der Kenntnis des parallelen Anstiegs von Sauerstoffaufnahme und Herzfrequenz in der Regel die Herzfrequenz der unter Sportbedingungen nutzbare Begrenzungsparameter.

Die amerikanische Standesgesellschaft für Geburtshilfe und Gynäkologie, das American College of Obstetricians and Gynecologists (6), hat detaillierte Empfehlungen für Sport in der Schwangerschaft publiziert und u. a. eine Begrenzung der mütterlichen Herzfrequenz auf 140 Schläge/Min. empfohlen. Dies bedeutet eine eher vorsichtige Begrenzung und ist auch im Interesse der Erhaltung der kardiovaskulären Fitness kritisiert worden (7).

Studien mit Hochleistungssportlerinnen dokumentieren ebenfalls die Vereinbarkeit von intensivem Training mit einer Schwangerschaft (8, 9), wenn auch bei obligatorischer ständiger medizinischer Überwachung, welche den Freizeitsportlerinnen in der Regel nicht zur Verfügung steht.

Grundsätzlich gelten leichte bis moderate, regelmäßig ausgeübte aerobe Sportarten, die große Muskelgruppen beanspruchen und von rhythmischer Natur sind, während einer Schwangerschaft als vorteilhaft. Dabei sind kontinuierliche intermittierende Belastungen (z. B. Intervalltraining) vorzuziehen. Sportarten, bei denen das eigene Körpergewicht nicht oder nur teilweise selbst getragen werden muss, wie z. B. Schwimmen oder Rad fahren, sind grundsätzlich Sportarten mit »voller« Belastung, wie z. B. Laufen oder Aerobic, vorzuziehen, vor allem, weil bei letzteren der Energieverbrauch und die Gelenkbelastung höher sind (10).

Laufen gilt aufgrund seines ballistischen Charakters, von dem man nicht genau weiß, ob er während der Schwangerschaft problematisch ist, als akzeptabel, besonders bei Frauen, die schon vor der Schwangerschaft regelmäßig gelaufen sind. Als Richtlinien haben sich die vor der Schwangerschaft bestandene individuelle Belastungsintensität sowie Belastungsdauer bewährt, verbunden mit einem gesunden Einschätzungsvermögen und Zugeständnissen an die Tagesform. Gutes Schuhwerk ist wichtig, um ballistische Bewegungen abzufangen. Aufgrund von vergleichenden Untersuchungen zwischen Laufen und Aerobic gilt Aerobic nur als zweitbeste Alternative, weil hier im Gegensatz zum Laufen fetale Tachykardien auftraten (11).

Vor allem wegen der Gefahr eines abdominalen Traumas gilt der Verzicht für alle Mannschafts- (besonders Ballsportarten), Kampf- (Tai-Chi, Judo) und sog. Abenteuersportarten (Bungee, Drachenfliegen, Fallschirmspringen) sowie für Sportarten mit hohem Sturzrisiko (Turnen, Trampolin, Reiten).

Vom Tauchen sollte wegen der hyperbaren Bedingungen und des Risikos einer fetalen Lungenembolie bei Dekompression abgesehen werden. Schnorcheln gilt als relativ ungefährlich. Ein Saunabesuch bei 90–100 °C sollte während der Schwangerschaft nicht länger als 10–20 Minuten dauern. Da sich dabei die Körpertemperatur nur um 1 °C erhöht, ist keine fetale Hyperthermie zu befürchten (12). Ein Sprung ins kalte Wasser sollte nach dem heißen Saunabad vermieden werden.

Empfehlenswerte Sportarten	Akzeptable Sportarten	Inakzeptable Sportarten
Schwimmen	Aerobics	Abenteuersportarten
Spazierengehen	Laufen	Anaerobe Belastungen (z. B. Sprints)
Radfahren (Ergometer)	Schnorcheln	Ballsportarten
	Körperliche Aktivität in Höhen bis 2500 m	Kampfsportarten
		Krafttraining
		Sportarten mit hohem Sturzrisiko
		Tauchen

Tab. 1
Grad der Empfehlung verschiedener Sportarten
in der Schwangerschaft

Tab. 2
Kontraindikationen für sportliche Belastungen
während der Schwangerschaft

Ökotrophologisch	Internistisch	Gynäkologisch
Anorexia nervosa	Herz(kreislauf)krankheiten	Fetaler Distress
Bulimie	Anämie	Frühzeitige Wehentätigkeit
Extremes Über- oder Untergewicht	Hypertonie	Hypotrophe, unsymmetrisch gewachsene Feten
	Nierenkrankheiten	Mehrlingsschwangerschaften
	Krampfneigungen	Plazentainsuffizienz
		Uterusblutungen
		Vorzeitiger Blasensprung

Von Gewichtheben jeglicher Art, bei dem ein VALSALVA-Manöver ausgeführt werden muss, ist während der Schwangerschaft dringend abzuraten. Gegen Aufenthalte und gemäßigte körperliche Belastung in einer Höhe bis maximal 2 500 m ist bei komplikationslosen Schwangerschaftsverläufen nichts einzuwenden. Bedenken ergeben sich lediglich bei Raucherinnen und Frauen mit uteroplazentaren Funktionsstörungen, die über weniger Sauerstoffreserven für den Fetus verfügen als andere Frauen (13). Tab. 1 fasst die Empfehlungen noch einmal zusammen.

Frauen mit den in Tab. 2 genannten Kontraindikationen sollten auf sportliche Belastung während der Schwangerschaft verzichten. Tab. 3 listet darüber hinaus Symptome auf, bei denen auch Schwangere mit normalen Gestationsverläufen körperliche Belastungen abbrechen sollten.

»Aquatic exercise«

Dem Schwimmen bzw. »Aquatic exercise« kommt ein besonderer Stellenwert zu (Tab. 4). Auch außerhalb der Schwangerschaft gilt das Schwimmen als sehr gesunde Sportart, was sich in der historisch gewachsenen Bade- und Bäderkultur sowie in der Bedeutung des Wassers als Bestandteil von Rehabilitationsmaßnahmen (z. B. KNEIPP-Anwendungen) ausdrückt. Aufgrund der besonderen Eigenschaften des Wassers, die während der Belastung auf den Körper wirken, ergeben sich Vorteile gegenüber einer Belastung an Land. Im Vergleich zu Sportarten, bei denen das eigene Körpergewicht getragen werden muss, zeichnet sich das Schwimmen durch seinen gelenkschonenden Charakter und sein entspannend wohltuendes Milieu aus.

Darüber hinaus bietet Wasser auch physiologische Vorteile. Durch den hydrostatischen Druck des Wassers, der proportional zur Tiefe des eintauchenden Körpers ist, wird extravaskuläre Flüssigkeit in

○ Austritt amniotischer Flüssigkeit

○ Brustschmerzen

○ Vaginale Blutungen

○ Kopfschmerzen

○ Kurzatmigkeit

○ Muskelschwäche

○ Uteruskontraktionen

○ Schwindel

○ Übelkeit

○ Unterleibsschmerzen

Tab. 3
Symptome, bei denen eine sportliche Belastung sofort abgebrochen bzw. gar nicht erst ausgeübt werden sollte

Tab. 4
Vorteile von »Aquatic exercise« in der Schwangerschaft

○ Gelenkschonender Charakter

○ Entspannend wohltuendes Milieu

○ Verstärkte Diurese und Natriurese (Reduktion von Ödemen)

○ Thermoregulatorische Vorteile

○ Keine Maximalbelastungen

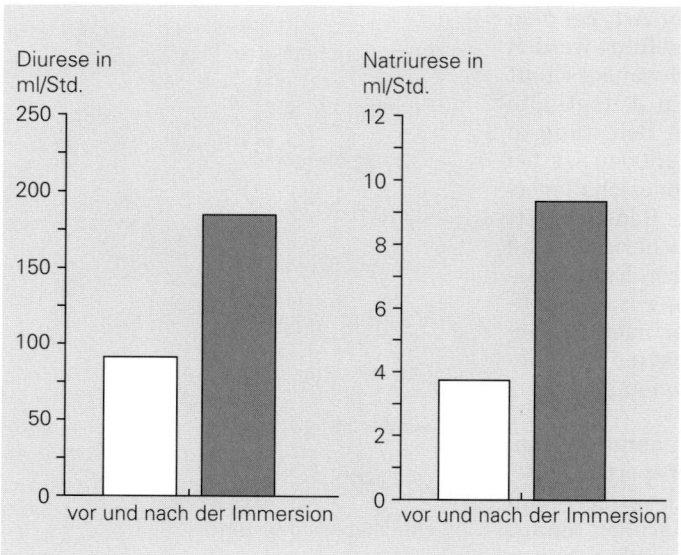

Abb. 1

Diurese und Natriurese
vor und nach dem Eintauchen
des Körpers in Wasser

den intravaskulären Raum gedrückt, sodass, wie Abb. 1 zeigt, im Vergleich zur
physischen Belastung an Land eine verstärkte Diurese und Natriurese eingeleitet werden (14–16). Dieser physiologische Vorgang, der bereits Sekunden nach
dem Eintauchen einsetzt, findet seine
praktische Bedeutung in der therapeutischen und präventiven Reduktion von
Ödemen, wobei leichte körperliche Belastung die Reduktion der Ödemneigung
unterstützt.

Durch den kühlenden Effekt des Wassers
ergeben sich bei Belastung thermoregulatorische Vorteile. Durch eine mittlere Belastungsintensität und den thermoregu-
latorisch puffernden Effekt des Wassers
ist der Fetus vor Überhitzung und damit
vor einer Blutunterversorgung geschützt.
Wassertemperaturen von 28–30 °C gelten
als ideal.

Die gegenwärtige Popularität pränataler
Aerobicprogamme im Wasser war Anlass
für eine aktuelle erstmalige Untersuchung
in Bezug auf die Eignung eines Trainings-

programms (»Aqua-Fit«) für Schwangere
(17). Dabei standen die kombinierten hämodynamischen Wirkungen von Eintauchen des Körpers und Belastung in der
Schwangerschaft im Zentrum der Untersuchung.

»Aqua-Fit« ist ein umfassendes Bewegungs-
training, das Wassergymnastik mit Ausdauertraining, dem sog. »Deep Water
Running«, verbindet. Durch das Tragen
einer Spezialweste mit Auftriebskörpern
und durch den natürlichen Auftrieb des
Wassers wird eine stabile und sichere aufrechte, schwebende Körperposition möglich, sodass der Vorteil des vollständigen
Eintauchens zum Tragen kommen kann.
Aufgrund der sehr guten mütterlichen
wie fetalen physiologischen Verträglich-
keit und der sehr guten Akzeptanz lässt
sich das »Aqua-Fit«-Programm für Frauen
mit komplikationslosem Schwangerschafts-
verlauf uneingeschränkt empfehlen.

Von Maximalbelastungen sollte grundsätzlich (und besonders im Wasser) abgesehen werden, da im Gegensatz zu den

Verhältnissen an Land die Herz-Kreislauf-Parameter im Wasser reduziert sind (niedrigere Herzfrequenz) und der Stoffwechsel durch die Abgabe von Wärme nach außen erhöht ist (18, 19).

Körperliche Aktivität und Gestationsdiabetes

Ein weiteres Therapeutikum stellt körperliche Aktivität im Zusammenhang mit dem Gestationsdiabetes dar. Neben Insulin und Diät gilt bei der Behandlung des Diabetes mellitus regelmäßiges körperliches Training seit langem als der 3. Pfeiler der Therapie. Die Vorbehalte gegenüber Sport in der Schwangerschaft als Zusatztherapeutikum bei insulinbedürftigen Gestationsdiabetikerinnen ergeben sich aus der Furcht, die Aufhebung dieser Störung mit Nachteilen für das Kind zu erkaufen.

In einer randomisierten Untersuchungsreihe wurden insulinpflichtige Gestationsdiabetikerinnen 3-mal wöchentlich einer 3-mal 15-minütigen Belastung mit einer Intensität von etwa 50% der maximalen Sauerstoffaufnahme (VO_{2max}) auf einem Fahrradergometer unterzogen, mit dem Ziel, eine Euglykämie der Mutter zu erhalten und die Risiken für den Fetus zu reduzieren (20). Dabei war der Grundgedanke, dass über die Aktivierung großer Muskelgruppen durch ein kontinuierliches Verbrennen des erhöhten Blutzuckers eine verbesserte Glukoseutilisation und ein Anstieg der zellulären Insulinsensitivität erreicht werden kann.

War der wöchentlich bestimmte Nüchternblutzucker in der Untersuchungsgruppe auch höher als in der Insulingruppe (Abb. 2) – ist als äußerst positiv zu bewerten, dass in beiden Gruppen die Nüchternblutzuckerwerte nach kurzer Zeit unter 105 mg/dl blieben und sich in beiden Gruppen im Verlauf der Behandlung mit zunehmender Schwangerschaft ein abfallender Trend dieser Werte zeigte. Der Glukosemetabolismus bei Sport treibenden Gestationsdiabetikerinnen normalisierte sich vergleichsweise wie in einem herkömmlich mit Insulin behandelten Kollektiv (Kontrollgruppe).

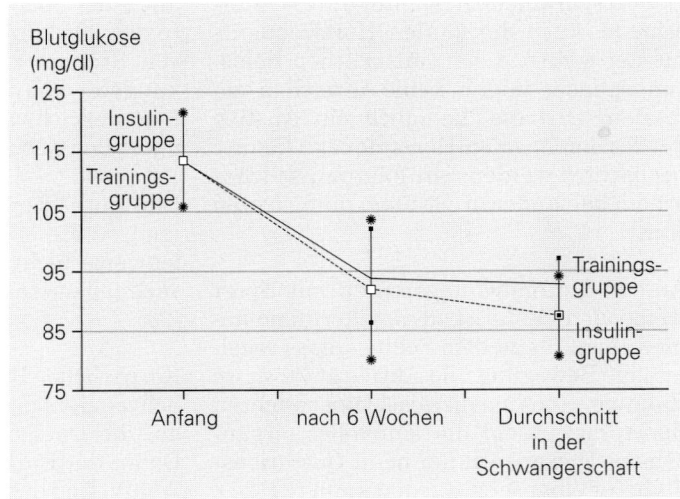

Abb. 2
Vergleich der Nüchternblutzuckerwerte in der Trainings- bzw. Insulingruppe im Zeitverlauf der Behandlung (Durchschnittswerte ± SD)

213

	Physische Belastung	**Insulin**
Komplikationen:		
○ Vorzeitige Wehen	2	2
○ Vorzeitiger Blasensprung	1	1
○ Abruptio plazentae/ PIH/Anämie	0	0
Schwangerschaftswochen nach Entbindung*	39 ± 1,7	38,2 ± 2
Entbindungsmodus:		
○ Spontan vaginal	15	12
○ Vakuum/Forzeps	0	2
○ Sectio caesarea	2	3
Geburtsgewicht (g)*	3379 ± 524	3482 ± 502
Geburtslänge (cm)*	49,3 ± 1,9	50,9 ± 2,8
Makrosomie (> 4000 g)	2	4
Hypoglykämie (< 35 mg/dl)	2	1

Tab. 5
Klinische Daten und Ergebnisse der Untersuchung von BUNG et al. (20)

* Angaben in Mittelwerten ± Standardabweichung

PIH = schwangerschaftsbedingte Hypertonie

Schwangerschafts- und Geburtsverläufe beider Gruppen zeigten (Tab. 5) weder bei Komplikationen, Schwangerschaftsdauer oder Entbindungsmodus noch bei den Geburtsparametern signifikante Unterschiede. Auch die fetalen Herzfrequenzmuster während der mütterlichen Belastungsphasen zeigten keine Anzeichen von fetalem Distress. Lediglich ein Anstieg der fetalen basalen Herzfrequenz konnte beobachtet werden, ein Faktum, welches schon bei anderen Studien aufgetreten war.

Andere Untersuchungsreihen mit Sport treibenden Gestationsdiabetikerinnen kamen ebenfalls zu dem Schluss, dass regelmäßige Bewegung und Aktivität (etwa im Rahmen eines medizinisch überwachten Sportprogramms) als sinnvolles, ergänzendes Therapeutikum beim Gestationsdiabetes eingesetzt werden kann (21, 22).

Auswirkungen körperlicher Aktivität auf Schwangerschaft und Geburt

Mitte der 80er- und Anfang der 90er-Jahre des 20. Jahrhunderts ist eine Vielzahl von Studien zu den möglichen Auswirkungen von physischer Aktivität während der Schwangerschaft auf Parameter unter der Geburt durchgeführt worden.

Eine gute Übersicht und gelungene Metaanalyse dieser Studien sowie deren stellenweise nicht unproblematische Untersuchungsmethodik findet sich bei LOKEY (23).

Körperliche Belastungen während der Schwangerschaft haben keinen Einfluss auf die Dauer der Schwangerschaft, die Dauer der Entbindung und das kindliche Wohlbefinden bei der Geburt. Die Zusammenhänge zwischen der mütterlichen Gewichtszunahme und dem Geburtsgewicht des Kindes lassen mangels korrekter Angaben über die tägliche Kalorienaufnahme und Belastungsintensitäten keine eindeutigen Aussagen zu.

Aus den Untersuchungsergebnissen zur Dauer der Wehen lässt sich lediglich die gesicherte Erkenntnis ableiten, dass Sport während der Schwangerschaft nicht dazu führt, dass die Wehen länger dauern als bei Frauen, die sich während der Schwangerschaft keiner körperlichen Belastung unterzogen haben.

Ob Sport während der Schwangerschaft einen positiven Einfluss im Sinne einer Verkürzung der Wehendauer hat, ist umstritten. Auch der Zusammenhang zwischen Sport während der Schwangerschaft und Entbindungsmodus wird kontrovers diskutiert, wobei dies aufgrund der vielfältigen und häufig akuten Indikationen für eine operative Entbindung wenig verwundern darf. Eine gekräftigte Abdominal- und Beckenmuskulatur sowie die physische Bereitschaft, etwas zu tun, erhöhen vielmehr die Wahrscheinlichkeit einer vaginalen Entbindung.

Körperliche Aktivität und Schmerzempfindung unter der Geburt

Eindeutiger gestalten sich die Aussagen zur Schmerzbewältigung während der Schwangerschaft und unter der Geburt. Dabei wurden die Auswirkungen von körperlicher Belastung während der Schwangerschaft auf β-Endorphinwerte und die Schmerzwahrnehmung unter der Geburt untersucht (24). 13 Frauen unterzogen sich ab der 20.–24. Woche bis zur Geburt 3-mal pro Woche einem 30-minütigem Ausdauertraining auf dem Fahrradergometer, mit einer Belastungsintensität von 60–70% der maximalen Herzfrequenz.

β-Endorphine sind opioide Peptide, die der Körper bei Belastung vermehrt ausschüttet – offenbar mit der Aufgabe, dem Menschen schwere körperliche Belastung zu erleichtern und ihn durch eine anhaltende Stimmungsverbesserung gegebenenfalls zur Wiederholung der physischen Betätigung zu ermuntern (2). Dieser Effekt erklärt auch das bekannte Phänomen des sog. »Runner's high«, jenem Wohlbefinden, dem so mancher Ausdauer-

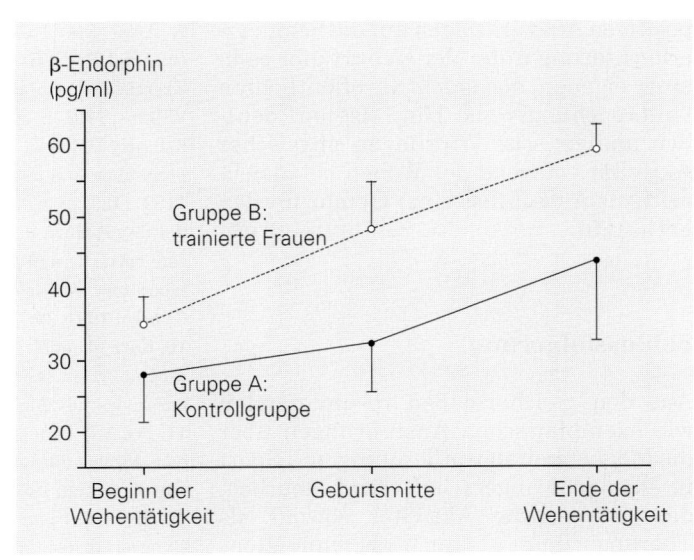

Abb. 3
Verhalten der β-Endorphinausschüttung im Geburtsverlauf bei körperlich trainierten bzw. untrainierten Frauen

215

sportler bewusst nachläuft. Sowohl bei den trainierten Frauen (Gruppe B) als auch bei der Kontrollgruppe (Gruppe A), die kein Ausdauertraining während der Schwangerschaft absolviert hatten (17 Frauen), stiegen die β-Endorphinwerte unter der Geburt an, wobei der Anstieg bei den trainierten Frauen signifikant höher war als bei der Kontrollgruppe (Abb. 3).

Bei den Probandinnen beider Gruppen war ein Anstieg der Schmerzen – gemessen anhand der visuell analogen Skala – 30 Minuten nach Beginn der Wehen bis zum Ende der Wehentätigkeit zu verzeichnen. Bemerkenswert ist, dass die trainierten Frauen den Wehenschmerz auf der visuell analogen Skala statistisch signifikant weniger stark empfanden als die untrainierten Frauen – und zwar über die gesamte Geburtsdauer. Regelmäßige körperliche Aktivität während der Schwangerschaft hat offenbar positive Auswirkungen auf die Schmerzempfindung unter der Geburt. Dabei lässt sich die verminderte Schmerzempfindung durch die reduzierte Bezifferung des Schmerzes auf der Schmerzskala nachweisen und ist erklärbar durch die erhöhte β-Endorphinausschüttung.

Neben den experimentell nachgewiesenen positiven Auswirkungen auf die Schmerzerleichterung unter der Geburt gibt es in einer eigenen, noch nicht veröffentlichten Untersuchungsreihe Hinweise auf deutlich analgetische Wirkungen physischer Aktivität während der Wehen bei gleichzeitigem Ausschluss einer Gefahr für den Fetus (25).

Schlussfolgerung

Aus den gleichermaßen resümierenden wie exemplarischen Ausführungen über die Möglichkeiten von Training und Sport in der Schwangerschaft wird deutlich, dass körperliche Aktivität sowohl als Therapeutikum als auch im Sinne eines prospektiven und prophylaktischen Handelns als Präventivum an Bedeutung gewonnen hat. Dabei reicht das Spektrum der positiven Auswirkungen auf Soma und Psyche von der Erleichterung unangenehmer schwangerschaftsbedingter Begleiterscheinungen (wie Ödemen) über einen medikamentösen Ersatz bei Schwangerschaftsstörungen, wie dem Gestationsdiabetes, bis hin zu analgetischen Maßnahmen unter der Geburt.

Literatur

1. Moegling K. Modernes Lehren im Sportunterricht. Dortmund: Modernes Lernen; 1997.

2. Hollmann W, et al. Gehirn – hämodynamische, metabolische und psychische Aspekte bei körperlicher Arbeit. Dtsch Ärtzebl 1996; 31: 1–7.

3. Hollmann W, Strüder HK. Zur Biochemie des Gehirns bei muskulärer Arbeit. Nervenheilkunde 1998; 17: 30–35.

4. Wallace AM, et al. Aerobic exercise, maternal self-esteem, and physical discomforts during pregnancy. J Nurse Midwifery 1986; 31: 255–262.

5. Huch R, Erkkola R. Pregnancy and exercise – exercise and pregnancy. A short review. Brit J Obstet Gynaec 1990; 97: 208–214.

6. ACOG. Exercise during pregnancy and the postpartum period. ACOG Technical Bulletin. Int J Gynecol Obstet 1994; 45: 65–70.

7. Artal RM. Exercise Guidelines for Pregnancy. In: Artal RM, Wiswell RA, Drinkwater BL, editors. Exercise in Pregnancy. 2nd ed. Baltimore: Williams & Wilkins; 1991. S. 299–312.

8. Bailey DM, et al. Endurance training during a twin pregnancy in a marathon runner. Lancet 1998; 351: 1182–1183.

9. Bung P, Huch R, Huch A. Maternal and fetal heart rate patterns: a pregnant athlete during training and laboratory exercise tests: a case report. Eur J Obstet Gynecol 1991; 39: 59–62.

10. Katz VL, et al. Nonweightbearing exercise during pregnancy on land and during immersion: a comparative study. Am J Perinat 1990; 7: 281–284.

11. Poe MP. Maternal and fetal responses to low impact aerobic dance. Masters Thesis. Oregon: University of Oregon; 1993.

12. Huch R. Sport in der Schwangerschaft. Arch of Gynecol Obstet 1987; 241: 20–29.

13. Baumann H, et al. Reaktion von Mutter und Fet auf die körperliche Belastung in der Höhe. Geburtsh Frauenheilk 1985; 45: 869–876.

14. Goodlin RC, et al. Shoulder-out immersion in pregnant women. J Perinat Med 1984; 12: 173–177.

15. Katz V, et al. A comparison of bed rest and immersion for treating the edema in pregnancy. Obstet Gynecol 1990; 75: 147–151.

16. Kent T, et al. Edema of pregnancy: a comparison of water aerobics and static immersion. Obstet Gynecol 1999; 94: 726–729.

17. Hartmann S, et al. »Aqua-Fit« in der Schwangerschaft: Maternale und fetale hämodynamische Reaktionen bei einem Trainingsprogramm im Wasser. (In press).

18. McMurray RG, et al. Pregnancy-induced changes in the maximal physiological responses during swimming. J Appl Physiol 1991; 71: 1454–1459.

19. Watson WJ, et al. Fetal responses to maximal swimming and cycling exercise during pregnancy. Obstet Gynecol 1991; 77: 382–386.

20. Bung P, et al. Therapeutic exercise for insulin-requiring gestational diabetics: effects on the fetus – results of a randomized prospective longitudinal study. J Perinat Med 1993; 21: 125–137.

21. Artal R, Masaki D. Exercise in gestational diabetes. Pract Diabetol 1989; 8: 7–14.

22. Jovanovic-Peterson L, Durak EP, Peterson PM. Randomized trial of diet versus diet plus cardiovascular conditioning on glucose levels in gestational diabetes. Am J Obstet Gynecol 1989; 161: 415–419.

23. Lokey EA, et al. Effects of physical exercise on pregnancy outcomes: A meta-analytical review. Med Sci Sports Exer 1991; 23: 1234–1239.

24. Varassi G, Bazzano C, Edwards T. Effects of physical activity on maternal plasma β-endorphin levels and perception of labor pain. Am J Obstet Gynecol 1989; 160: 707–712.

25. Hartmann S. Der analgetische Effekt von körperlicher Aktivität auf Wehen unter der Geburt (PhD). Köln: Deutsche Sporthochschule Köln. (In Druck).

Schwangerschaft: Aktivitätsempfehlungen/Belastungsempfehlungen			
Aktivität	**Ziele**	**Intensität**	**Dauer/Häufigkeit**
Lebensstilaktivität z. B. zu Fuß gehen, Treppen steigen	Erhaltung eines Mindestaktivitäts-niveaus	Moderat (3–6 MET)	Multiple kurze Bewegungsimpulse, täglich mehrmals
Ausdauer-komponente Aerobe Trainings-formen mit leichten bis moderaten energetischen Anforderungen (3–6 MET); vor allem Gehen, Walken, Schwimmen, »aquatic exercise«, Fahrradergometer	Erhaltung der aeroben Leistungsfähigkeit	40–60% HFR Grad des Belastungs-empfindens, RPE-Score: 10–13 auf der 6–20-Punkteskala nach Borg bzw. 2–3 auf der 0–10-Punkteskala nach Borg (entspricht »leicht« bis »mäßig«)	Dauer: 20 Min. intervallartig oder kontinuierlich, z. B. 4-mal 5 Min. oder 20 Min. 3-mal pro Woche

Schwangerschaft: Aktivitätsempfehlungen/Belastungsempfehlungen

Aktivität	Ziele	Intensität	Dauer/Häufigkeit
Muskuläre Komponente Leichtes Kraftausdauertraining, z. B. Gymnastik, Therabänder	Erhaltung des Muskelstoffwechsels	Niedrig	8–10 verschiedene Übungen für alle großen Muskelgruppen, 1–2 Serien in Ergänzung zu Ausdaueraktivitäten, 1-mal pro Woche

Medikamentenhinweise	Spezielle Hinweise
○ Keine	○ Gefahr eines verminderten Sauerstoffangebots während der Schwangerschaft bei aeroben Belastungen, daher Intensität niedrig halten und Pausen einlegen ○ Vor, während und nach der Belastung auf ausreichende Flüssigkeitszufuhr achten (besonders im 1. Trimenon) ○ Belastung bei hoher Umgebungstemperatur vermeiden ○ Belastung in der Rückenlage (nach dem 1. Trimenon) vermeiden ○ Sportarten mit hoher Belastungsintensität und -dauer, Verletzungs- oder Sturzrisiko vermeiden (siehe auch Tab.1)

HFR: Herzfrequenzreserve (Berechnung siehe Seite 77)
RPE: Ratings of Perceived Exertion (siehe Anhang, Seite 285)

Körperliche Aktivität im hohen Lebensalter

Ch. Marburger und P. Oster, Heidelberg

Einleitung

Körperliche Aktivität und Training sind ein kaum zu überschätzender Baustein geriatrischer Rehabilitation und Prävention. Der Nutzen eines adäquaten Trainings für zahlreiche Krankheiten, vor allem des kardiovaskulären Systems, Stoffwechsels und Bewegungsapparates ist mittlerweile überwältigend belegt. Dies gilt gleichermaßen für gesunde oder an einer spezifischen Erkrankung leidende Senioren.

In der Praxis gibt es jedoch zahlreiche Besonderheiten, die als scheinbare oder echte Hindernisse eine Trainingstherapie bei Älteren verhindern.

Gelegentlich wird eingewendet, der Nutzen einer Trainingstherapie sei für Ältere oder Hochbetagte nicht ausreichend belegt, da sie in den einschlägigen großen Studien nicht berücksichtigt sind. Doch dies rechtfertigt keinesfalls einen thera-

peutischen Nihilismus: Solange keine offenkundigen altersabhängigen physiologischen Besonderheiten dagegen sprechen, sind erfolgreiche Therapieprinzipien auch auf hohes Lebensalter übertragbar. Außerdem gibt es mittlerweile eine ganze Reihe von Studien zur Trainingstherapie bei Senioren mit spezifischen Erkrankungen (1).

Ein weiterer Einwand mag sein, »es lohne ja nicht mehr« – vor allem für präventives und rehabilitatives Training angesichts einer möglicherweise nur noch kurzen Lebenserwartung. Abgesehen von der zweifelhaften Ethik des Arguments ist hier auch sachlich heftig zu widersprechen: Training ist oftmals die einzige oder entscheidende Maßnahme, um die Körperfunktionen und die nötige Fitness zur Selbstständigkeit im Alltag zu erhalten. Dadurch lässt sich die Lebensqualität dramatisch verbessern, aber auch die Mortalität und die Kosten durch Pflegebedürftigkeit verringern.

Mit zunehmendem Alter steigt die Multimorbidität. Diese mag ein ernstes Hindernis für die Verordnung eines Trainingsprogrammes sein. Die Leitlinien und Empfehlungen der Fachgesellschaften zur Einleitung eines Trainingsprogrammes bei koronarer Herzkrankheit, Arthrose, Osteoporose oder Diabetes sind nicht für multimorbide Patienten verfasst. Komorbidität ist darin nicht selten ein Ausschlusskriterium. Jedoch profitieren wiederum gerade diese Patienten wahrscheinlich am meisten, wenn es gelingt, mit dem Training Kraft und Ausdauer soweit zu erhalten oder wiederherzustellen, dass eine selbstständige Lebensführung möglich ist oder Stürze verhindert werden.

Auch bei hoher Komorbidität sind ernste Trainingskomplikationen in allen publizierten Studien erstaunlich selten (1). Auch die Empfehlungen in Bezug auf die Eingangstestung zur Leistungsfähigkeit bzw. Trainingsüberwachung sind für Hochbetagte häufig unpraktikabel (z. B. Ergometertestung). Die Prävalenz einer (möglicherweise asymptomatischen) Koronarsklerose ist mit zunehmendem Alter stetig steigend und geht mit der Furcht vor trainingsinduzierten Ischämien, Infarkten oder Rhythmusstörungen einher.

Diese Überlegungen halten sicherlich zahlreiche Kollegen davon ab, Training zu verordnen oder zu empfehlen, da Testinstrumente zur Risikoabschätzung in der Geriatrie fehlen. Es ist bedauerlich, dass vielen Senioren deswegen erfolgversprechende Trainingsmaßnahmen vorenthalten werden, obwohl sie sehr wahrscheinlich davon profitieren könnten. GILL et al. (2) sowie CHRISTMAS und ANDERSEN (3) beleuchten dieses Problem in Übersichtsarbeiten und empfehlen ein pragmatisches Handeln.

Unser Beitrag soll alle Kolleginnen und Kollegen ermutigen, ihre älteren Patienten trotz aller Hindernisse von einer Trainingstherapie profitieren zu lassen.

Effekte der körperlichen Aktivität im Alter

In hohem Lebensalter nimmt die Kraft ab. Dies wird zum Teil erklärt durch eine geringere Muskelmasse. Aber auch die Kraftentwicklung pro Muskeleinheit – die »Qualität« des Muskelgewebes – wird geringer. Man spricht von »Alterssarkopenie« (»sarcopenia of ageing«) (4, 5). Es ist nach wie vor pathophysiologisch nicht geklärt, ob die Sarkopenie mehr Ursache oder Folge körperlicher Inaktivität ist. Sehr gut belegt ist dagegen, dass Kraft auch in hohem Alter und bei bereits bestehender Gebrechlichkeit trainierbar ist und dass mit Kraftgewinn auch ein signifikanter Funktionsgewinn verbunden ist, der zu höherer Alltagskompetenz, Selbstständigkeit und Lebensqualität führt (5–14).

Unsere Empfehlungen sind gedacht für jene Gruppe Hochbetagter und/oder gebrechlicher Patienten, bei denen es gilt, die Gehfähigkeit zu erhalten oder wiederherzustellen, das Sturzrisiko zu verringern und die Selbstständigkeit im Alltag zu bewahren. Für die fitten Senioren, die noch Langstrecken laufen und Gipfel erklimmen, gelten selbstverständlich dieselben Richtlinien wie für junge Sportler. Extremleistungen sind (in jedem Lebensalter!) nur sehr eingeschränkt gesundheitsfördernd.

Aktivitätsempfehlung

Zentrale Bausteine einer Trainingstherapie mit dem Ziel der Erhaltung von Alltagskompetenz sind Kraft- und Koordinationstraining. Das Krafttraining sollte im submaximalen Bereich (60% 1-RM) liegen und betrifft in der Regel überwiegend die Beine. Eine Ausdauerkomponente ist damit automatisch integriert, reines Ausdauertraining ist selten indiziert. Das Training einzelner Extremitäten bedeutet eine geringere Belastung des kardiovaskulären Systems. Absolutes Minimum sind 2 Trainingseinheiten/Woche, besser 3–4. Einzelnen Trainingskomponenten sollten ausreichende Pausen folgen; wichtig sind außerdem ausreichendes Aufwärmen und Dehnungsübungen. Pro Trainingseinheit sollten 60 Minuten veranschlagt werden.

Wir machen gute Erfahrungen mit Gruppentraining von 6–8 Patienten bzw. Senioren unter fachkundiger Anleitung – der soziale Effekt ist hierbei nicht zu unterschätzen. Die Mehrzahl der Senioren akzeptiert entsprechende Maschinen nach anfänglicher Skepsis erstaunlich gut – der Vorteil besteht in der genaueren Kraft- bzw. Widerstandsdosierung. Fitnessstudios und Einrichtungen ambulanter Rehabilitation bieten zunehmend seriöse Trainingsmöglichkeiten für Senioren an.

Kraft wird dynamisch, konzentrisch-exzentrisch trainiert. Isometrische Übungen sollten vermieden werden. Individuell wird selbständiges Training ohne Überwachung zu Hause empfohlen: mit Therabändern, Hanteln etc., nach sport- oder physiotherapeutischer Anleitung. Koordination und Ausdauer werden durch Übungen automatisch mittrainiert. Zusätzlich können Interessierte von Spezialangeboten (z. B. Tai Chi: senkt Sturzrisiko!) (15) und bei genügender Fitness von »Walking«, Tanzen o. ä. profitieren.

Vom Krafttraining abgeraten wird nur bei unkontrollierten (entgleisten) Grunderkrankungen (Diabetes, Hypertonie, Herzinsuffizienz, Rhythmusstörungen, Glaukom, Elektrolytstörungen), bei schweren symptomatischen Herz- oder Lungenerkrankungen, Aneurysmata großer Gefäße.

Wann nach Myokardinfarkt, Schlaganfall oder einer frischen Fraktur ein Training begonnen oder wieder aufgenommen werden kann, ist unklar; man tendiert in der Geriatrie zu möglichst frühem Beginn, um fortschreitenden (möglicherweise irreversiblen) Funktionsverlust durch Inaktivität zu vermeiden. Grundsätzlich gilt für das Training in diesem Kollektiv dasselbe wie für die pharmakologische Therapie: s t a r t l o w, g o s l o w !

Literatur

1. Bassey EJ. The benefits of exercise for the health of older people. Rev Clin Geront 2000; 10: 17–31.
2. Gill TM, DiPietro L, Krumholz HM. Role of Exercise Stress Testing and Safety Monitoring for Older Persons Starting an Exercise Program. JAMA 2000; 284: 342–349.
3. Christmas C, Andersen RA. Exercise and Older Patients: Guidelines for the Clinician. J Am Geriatr Soc 2000; 48: 318–324.
4. Harrdidge SD, Young A. Skeletal Muscle. In: Pathy M, editor. Principals and Practice of Geriatric Medicine. Chichester-New York: Wiley; 1998. p. 897–905.
5. Waters DL, Baumgartner RN, Garry PJ. Sarcopenia: Current Perspectives. J Nutr Health Aging 2000; 4: 133–139.
6. Borges O. Isometric and isokinetic knee extension and flexion torque in men and women aged 20–70. Scand J Rehabil Med 1989; 21: 45–53.
7. Fiatarone MA, et al. Exercise training and nutritional supplementation for physical frailty in very elderly people. N Engl J Med 1994; 330: 1769–1775.
8. Hauer K, et al. Exercise training for rehabilitation and secondary prevention of falls in geriatric patients with a history of injurious falls. J Am Geriatr Soc 2001; 49: 10–20.
9. Chandler JM, et al. Is Lower Extremity Strength Gain Associated With Improvement in Physical Performance and Disability in Frail, Community-Dwelling Elders? Arch Phys Med Rehabil 1998; 79: 24–30.
10. Hyatt RH, et al. Association of Muscle Strength with Functional Status of Elderly People. Age Ageing 1997; 19: 330–336.
11. Marburger C, et al. Körperliches Training in der Geriatrie. Dtsch Med Wochenschr 1997; 122: 1560–1563.
12. Roth SM, Ferrell RE, Hurley BF. Strength Training for the Prevention and Treatment of Sarcopenia. J Nutr Health Aging 2000; 4: 143–155.
13. Gardner MM, Roberton MC, Campbell JA. Exercise in preventing falls and fall related injuries in older people: a review of randomised controlled trials. Br J Sports Med 2000; 34: 7–17.
14. Meuleman JR, et al. Exercise Training in the Debilitated Aged: Strength and Functional Outcomes. Arch Phys Med Rehabil 2000; 81: 312–318.
15. Wolf SL, et al. The Atlanta FICSIT Study: Two Exercise Interventions to Reduce Frailty in Elders. J Am Geriatr Soc 1993; 41: 329–332.

Aktivitätsempfehlungen für das höhere Lebensalter

Aktivität	Ziele	Intensität	Dauer/Häufigkeit
Krafttraining Funktionsorientiert, überwiegend die Beine Einzeln oder in der Gruppe Isokinetisch oder dynamisch, konzentrisch/exzentrisch Mit Maschinen (leg press, Seilzugmaschine), mit Gewichten oder Bändern nach sport- oder physiotherapeutischer Anleitung	Kraftgewinn oder -erhaltung und Steigerung der submaximalen Leistungsfähigkeit, dadurch: sichere Gehfähigkeit, Funktionsbesserung, verringerte Sturzangst und Vermeidung von Stürzen, Sicherung der Alltagskompetenz und Erhaltung der Lebensqualität	Im submaximalen Bereich oder als Kraft-Ausdauer-Training (etwa 60% 1-RM bzw. 60–70% des Gewichtes, mit dem 10 Wiederholungen gerade noch möglich sind) Ausreichend Zeit zum Aufwärmen und für Dehnübungen Training jeweils nur einer Extremität verringert die Kreislaufbelastung	≥2-mal/Woche 60 Min. 48 Std. Pause zwischen den Trainingseinheiten 10–12 Wiederholungen/Muskelgruppe; 1–3 Serien Ausreichend Pausen zwischen den Übungen Intensitätssteigerung je nach Kraftentwicklung alle 2–4 Wochen
Ausdauertraining Spielt im hohen Lebensalter eine geringere Rolle Submaximale Leistungsfähigkeit wird über »Kraftausdauer« trainiert Bei relativ fitten Patienten: »Walking« Tanzen Rad fahren/Ergometer Schwimmen/Aquajogging, wenn kardial vertretbar	Sicherung der Leistungsfähigkeit für die Alltagskompetenz Kardiozirkulatorischer primär- und sekundär-präventiver Effekt im hohen Alter unklar	Herzfrequenz aufgrund hoher Variabilität und Begleitmedikation bzw. -erkrankungen oft ungeeignet als Orientierungsparameter RPE-Score etwa 13 (Skala 6–20 nach Borg): gelegentlich unpraktikabel; eine Unterhaltung sollte noch möglich sein	≥2-mal/Woche 20–30 Minuten Ausreichendes Aufwärmen, ggf. Pausen
Koordinationstraining Physiotherapeutische Methoden Biofeedback Tai-Chi	Siehe Krafttraining Von besonderer Bedeutung für die Verbesserung der Gangsicherheit und die Verminderung des Sturzrisikos		Je häufiger, desto besser

Aktivitätsempfehlungen für das höhere Lebensalter			
Aktivität	**Ziele**	**Intensität**	**Dauer/Häufigkeit**
Flexibilität Physiotherapeutisch bzw. nach Anleitung Von besonderer Bedeutung bei gleichzeitigem Krafttraining und muskuloskelettalen Erkrankungen			

Medikamentenhinweise	**Spezielle Hinweise**
○ Orthostaseeffekte können gerade in der Nachbelastungsphase verstärkt auftreten: ggf. orthostatisch wirksame Medikamente in der Dosis anpassen. Häufig zeigt sich mittelfristig auch ein positiver Effekt auf den Blutdruck ○ Der Nutzen von Medikamenten zur Steigerung der Leistungsfähigkeit (Anabolika, DHEA, Wachstumshormon etc.) konnte bislang nicht in größeren Studien belegt werden. An behandelbare Ursachen für muskuläre Schwäche sollte jedoch gedacht werden (z. B. Vitamin-D-Mangel, Elektrolytstörung)	○ Erhöhtes Hypoglykämierisiko und häufig notwendige Medikamentenanpassung bei Diabetikern, die mit dem Training beginnen ○ Bei eingeschränkt mobilen Patienten kann initial durch die Verminderung der Sturzangst und den erweiterten Aktionsradius das Sturzrisiko erhöht sein

1-RM: 1-Repetitionsmaximum
RPE: Ratings of Perceived Exertion (siehe Anhang, Seite 285)

Risiken
und Nebenwirkungen

Körperliche Aktivität und plötzlicher Herztod

R. Bartels, Berlin

Einleitung

Seit mehr als 50 Jahren ist bekannt, dass bei starker körperlicher Anstrengung der plötzliche Herztod häufiger auftritt als in Ruhe (1). Dennoch empfehlen wir den meisten Patienten regelmäßige körperliche Betätigung.

Schon in der Erstbeschreibung der Angina pectoris wurde durch WILLIAM HEBERDEN 1772 ein Patient mit einem günstigen Verlauf der Erkrankung und langer Überlebenszeit beschrieben, der täglich etwa ½ Stunde mit dem Hacken von Holz verbrachte (2).

Zahlreiche große Kohortenstudien haben inzwischen belegt, dass körperlich aktive Menschen seltener vom plötzlichem Herztod und von nicht tödlichen kardiovaskulären Ereignissen betroffen sind als weniger aktive (3–11).

In diesen Untersuchungen wird jeweils eine ähnliche Methode verwendet. Die Bewegungsgewohnheiten eines großen Kollektivs werden erfasst, meistens mit Hilfe eines Fragebogens. Die Belastungsintensität ist durch die Zuordnung der Art der Aktivität zu einem standardisierten Index einzuschätzen.

Leichte körperliche Aktivitäten sind unterhalb von 3 MET (<3,5 kcal/Min.), moderate Aktivitäten zwischen 3 und 6 MET (3,5–7 kcal/Min.), schwere Aktivitäten oberhalb von 6 MET (>7 kcal/Min.) angesiedelt.

Zusätzlich ist die Dauer der jeweiligen Belastung zu berücksichtigen. Die Mortalitätsdaten werden gesammelt und die Gesamtsterblichkeit oder plötzliche Herztodesfälle den einzelnen Aktivitätsgruppen zugeordnet.

Primärprävention des plötzlichen Herztodes durch regelmäßige körperliche Aktivität

In einer erst kürzlich publizierten systematischen Review von 23 großen Kohortenstudien zur Primärprävention der koronaren Herzkrankheit wird die Schlussfolgerung gezogen, dass zwischen der Dosis an körperlicher Aktivität und tödlichen sowie nicht tödlichen Koronarereignissen ein umgekehrtes, annähernd lineares Verhältnis besteht (Evidenzstufe 2a) (12). Personengruppen, die sich regelmäßig moderat intensiv belasten, haben im Vergleich zu den inaktiven oder nur leicht aktiven Subgruppen ein deutlich vermindertes Risiko für den plötzlichen Herztod. Das geringste Risiko weisen jedoch jene Personen auf, die regelmäßig intensivere (schwere) körperlich-sportliche Aktivitäten betreiben.

Randomisierte Untersuchungen zur Primärprävention der koronaren Herzkrankheit durch körperliche Aktivität existieren allerdings nicht und sind aufgrund logistischer Probleme auch nicht zu erwarten (13). Frauen sind in den Untersuchungen unterrepräsentiert. Auch könnte die Selbstselektion der Individuen zu einem aktiven oder passiven Lebensstil durch eine bereits bestehende Erkrankung beeinflusst sein. Individuen mit bestehender subklinischer Erkrankung betätigen sich weniger, erreichen aber aufgrund der vorbestehenden Erkrankung häufiger einen der Endpunkte der Untersuchung (13, 14).

Trotz dieser Einschränkungen vermindert regelmäßige körperliche Betätigung das Risiko des plötzlichen Herztodes und der koronarer Herzkrankheit.

Sekundärprävention des kardialen Todes durch regelmäßige körperliche Aktivität

Auch eine aktuelle COCHRANE-Review von 32 randomisierten kontrollierten Studien zur Sekundärprävention der koronaren Herzkrankheit (n = 8 840, Nachbeobachtungszeitraum durchschnittlich 2,4 Jahre) verweist auf den protektiven Effekt körperlichen Trainings (Evidenzstufe 1a) (15).

Für die Trainingsgruppen wurden im Vergleich zu den Kontrollen für die kardiale Mortalität eine metaanalytisch berechnete relative Risikoreduktion von 31% (Odds Ratio 0,69; 95%-Konfidenzintervall 0,51–0,94), für die Gesamtmortalität eine relative Risikoreduktion von 27% (Odds Ratio 0,73; 0,54–0,98) berechnet.

Die Trainingstherapie hat jedoch keinen Einfluss auf die Häufigkeit wiederkehrender nicht tödlicher Koronarereignisse. Wieso es zwar zu einer Reduktion der kardialen Mortalität, nicht aber zu einer Reduktion der Rate nicht tödlicher Reinfarkte kommt, ist unklar.

Der Mechanismus für die reduzierte Mortalität könnte in einer verbesserten myokardialen Revaskularisation, in einem gewissen Schutz gegen fatale Rhythmusstörungen, in einem verbesserten Risikofaktorprofil, einer verbesserten kardiovaskulären Fitness oder in einer verbesserten Überwachung der Patienten liegen.

Erhöhtes Risiko für den plötzlichen Herztod während körperlicher Anstrengung

Demgegenüber stehen Untersuchungen, die zeigen, dass die Zahl der plötzlichen Todesfälle bei körperlicher Anstrengung und beim Sport sowohl für Gesunde als auch für Patienten mit Vorerkrankungen höher ist als es alleine durch die Zufallsinzidenz zu erwarten wäre (Evidenzstufen 3a und 4) (16–23).

Um eine erhöhte Inzidenz plötzlicher Herztodesfälle bei Belastung feststellen zu können, muss die Ruheinzidenz zumindest ungefähr bekannt sein. Je detaillierter erfasst werden kann, wie groß die in Ruhe bzw. mit Belastung verbrachten Zeiträume sind, desto genauer lassen sich die Inzidenzen miteinander vergleichen.

MARTI et al. (16) berichten für Schweizer Volkslaufwettbewerbe von 1 plötzlichen

Herztod auf 129 500 Laufstunden. Sie schätzten die Ruheinzidenz für den plötzlichen Herztod aufgrund nationaler Sterbeziffern ein und ermittelten für die Volksläufer ein 50–1 000fach größeres Risiko, während eines Laufes einen plötzlichen Herztod zu erleiden.

Freizeitläufer wurden auch in einer von THOMPSON et al. (17) veröffentlichten Arbeit untersucht. Innerhalb von 6 Jahren ereigneten sich beim Joggen auf Rhode Island 12 plötzliche Herztodesfälle.

Verglichen mit der durch eine Zufallsstichprobe ermittelten Prävalenz von Joggern (n = 12 728) und der von ihnen mit Laufen verbrachten Zeit berechneten die Untersucher 1 plötzlichen Herztod pro 396 000 Stunden Jogging.

Für den plötzlichen Herztod bei wenig oder nicht anstrengender Betätigung berechneten die Autoren 1 plötzlichen Herztod pro 3 Millionen Stunden. Die Inzidenz von 1 Herztod pro 396 000 Stunden Jogging entspricht also einer 7–8fachen Zunahme des Risikos für 1 Herztod beim Jogging im Vergleich zu wenig oder keiner körperlichen Belastung. Die Tab. 1 zeigt anhand von Literaturdaten für unterschiedliche körperlich-sportliche Aktivitäten die Anzahl aktiver Stunden, die mit dem Auftreten eines plötzlichen Herztodes verbunden sind.

Verglichen mit 1 plötzlichen Herztod pro 3 Millionen Stunden sitzender Tätigkeit ergibt sich daraus eine 5–200fache Steigerung.

Zusätzlich wird in einigen Untersuchungen über die Häufigkeit tödlicher und nicht tödlicher kardiovaskulärer Ereignisse, die bei Personen mit koronarer Herzkrankheit bei moderaten oder schweren körperlichen Belastungen auftreten, berichtet (21–24).

In einer von MC MANUS et al. (24) veröffentlichten Übersicht werden 22 Studien über den plötzlichen Herztod zusammengefasst. Bei den insgesamt 8 851 Patienten mit fatalen oder nicht fatalen kardiovaskulären Ereignissen fand sich bei 11–15 % ein Zusammenhang mit moderater oder schwerer körperlicher Belastung.

1 plötzlicher Herztod pro

○ 15 000 Stunden Herzsportgruppe (18)

○ 50 000 Stunden Rugby (19)

○ 129 500 Stunden Volkslauf (16)

○ 396 000 Stunden Jogging (17)

○ 600 000 Stunden Schilanglauf (20)

Tab. 1

Anzahl aktiver Stunden, die in unterschiedlichen körperlich-sportlichen Aktivitäten mit dem Auftreten eines plötzlichen Herztodes verbunden sind

Langfristige Prävention und kurzfristige Risikosteigerung für den plötzlichen Herztod durch regelmäßige körperliche Aktivität

Nach der Untersuchung an den Joggern auf Rhode Island ist in einer weiteren Studie von SISCOVICK et al. (25) erneut versucht worden, das Risiko des plötzlichen Herztodes bei Anstrengung durch einen direkten Vergleich mit der Gesamtpopulation zu quantifizieren.

Während THOMPSON (17) die plötzlichen Herztodesfälle unter Joggern mit den plötzlichen Herztodesfällen der Gesamtbevölkerung verglich, ermittelte SISCOVICK alle plötzlichen Herztodesfälle einer festgelegten Population über einen Beobachtungszeitraum von 2 Jahren und bestimmte für die Stichprobe und die Gesamtstudienpopulation den habituellen Aktivitätsstatus.

Mit diesen Angaben ließ sich feststellen, wie viel Zeit von der Gesamtpopulation in Ruhe bzw. unter körperlicher Belastung verbracht wurde. Daher konnten die Inzidenzen des plötzlichen Herztodes bei Ruhe und bei Belastung berechnet werden.

In der aktivsten Gruppe betrug das relative Risiko für einen plötzlichen Herztod bei Belastung im Vergleich zur Ruhe 5, in der inaktivsten Gruppe hingegen 56. In der inaktivsten Gruppe ereigneten sich 3-mal so viele plötzliche Herztode wie in der Gruppe, die sich regelmäßig am stärksten belastete.

Dies zeigt, dass das Risiko eines plötzlichen Herztodes zwar mit steigender Belastung zunimmt, diese Zunahme jedoch umso ausgeprägter ist, je weniger die Betroffenen regelmäßig körperlich aktiv sind.

Siscovick konnte mit dieser Arbeit zeigen, dass der protektive Effekt von regelmäßiger körperlicher Belastung die Risikozunahme für den plötzlichen Herztod durch die aktuelle Belastungssituation übertrifft.

Zu demselben Ergebnis kamen wir in einer eigenen Untersuchung in Berlin-Reinickendorf und Spandau (26). Personen, die sich in ihrer Freizeit regelmäßig intensiver belasteten, hatten im Vergleich zur Ruhe bei Belastung ein relatives Risiko von 3,9 für einen plötzlichen Herztod.

Personen, die sich kaum regelmäßig belasteten, hatten hingegen ein relatives Risiko von 151, bei einer anstrengenden Belastung einen plötzlichen Herztod zu erleiden. Dieser Effekt war unabhängig von den Vorerkrankungen.

Empfehlungen für die Praxis

1. Für alle Menschen, unabhängig von der gewohnten körperlichen Aktivität und den Vorerkrankungen, ist anstrengende körperliche Belastung mit einem gegenüber der Ruhe deutlich erhöhten Risiko des plötzlichen Herztodes verbunden.

2. Diese Risikozunahme ist für körperlich inaktive Personen am stärksten, für solche mit einem aktiven Lebensstil am wenigsten ausgeprägt.

3. Der protektive Effekt regelmäßiger körperlicher Betätigung übertrifft die Risikozunahme für den plötzlichen Herztod durch die aktuelle Belastungssituation.

Um das Risiko des plötzlichen Herztodes durch ungewohnte körperliche Aktivität zu verringern, sollte ein abgestuftes Schema benutzt werden (siehe Kapitel »Ärztliche Untersuchung und körperliche Aktivität«, Seite 67): Patienten mit manifester Herzerkrankung sollten Sport nur nach einer gründlichen kardiovaskulären Untersuchung, die in der Regel neben der ausführlichen Anamnese und körperlichen Untersuchung ein Ekg, eine Ergometrie und eine Echokardiographie umfasst, beginnen und zunächst nur in ärztlich überwachten Koronarsportgruppen körperlich aktiv werden. Die ärztliche Untersuchung ist in regelmäßigen Abständen zu wiederholen.

Aber auch Personen, die sich gesund fühlen, sollten ab dem 35. Lebensjahr vor der Aufnahme eines regelmäßigen körperlichen Trainings ihren Hausarzt konsultieren. Als Marker einer apparativen Klärung haben hier anamnestisch vor allem Dyspnoe, Palpitationen, Angina pectoris und Synkopen zu gelten. Das kardiovaskuläre Riskoprofil ist zu erfragen. Im Zweifel sind auch hier durch die Ergometrie und die Echokardiographie nichtinvasiv wesentliche Herzkreislauferkrankungen auszuschließen.

Literatur

1. Moritz AR, Zamchek N. Sudden and unexpected deaths of young soldiers: Diseases responsible for such deaths during World War II. Arch Pathol 1946; 42: 459–494.

2. Heberden W. Commentaries on the history and cure of disease. London: Payne T, 1802. In: Willins FA, Keyst W, editors. Classics in Cardiology, Vol. 1. New York: Dover; 1961.

3. Sesso HD, et al. Physical activity and cardiovascular disease risk in middle-aged and older women. Am J Epidemiol 1999; 150: 408–416.

4. Stampfer MJ, et al. Primary prevention of coronary heart disease in women through diet and lifestyle. N Engl J Med 2000; 343: 16–22.

5. Sesso HD, Paffenbarger RS, Lee IM. Physical activity and coronary heart disease in men: the Harvard Almni Health Study. Circulation 2000; 102: 975–980.

6. Bijnen FVH, et al. Physical activity and 10-year mortality from cardiovascular diseases and all causes. Arch Intern Med 1998; 158: 1499–1505.

7. Sandvik L, et al. Physical fitness as a predictor of mortality among healthy, middle-aged norwegian men. N Engl J Med 1993; 328: 533–537.

8. Paffenbarger RS, et al. The association of changes in physical activity level and other lifestyle characteristics with mortality among men. N Engl J Med 1993; 328: 538–545.

9. Morris JN, et al. Exercise in leisure-time: coronary attack and death rates. Am Heart 1990; 63: 325–334.

10. Ekelund LG, et al. Physical fitness as a predictor of cardiovascular mortality in asymptomatic north american men. The Lipid Research Clinics Mortality Follow-up Study. N Engl J Med 1988; 319: 1379–1384.

11. Leon AS, et al. Leisuretime physical activity and risk of coronary heart disease and death. The multiple Risk Intervention Trial. JAMA 1987; 258: 2388–2395.

12. Kohl HW. Physical activity and cardiovascular disease: evidence for a dose response. Med Sci Sports Exerc 2001; 6: 472–483.

13. Chandrashekhar Y, Anad IS. Exercise as a coronary protective factor. Am Heart J 1991; 112: 1723–1739.

14. Friedewald VE, Spence DW. Sudden cardiac death associated with exercise: The risk-benefit issue. Am J Cardiol 1990; 66: 183–188.

15. Lolliffe JA, et al. Exercise-based rehabilitation for coronary heart disease (Cochrane Review). In: The Cochrane Library, Issue 2, 2001. Oxford: update software.

16. Marti B, et al. Plötzliche Todesfälle an Schweizer Volksläufen 1978–1987: eine epidemiologisch-pathologische Studie. Schweiz Med Wochenschr 1989; 119: 473–482.

17. Thompson PD, et al. Incidence of death during jogging in Rhode Island from 1975 through 1980. JAMA 1982; 247: 2535–2538.

18. Hossack KF, Hartwig R. Cardiac arrest associated with supervised cardia rehabilitation. J Cardiac Rehabil 1982; 2: 402–408.

19. Opie LH. Sudden death and sport. Lancet 1975/I: 263–266.

20. Vuori I. The cardiovascular risc of physical activity. Acta Med Scand 1986; 711: 205–214.

21. Cobb LA, Weaver D. Exercise: A risk for sudden death in patients with coronary heart disease. J Am Coll Cardiol 1986; 7: 215–219.

22. Gibbons LW, et al. The acute cardiac risk of strenous exercise. JAMA 1980; 244: 1799–1801.

23. Vuori I, Mäkäräinem M, Jääskeläinen A. Sudden death and physical activity. Cardiology 1978; 63: 287–304.

24. Mc Manus BM, et al. Exercise and sudden death – part 1. Curr Probl Cardiol 1981; 6: 1–89.

25. Siscovick DS, et al. The incidence of primary cardiac arrest during vigorous exercise. N Engl J Med 1984; 311: 874–877.

26. Bartels R, Menges M, Thimme W. Der Einfluß von körperlicher Aktivität auf die Inzidenz des plötzlichen Herztodes. Med Klin 1997; 92: 319–325.

Risiken gesteigerter körperlicher Aktivität für den Bewegungsapparat

W. MENKE, Köln

Einleitung

In Gesundheitswesen und Politik besteht allgemeiner Konsens darüber, dass bei der zunehmenden Überalterung der Bevölkerung und weiterem Rückgang körperlicher Aktivität dem Sport und der Bewegung besondere Bedeutung zukommt.

Zwar sollte man bei 40 Millionen Sporttreibenden in Deutschland davon ausgehen können, dass jeder Zweite die Minimalempfehlung von 30 Minuten körperlicher Aktivität erfüllt (1). Eine genauere Betrachtung zeigt aber, dass hier eine sehr starke Altersvariabilität besteht, wobei der Sport mit zunehmendem Alter an Bedeutung verliert und der Anteil der Sporttreibenden unter den über 50-Jährigen bei nur noch 10% liegt (2). Aber auch bei Kindern und Jugendlichen ist ein rückläufiger Trend zu beobachten.

Bei der jetzt heranwachsenden Mediengeneration verbleiben bei durchschnittlich 5 Stunden Fernsehen und Computerspielen pro Tag nur noch wenig Zeit für dynamischere Aktivitäten (1).

Die große Bedeutung des Sports und der Bewegungsförderung für Gesunderhaltung und Krankheitsvorbeugung wurde in den jüngsten Entschließungen des 104. Ärztetages erneut unterstrichen, parallel dazu allerdings auch ein nationales Unfallpräventionsprogramm vorgestellt, das sich u. a. mit Unfallquellen in Sport und Freizeit befasst. Es spiegelt gewissermaßen auch die Ambivalenz des Sports aus medizinischer Sicht wider: Sportliche Aktivitäten als medizinische Therapie und Prävention, Sportverletzungen und Gesundheitsschäden durch den Sport als unerwünschte Nebenwirkungen.

Unfall- und Verletzungshäufigkeiten

Das Gesundheitsrisiko für das Bewegungssystem bei gesteigerter körperlicher Aktivität und Sport im Speziellen besteht in akuten Verletzungen und Langzeitschäden, die mit chronischer spezifischer Überlastung in Zusammenhang stehen.

Um das Risiko von Akutverletzungen einigermaßen einschätzen zu können, bietet sich ein Vergleich mit anderen Unfall- und Schadensbereichen an (3, 4). Während sich pro Jahr in Deutschland etwa 2,5 Millionen Arbeitsunfälle ereignen, liegt die Zahl der Heim- und Freizeitunfälle bei 2 Millionen, die der Sport- und Spielunfälle bei 1,5 Millionen, die der registrierten Verkehrsunfälle mit Personenschäden erreicht 0,5 Millionen, und im Schulbereich ereignen sich etwas mehr als 1 Million Unfälle pro Jahr, wovon knapp die Hälfte dem Schulsport zugerechnet wird. Die für den Sport- und Spielbereich ermittelten Zahlen decken sich auch gut mit den für den Vereins- und Freizeitsport angegebenen Sportverletzungen (etwa 1 Million pro Jahr), die einer medizinischen Behandlung bedürfen.

Ein Gradmesser für die Schwere von Sportunfällen ist der Anteil notwendiger Krankenhausbehandlungen, der mit etwa 10% recht niedrig ausfällt. Daneben kann noch eine anderer Aspekt herangezogen werden. Derzeit sind in Deutschland 6,4 Millionen Menschen mit einer schweren Behinderung registriert. Bei 2,1 Millionen ist das Bewegungssystem betroffen. Der Sportunfall spielt als Ursache dieser Behinderung insofern eine untergeordnete Rolle, als nur 3% aller Behinderungen auf einen Unfall und weniger als 1% auf einen Sportunfall zurückzuführen sind.

Inwieweit allerdings durch den Sport verursachte Überlastungsschäden mit der großen Anzahl der degenerativen Erkrankungen des Bewegungssystems in Zusammenhang zu bringen sind, lässt sich bei der meist multifaktoriellen Genese dieser Erkrankungen nicht ermitteln. Auch in der Literatur herrscht Uneinigkeit über eine allgemein schädigende Wirkung von sportlicher Überlastung

und schwerer körperlicher Belastung auf die großen Extremitätengelenke. Dass hier durchaus Zusammenhänge gesehen werden, zeigt sich in der Berufskrankheitenverordnung, die auf mechanische Überlastung der Wirbelsäule und des Kniegelenks zurückzuführende Schäden anerkennt (5).

Sportverletzung und Folgeschaden, Überlastungsschaden

Die Sportverletzung wird als Ereignis definiert, bei dem es durch eine äußere oder innere Krafteinwirkung zu einer im zeitlichen Zusammenhang dazu stehenden Verletzung kommt. Diese kann vollständig ausheilen oder aber zu Folgeschäden führen. Demgegenüber entwickelt sich der Sportschaden aus einer chronischen Überlastung, die in der Regel nicht auf ein einmaliges Schadensereignis zurückzuführen ist (Abb. 1).

Eine Verletzung, beispielsweise eine unkomplizierte Fraktur, heilt in der Regel folgenlos ab. Bei einem Trümmerbruch könnte man dagegen von einem Primärschaden ausgehen, der sich im Laufe der Zeit bei zunehmender Fehlstellung verschlimmern kann und durch den Verschleiß angrenzender Gelenke zu einem Sekundärschaden führt. Bei einer vorbestehenden Gelenkerkrankung würde man in diesem Zusammenhang von einem sog. Nachschaden sprechen. Eine chronische Überlastung beispielsweise des Femuropatellargelenks kann entweder zu einer Adaptation des Knorpels führen oder eine Knorpelschädigung auslösen, die einen Dauerschaden in Form vorzeitigen Gelenkverschleißes nach sich zieht.

Gerade an den Gelenken kommt es häufig zu irreversiblen strukturellen Schäden, die ebenso wie nicht ausgeheilte primäre Verletzungsschäden in eine Sekundärarthrose münden. Diese Entwicklung wird in hohem Maße auch vom Lebensalter bestimmt. Während der hyaline Knorpel bei Jüngeren vor allem im Wachstumsalter

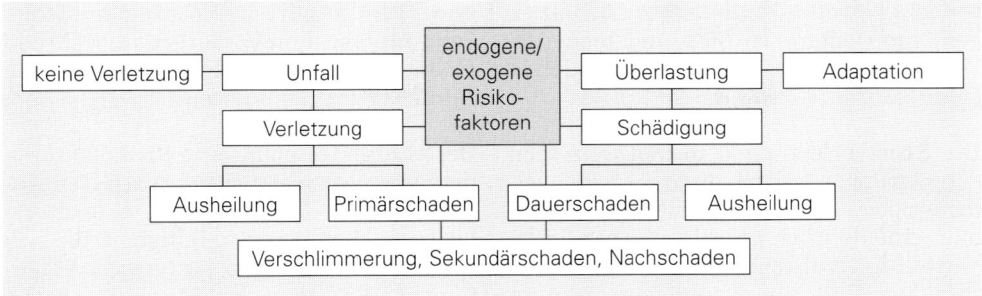

Abb. 1
Sportverletzung und Sportschaden

noch ein gutes Regenerationspotenzial aufweist, ist dies beim älteren Erwachsenen meist erheblich eingeschränkt; aus dem initialen Knorpelschaden entwickelt sich dann sehr rasch eine Arthrose.

Auch an anderen Strukturen des Bewegungssystems, wie Bänder, Sehnen und deren Begleitstrukturen, treten unter Überlastung spezifische Schäden auf, deren Ausmaß oft nur mikroskopisch zu entdecken ist. Sie werden als Folge rezidivierender Mikroverletzungen gedeutet und gelegentlich auch als endogene Verletzungen bezeichnet. Die Bedeutung solcher Schäden ist strukturspezifisch, vielfach sind sie gut kompensiert, es resultieren keine funktionellen Defizite, und es entwickelt sich anders als am Gelenk mit der Sekundärarthose kein eigenständiges progredientes Krankheitsbild.

Verletzungsrisiko und Verletzungsmuster nach Alter, Geschlecht und Verletzungsort

Aus dem Bundesgesundheitssurvey von 1998 geht hervor, dass sich in Deutschland innerhalb eines Jahres 8,5 Millionen Personen eine Verletzung zugezogen haben, die zumeist durch ein Unfallereignis,

überwiegend durch Sturz, Stolpern oder Hinfallen, ausgelöst wurde (6). Während in den jüngeren und mittleren Altersgruppen die Männer anteilmäßig deutlich überwiegen, sind in den höheren Altersgruppen Männer und Frauen annähernd gleich oft betroffen. Die Gesamtrate der Unfallverletzungen nimmt von 25% bei den unter 20-Jährigen stetig ab und liegt bei den über 60-Jährigen unter 10%. Die größten Unterschiede zwischen Männern und Frauen treten im Alter bis zu 50 Jahren auf, Männer verletzen sich in diesen Altersgruppen etwa doppelt so häufig wie Frauen.

Betrachtet man die Unfallverletzungen nach dem Unfallbereich, so ergibt sich, dass bei Männern bis zum 60. Lebensjahr ein konstanter Anteil von bis zu 40% der Verletzungen bei Spiel und Sport auftreten. Straße und Verkehr als Unfallort machen in den mittleren Altersgruppen weniger als 10% aus und erreichen nur bei den unter 20-Jährigen und den über 60-Jährigen Anteile bis zu 20%.

Bei Frauen liegt demgegenüber der Anteil von Unfällen, die sich auf Straße und Gehweg ereignen, bis auf die Altersgruppe der 20–30-Jährigen deutlich höher als der der Sport- und Spielverletzungen. Besonders betroffen sind die über 60-Jährigen, von denen sich 60% und mehr die Verletzungen auf der Straße zuziehen (Abb. 2).

Die Sportverletzungen in den einzelnen Altersgruppen werden durch unterschiedliche Sportarten verursacht, auch findet man eine deutlich geschlechtsspezifische Verteilung. Während bei den männlichen Sportlern Ball- und Kampfsportarten an der Spitze stehen, sind die Hauptunfallsportarten bei Frauen Gymnastik, Reiten, Tanzen und Turnen (7).

Diese Daten einer 15-jährigen Sammelstatistik aus den 80er- und 90er-Jahren sind durch den Boom der Trendsportarten der letzten Jahre erwartungsgemäß zu ergänzen. So steht nach den aktuellen Daten des Bundesgesundheitssurvey der Fußball unter den Sportarten mit Unfallfolgen weiterhin an der Spitze, gefolgt von Alpinschi mit 12% und Inlineskating mit 9% (6).

Bei den Verletzungsmustern in den verschiedenen Altersgruppen nimmt der Anteil von Frakturen mit dem Alter bei beiden Geschlechtern deutlich zu und macht bei den über 70-Jährigen annähernd 40% aller Verletzungen aus. Frauen in der Altersgruppe der 50–60-Jährigen haben den höchsten Anteil mit 44%.

Bei Verstauchungen und Zerrungen ergibt sich ein reziprokes Bild. Sie machen bis zum Alter von 40 Jahren über 40% aller Verletzungen aus und gehen in den höheren Altersgruppen allmählich auf etwa 20% zurück, wofür folgende Ursachen infrage kommen: Bekanntlich stellen Verstauchungen und Zerrungen die häufigsten Sportverletzungen dar. In den unteren Altersgruppen, in denen der Anteil der sportbedingten Verletzungen deutlich höher ist, findet man erwartungsgemäß auch eine Häufung dieser Verletzungsformen. Auch sind sportartspezifische Verletzungen zu erwarten, wie mit einer Dominanz von Knie- und Sprunggelenksverletzungen beim Fußball; Knie-

und Schultergürtelverletzungen stehen beim Alpinschi im Vordergrund, während Frakturen der oberen Extremitäten beim Inlineskating dominieren.

Bei Älteren treten interne Risikofaktoren hinzu; es entwickelt sich – durch Gewebsatrophie und -degeneration – eine altersbedingte Verletzungsanfälligkeit, die sich beispielsweise auch in der typischen Häufung von Frakturen bei älteren Menschen wiederfindet (Abb. 3).

Der Sturz als Hauptunfallursache

Dem Sturz kommt auch bei vielen Sportverletzungen eine ursächliche Bedeutung zu. Stürze verursachen in allen Altersgruppen bei beiden Geschlechtern etwa ⅔ aller Unfallverletzungen (6). Die Statistik weist zwischen den verschiedenen Altersgruppen deutliche Unterschiede aus. Bei Kindern lässt sich hierbei eine besondere Gefährdung vor und zu Beginn des Schulalters nachweisen, als Ursache gilt u. a. die noch nicht ausgereifte neuromotorische Entwicklung; ebenfalls gefährdet ist die Altersgruppe der 10–12-Jährigen, was mit dem Radfahren in Zusammenhang gebracht wird.

Im Erwachsenenalter ist der Sturz als Verletzungsursache bei den 30–40-Jährigen mit einem Anteil von 60% am niedrigsten, bei den über 70-Jährigen mit bis zu 80% am höchsten. Frauen weisen häufiger Sturzverletzungen auf, bei den 60–70-Jährigen um etwa 10% mehr.

Es stürzen pro Jahr 28–35% der über 65-Jährigen, 35% der über 70-Jährigen und 32–42% der über 75-Jährigen (8).

Besonders die Stürze von älteren Menschen werden mittlerweile als wichtiges gesundheitliches Problem gesehen. Als Hauptursache gelten Verhaltensfehler oder Fehlhandlungen, welche auf altersphysiologische Leistungsminderungen mit Beeinträchtigung der Gleichgewichtskontrollsysteme zurückgeführt werden.

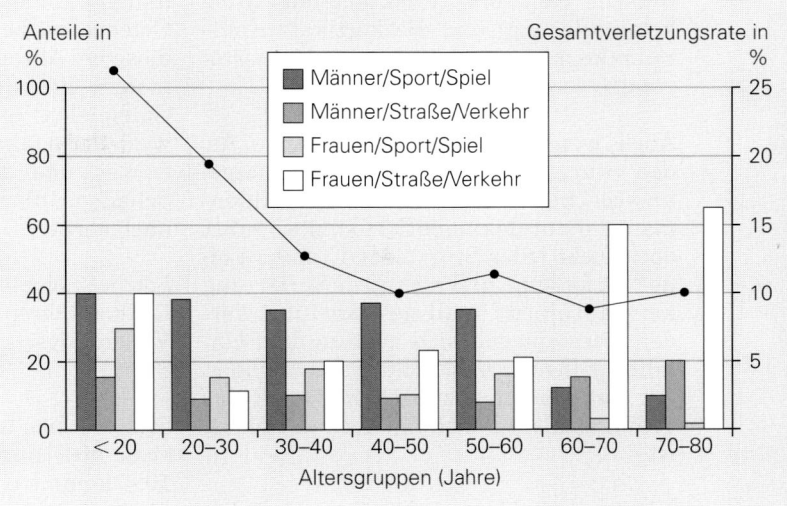

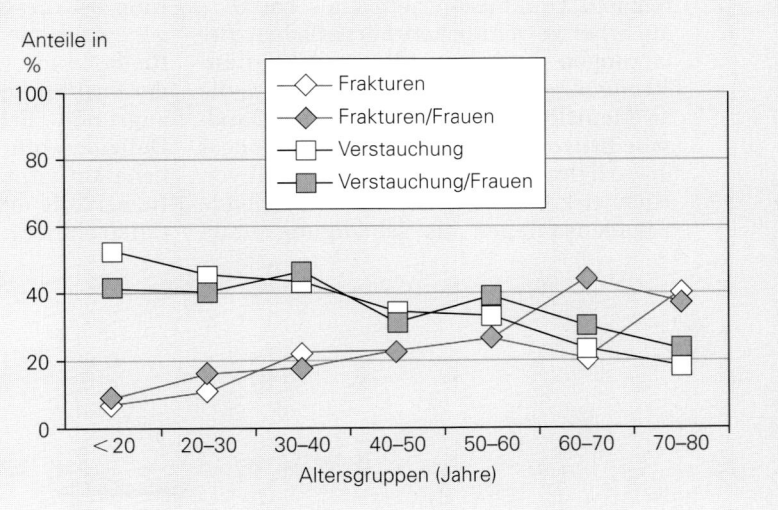

Es lassen sich verschiedene Kategorien
von Sturzursachen ermitteln (8).

○ Physiologische Altersveränderungen
  (Neuromotorik, Gang, Balance,
  Beweglichkeit).
○ Spezifische Störungen (M. PARKINSON,
  kardiovaskulär, zerebrovaskulär).
○ Medikamente.
○ Umweltfaktoren.

Die altersphysiologischen Leistungsminderungen wirken sich dabei vor allem auf
die posturalen Kontrollsysteme aus, alters-
abhängige Beeinträchtigungen sind belegt für das visuelle System (Seh- und
Kontrastschärfe, Gesichtsfeld, Hell-Dun-
kel-Adaptation), das vestibuläre System
(Schwerhörigkeit, Gleichgewichtsstörun-
gen), das somatosensorische System (La-
gesinn, Vibrationsempfinden), die reflek-

237

torische Kontrolle (Reaktionszeit, Muskelaktivierung) und die kortikale Kontrolle (kognitive, affektive, Verhaltensstörung).

Auch wenn diese Zusammenhänge für den Sturz als Unfall- und Verletzungsursache nach dem vorliegenden Zahlenmaterial gut dokumentiert sind, so führt doch nicht jeder Sturz oder Unfall zu einer Verletzung, und nicht jede Verletzung kann auf einen Unfall zurückgeführt werden. Dies spiegelt sich auch in dem Unfallbegriff unseres Rechtssystems wider, der mit dem medizinischen Begriff des Traumas nicht unbedingt deckungsgleich ist.

Nicht nur Stolpern und Stürzen, Ausgleiten und Umknicken gelten als Unfall – auch bei gewöhnlichen körperlichen Belastungen und kontrollierten Kraftanstrengungen, wie Heben und Tragen, die zu Meniskusriss, Muskelriss oder Bandscheibenvorfall führen, liegt zumindest im sozialrechtlichen Sinn ein Unfall vor. Hier wirken sich vielfach vorbestehende Schadensanlagen als schädigungsunab-

hängige Kausalfaktoren aus, wie z. B. die Osteoporose bei einer Wirbelfraktur, wenn diese bei Alltagsverrichtungen oder »normaler« Belastung im Sport (wie beim Golfspielen) auftritt. Das Unfallereignis wird dann als Gelegenheitsursache bewertet, und die Osteoporose rückt als Schadensanlage in der Kausalitätskette nach vorne.

Solche Schadensanlagen oder internen Risikofaktoren bestimmen somit auch das Verletzungsrisiko bei einem Unfall oder Sturz.

Stürze gehen bei den über 70-Jährigen zu etwa 50% mit Verletzungen einher, bei 10% kommt es zu Frakturen (8). Allerdings zeigt die statistische Risikobewertung bei diesen gravierenden Verletzungen, dass meist nicht der vorgegebene Risikofaktor Osteoporose Hauptursache der Fraktur ist, sondern der Sturz und die zugrunde liegenden neuromuskulären Defizite, wofür auch spricht, dass körperliche Aktivität vor Frakturen schützt und Inaktivität mit einem höheren Frakturrisiko einhergeht.

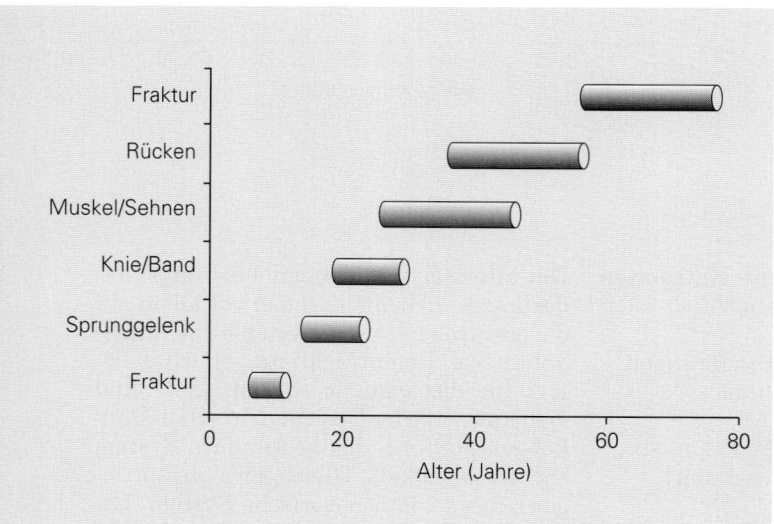

Abb. 4
Charakteristische
Verletzungen
in den verschiedenen
Altersgruppen

Der Sport als Risiko

Wird über Risikosportler und Risikosportart diskutiert, empfiehlt es sich, zunächst einmal den Begriff »Risiko« zu definieren.

Als Risiko wird im Allgemeinen das Produkt aus Ereignishäufigkeit und Folgenschwere bezeichnet. Somit macht nicht nur die Wahrscheinlichkeit des Unfalls selbst, sondern auch die Art des resultierenden Schadens das Risiko aus. Letzteres lässt sich differenzieren in: leichtere Verletzungen, die eine medizinische Behandlung erfordern; schwerwiegendere Verletzungen mit Dauerschäden; Todesfälle.

Geht man dabei vom Schlimmsten, nämlich dem Todesrisiko aus, stehen Sportarten wie Drachenfliegen und Fallschirmspringen sowie Bergklettern mit Risikofaktoren von 1:23 bis 1:70 bei lebenslanger Ausübung mit Abstand an der Spitze, gefolgt von Tauchen und Profiboxen. Demgegenüber haben viele populäre Sportarten zwar eine geringe Todesrate, jedoch ein hohes Risiko, eine leichte bzw. schwere Verletzung zu erleiden, wie beim Fußball mit 1,9:1 bzw. 1:4,5 bei lebenslanger Teilnahme (9).

Die Gefährdung des einzelnen Sportlers hängt allerdings nicht nur von der gewählten (Risiko-)Sportart ab, sondern von weiteren Faktoren, wie Risikobereitschaft, körperlicher Verfassung sowie weiteren zahlreichen (auch externen) Faktoren.

Besonders bei der Betrachtung des Schlimmstmöglichen, dem Todesrisiko, sind, ebenso wie bei der Ursachenanalyse der eigentlichen Unfallmechanismen, nicht nur rein traumatologische, sondern weitere medizinische Risikofaktoren zu berücksichtigen, aus denen ein Gefährdungspotenzial resultiert.

Funktionelle Defizite, manifeste Erkrankungen, spezifische Therapierisiken können als Unfallursachen in Erscheinung treten, andererseits kann sportliche Belastung bei bestehenden Erkrankungen und Anfälligkeiten zu Komplikationen nicht nur am Bewegungssystem, sondern auch an anderen Organsystemen führen.

Immerhin wird in Deutschland die Anzahl nicht traumatischer Todesfälle im Sport auf jährlich etwa 1000 geschätzt, wobei hier immer eine bereits vorhandene Erkrankung als Hauptursache gilt, und reine Überanstrengung nicht (wie am Bewegungsapparat) zu einem Versagen innerer Organsysteme führen kann (10).

Die altersphysiologische Leistungsminderung und mit dem Alter zunehmende Vorschäden schränken das Spektrum der für Ältere empfohlenen Sportarten ein, wobei vor allem anaerobe Beanspruchungen und/oder maximale Krafteinsätze als risikoreich angesehen werden, weil damit nicht nur das Bewegungssystem überlastet, sondern auch das Herz-Kreislauf-System einer erheblichen Beanspruchung ausgesetzt wird (11).

Prävention durch Risikominimierung

Grundlage sowohl individueller Präventionsberatung als auch allgemeiner Präventionsstrategien ist eine Aufstellung der für die jeweiligen Altersgruppen typischen und häufigsten sowie schwerstwiegenden Verletzungen und Schadensbilder, die Zuordnung bestimmter Unfallmechanismen und die Bestimmung der zugrunde liegenden Risikofaktoren (Abb. 4).

Im höheren Lebensalter, wie auch im Kindesalter, sind vor allem Frakturen die entscheidenden Verletzungsformen. In diesen Altersgruppen weisen im Übrigen auch Gehirnerschütterungen den höchsten Anteil auf und stellen den häufigsten Grund für eine Krankenhausbehandlung dar. Bei Jugendlichen und jungen Erwachsenen sind Sprunggelenk- und Knieverletzungen die typischen Sportverletzungen. Mit zunehmendem Alter treten vermehrt Muskel- und Sehnenverletzungen sowie Rückenprobleme beim sportlich Aktiven auf.

Im Vergleich dieser Verletzungsformen fällt auf, dass hier verschiedene Kategorien nebeneinander stehen: Unfallverletzungen, überwiegend durch einen Sturz herbeigeführt, die mit Frakturen einhergehen, neben sog. indirekten Verletzungen, wie Muskel-Sehnen-Verletzungen, bei denen der Unfall in der Regel nicht als Hauptursache gilt, ebenso wie bei den mit dem Alter zunehmenden Rückenproblemen sowie den meist situativ bedingten Verletzungen an Sprung- und Kniegelenk.

Tab. 1

Risikomerkmale bei Unfällen und Verletzungen im Kindesalter

Alter

Körperliche Fitness

Geschlecht

Neuromotorische Retardation

Hyperaktivität, Aggressivität, Konzentrationsmangel

Entwicklungsdefizit, Ernährungsstatus

Knochengesundheit, -masse, -architektur

Umwelt, Spiel- bzw. Sportplatz

Führung, Anleitung (Verein, Schule)

Ausrüstung, Kleidung

Sozialstatus

Nicht zuletzt deshalb wird man für die jeweiligen Verletzungsformen unterschiedliche Risikoprofile erwarten können, bei denen den vielfältigen externen und internen Risikofaktoren ein unterschiedlicher Stellenwert zukommt.

Bei Kindern gelten als allgemeine Unfall- und Verletzungsrisiken Alter und Geschlecht, besonders Jungen im Vorschulalter und Schulanfänger sind stark gefährdet. Hyperaktive, unkonzentrierte und aggressive Persönlichkeitsmerkmale, aber auch Bewegungsmangel und damit in Zusammenhang stehende motorische Defizite werden als Risikofaktoren angesehen (Tab. 1).

Allgemeine Präventionsstrategien verweisen vor allem auf die Angebote von Sportvereinen, die gesundheitsfördernde Bewegungsangebote machen und wo unter Anleitung auch anspruchsvollere Sportarten erlernt werden können. Auch auf die notwendige Ausrüstung beim Sport ist zu achten, beispielsweise auf die Bedeutung von Sturzhelmen beim Radfahren, Rodeln und Skilaufen oder von Protektoren beim Inlineskating.

Stürze und Sturzverletzungen bei Älteren gelten als multifaktoriell bedingt (Tab. 2). Im Zusammenhang mit der Osteoporose und den Komplikationen sind in den letzten Jahren zahlreiche Untersuchungen durchgeführt worden, die sich mit den Ursachen und möglichen Risiken vor allem auch der gravierenden Frakturen beschäftigen. Dabei haben sich zahlreiche Risikofaktoren identifizieren lassen, die einer (allgemein)ärztlichen Intervention zugänglich sind und damit den Stellenwert und die Verantwortung der ärztlichen Beratung und Betreuung unterstreichen (8, 12).

Im Vergleich zu beiden ersten Risikogruppen der Kinder und der Älteren, bei denen Sturzverletzungen mit Frakturen und Gehirnerschütterung als typische Verletzungsfolge im Vordergrund stehen, gelten als typische Verletzungen von Jugendli-

chen und jüngeren Erwachsenen Knie-
und Sprunggelenksverletzungen (Tab. 3),
zunehmend auch Muskel- und Sehnenverletzungen. Dies sind mehr die klassischen Sportverletzungen, die sich vor allem in High-risk-Sportarten ergeben, zu
denen vor allem die Ballsportarten (allen
voran Fußball) und Schifahren zählen,
die aber auch in anderen beliebten Diszi-
plinen, wie dem Joggen und den Racket-
sportarten, vorkommen.

Darüber hinaus lassen sich ebenfalls vielfältige interne Risiken definieren, die jedoch meist in engem Zusammenhang mit
den verletzten Strukturen stehen und
deren Klärung eine exakte orthopädisch-
sportmedizinische Untersuchung erfordert (13). Des Weiteren sind vor allem
auch bei Muskel- und Sehnenverletzungen individuelle Risikoverhaltensweisen
durch ungenügendes Aufwärmen, zu frühe Wiederbelastung nach Verletzungen
u. a. wesentliche Mitursachen.

In der Unfall- und Verletzungsprävention
lassen sich neben der Mitarbeit bei allgemeinen Präventionsprogrammen ärztliche Aufgaben in der individuellen Patien-
tenbetreuung und Beratung definieren,
die sich eng an die Anforderungen einer
sorgfältigen sportmedizinischen Untersuchung und Betreuung anlehnen (14).

Dies ist als elementarer Bestandteil eines
nationalen Unfallpräventionsprogramms
anzusehen, das angesichts der gesund-
heitspolitischen Defizite auf dem volkswirtschaftlich kostenintensiven Gebiet
des Unfallgeschehens aufzubauen ist.

Literatur

1. Haskell WL. Sport, Bewegung und Gesundheit.
Der Orthopäde 2000; 29: 930–935.
2. Allmer H, et al. Bewegung, Spiel und Sport im
Alter. Köln: Sport Buch Strauß; 1996.
3. Zeifang K, Pfleiderer R. Unfallgeschehen in Heim
und Freizeit. Dortmund: Bundesanstalt für Arbeitsschutz; 1990.

| Frauen im höheren Lebensalter |
| Untergewicht |
| Rezidiv |
| Neuromentales Defizit |
| Visusminderung, Schwerhörigkeit |
| Motorische Leistungsminderung |
| Knochengesundheit, -masse, -architektur |
| Hypotonie |
| Erkrankungen (M. PARKINSON) |
| Medikamenteneinnahme |
| Führung, Begleitung |
| Umweltbedingungen (Heim, Straße) |

Tab. 2
Risikomerkmale des Stürzens im Alter

Tab. 3
Allgemeine Risikofaktoren bei Sprung-
und Kniegelenksverletzungen

| High-risk-Sportarten |
| Vorverletzungen |
| Muskuläre Kondition (Dysbalancen) |
| Koordinationsstörungen |
| Hypermobilität |
| Gelenkform, Achsenstellung |
| Schuhe, Sohle, Boden, Bandage |

4. Henter A. Heim- und Freizeitunfälle in Deutschland. Dortmund: Bundesanstalt für Arbeitsschutz; 1995.

5. Rompe G, Erlenkämper A. Begutachtung der Haltungs- und Bewegungsorgane. Stuttgart: Thieme; 1998.

6. Casper W. Verletzungen und Vergiftungen. Ergebnisse aus dem Bundes-Gesundheitssurvey 1998. Bundesgesundheitsbl Gesundheitsforsch Gesundheitsschutz 2000; 43: 407–414.

7. Steinbrück K. Epidemiologie. In: Engelhardt M, et al., Hrsg. GOTS-Manual Sporttraumatologie. Bern: Huber; 1997.

8. Hennerici M, Bäzner H. Gangstörungen. Berlin: Springer; 2001.

9. Hübner U. Haftungs- und Versicherungsrecht bei Risikosportveranstaltungen. In: Würtenberger T, Hrsg. Risikosportarten. Heidelberg: Müller; 1991.

10. Rost R, et al. Herz-Kreislauf-System. In: Rost R, Hrsg. Lehrbuch der Sportmedizin. Köln: Deutscher Ärzte-Verlag; 2001.

11. Meusel H. Sport für Ältere. Stuttgart: Schattauer; 1999.

12. Bundesärztekammer. Verletzung und deren Folgen – Prävention als ärztliche Aufgabe. Köln: Bundesärztekammer; 2001.

13. Renström P. Risikofaktoren des Freizeitsports. Der Orthopäde 2000; 29: 981–986.

14. Prokop L, Bachl N. Alterssportmedizin. Wien: Springer; 1984.

Verletzungen bei der Trendsportart Inlineskating – Prävention

R. E. HILGERT, Kiel

Einleitung

Inlineskating war die Modesportart der 90er-Jahre mit den stärksten Zuwachsraten. Während im Jahre 1992 in Deutschland knapp 100 000 Paar Skates verkauft wurden, waren dies 1996 bereits fast 4 Millionen. Insgesamt hatten schon im Jahre 1996 über 8 Millionen Deutsche Inlineskates gekauft.

Glaubt man den meist reißerisch aufgemachten Presse- und Fernsehberichten, so handelt es sich beim Inlineskating um einen riskanten Sport, der nicht nur die Sporttreibenden selbst, sondern durch Kollisionen auch unbeteiligte Fußgänger und andere Verkehrsteilnehmer gefährdet. Eine gewisse Versachlichung der Diskussion ist auf jeden Fall angebracht. Inlineskating ist wie jede andere Sportart nicht ohne ein gewisses Verletzungsrisiko, das jedoch gut zu analysieren ist. Ziel ist die Vermeidung der häufigen Verletzungen durch Beachtung der gebotenen Vorsichtsmaßnahmen.

Verletzungshäufigkeit

Der Autor beschäftigt sich seit 1995 mit Verletzungen beim Inlineskating. Damals fielen in Deutschland erstmalig Inlineskater in größerer Zahl in den Unfallambulanzen auf. Waren es in der Hamburger Universitätsklinik 1995 noch 25 Skater pro Jahr, stieg die Zahl 1996 bereits auf 115 und 1997 auf 125. Die Zahl der Verletzten stieg ungefähr parallel der Zahl der verkauften Inlineskates.

Eine Analyse aller in der Hamburger Universitätsklinik behandelten Sportverletzungen in den Monaten Juni und Juli 1995 ergab, dass unter insgesamt 142 Sportverletzten nur 6% Inlineskater waren. Fußball war führend mit 39% aller Verletzungen, gefolgt von Basketball mit 8% und Inlineskating mit 6%. Mit nur knappem Abstand folgten Schwimmen, Tennis, Kampfsport, Volleyball, Hockey u. a. Sportarten. Parallel zum Anstieg der Zahl der Verletzten erhöhte sich 1996 der Anteil der Skater unter allen sportverletzten Patienten. Während in den Monaten Juni und Juli 1996 mit 146 Sportverletzten etwa genauso viele behandelt wurden wie im Jahr zuvor, belegten durch Inlineskating Verletzte jetzt mit 20% aller Sportler hinter Fußball (31%) und mit großem Abstand vor allen anderen Sportarten den 2. Platz der Statistik (Basketball 6%, Tennis 6%, Skateboard 4%, Laufsport 4%, Reiten, Baseball und Schwimmen je 3%, andere 20%).

Hüten sollte man sich vor Schlussfolgerungen, wie: »Inlineskating ist nach Fußball die zweitgefährlichste Sportart«, wie sie in solcher oder ähnlicher Form gerne in der Presse verkündet werden. Statistiken über Verletzungen im Freizeitsport sind immer problematisch, so auch beim Skating. Niemand weiß, wie viele der verkauften Skates wirklich benutzt werden, von wem und wie häufig. Und die meisten der Verletzungen durch Inlineskating, nämlich die unzähligen Prellungen und Hautabschürfungen, tauchen in keiner Statistik auf, da sie entweder überhaupt nicht oder in der Praxis des niedergelassenen Kollegen behandelt werden.

Statistiken aus dem Patientengut eines Krankenhauses spiegeln zwangsläufig nur den ernsteren Teil des Verletzungsspektrums wider. Daher macht es zwar Sinn, sich mit dem Muster dieser Verletzungen zu befassen, es macht jedoch keinen Sinn, daraus scheinbare Verletzungshäufigkeiten zu berechnen oder die Unfallträchtigkeit verschiedener Sportarten vergleichen zu wollen.

Seit etwa 1997 bleiben die Verletztenzahlen konstant, sowohl im Hamburger Universitätsklinikum als auch im Universitätsklinikum Kiel auf etwas niedrigerem Niveau. Der Autor überblickt inzwischen gut 550 Patienten mit Verletzungen durch Inlineskating. Im Vergleich mit der Literatur fällt auf, dass sich die Zahlen in den Statistiken sehr ähneln, sofern das jeweils referierte Patientengut eine gewisse Mindestgröße von etwa 100 Patienten erreicht hat.

Das Profil des verletzten Skaters

Ein wichtiger Punkt in der Verletzungsdiskussion ist, dass es den typischen Skater nicht gibt. Man kann auf ganz unterschiedliche Arten skaten und damit sein Verletzungsrisiko selbst beeinflussen. Die medienwirksam präsentierbaren Unfälle der »Aggressivskater« können nur zum Teil als schicksalhaft angesehen werden. Hört man den Gesprächen dieser Extremsportler zu, bekommt man schnell mit, dass es in diesem Kreis fast schon gesellschaftlich erforderlich ist, mehr als einmal ordentlich verletzt worden zu sein.

»Saferskating« ist ein Konzept, für das bei den jugendlichen Aggressivskatern in der Regel die Compliance fehlt. Nimmt man außer dem Aggressivskating auch noch die anderen Skatingarten (Inlinehockey = wie Eishockey auf Rollen, oder Speedskating = wie Eisschnelllaufen auf der Straße) aus der Betrachtung heraus, so bleiben etwa 90% aller Skater übrig, und das sind die sog. Freizeit- oder Fitnessskater.

Das Durchschnittsalter der ausgewerteten verletzten Skater beträgt 19 Jahre, über 50% der Patienten waren maximal 15 Jahre alt. 35% wurden nach einer willkürlich gewählten Unterteilung als Anfänger eingestuft (Kriterien: Grundfahrtechniken noch nicht sicher, Bremstechniken noch nicht vorhanden oder unsicher). Etwas häufiger vertreten waren Fortgeschrittene (43%, Grundtechniken, wie z. B. auch Rückwärtsfahren, werden beherrscht, Bremsen funktioniert sicher).

Aggressivskater machten 22% aller Verletzten aus und erscheinen damit etwas überrepräsentiert, da man anhand von Verkaufsstatistiken von einer Relation Freizeitskater zu Aggressivskater von etwa 9:1 ausgeht. 7% der Verletzungen entstanden im Zusammenhang mit Streethockey. Nur 8% der Patienten haben die Fahrtechnik in praktischen Kursen erlernt, 92% sind Autodidakten. 87% wurden ambulant behandelt, 13% stationär, 8% durch Operation.

Unfallmechanismen

Der wichtigste Unfallmechanismus (49%
aller Verletzungen und 75% aller Knochenbrüche) ist der Sturz auf die ausgestreckten Arme (Abb. 1). Hierdurch entstehen Extensions- (= Überstreckungs-)
brüche eines oder beider Unterarmkno-
chen direkt oberhalb der Handgelenke,
Kahnbeinbrüche sowie durch Fortleitung
der Krafteinwirkung auch Stauchungs-
brüche im Ellbogenbereich. Welche dieser
Regionen betroffen ist, wird durch im
Nachhinein nicht nachprüfbare Faktoren
bestimmt, wie die Gelenkstellung zum
Unfallzeitpunkt oder die Richtung der
einwirkenden Kraft.

Wird beim Aufprall eine Überstreckung
des bereits maximal gestreckten Handgelenks ausgelöst, bewirkt die eingeleitete
Kraft am ehesten einen Extensionsbruch
im Bereich Handgelenk bzw. Handwurzel. Entsteht keine maximale Überstreckung im Handgelenk, jedoch ein seitliches Einknicken im Ellbogenbereich, so
treten verstärkt Radiushals- und Radius-
köpfchenbrüche auf. Der Sturz auf den
angewinkelten Ellbogen war dagegen
ebenso wie der Sturz vornüber auf die
Knie nur für 7% aller Verletzungen verantwortlich.

13% der Patienten gaben ein Verdrehen
des Beins als Verletzungsmechanismus an,
was zu Kniebandverletzungen und trotz
der hohen Schuhkonstruktionen zu Knöchelbrüchen führte. Während die Verletzungen im Aggressivbereich oft durch die
Schwierigkeit der Stuntmanöver bedingt
waren, war die eigentliche Sturzursache
bei den Freizeitskatern meist ein Gleich-
gewichtsverlust beim Bremsmanöver.

Verletzungsarten

Bei 49% aller behandelten Skater stellten
sich im Laufe der Diagnostik Knochenbrüche heraus, 21% litten unter Prellungen
oder Abschürfungen, Kapsel- und Bandverletzungen machten 12% aus (Abb. 2).

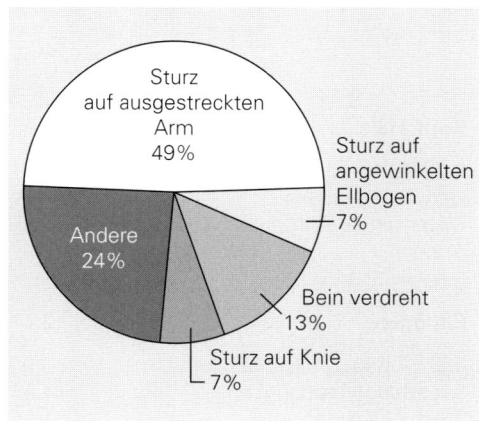

Abb. 1
Verletzungsmechanismen
beim Inlineskating

Abb. 2
Verletzungsarten
beim Inlineskating

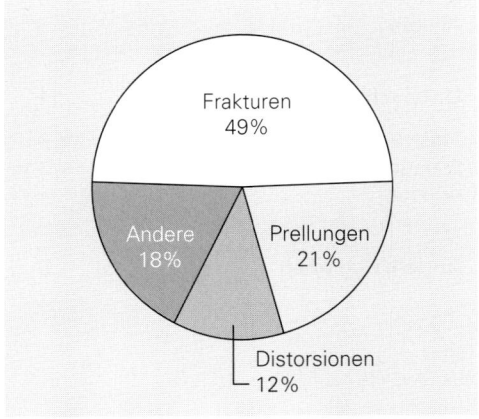

245

	%
Kopf, Hals	**12**
Schädelfrakturen	2
Gehirnerschütterung	1
Platzwunden/Prellungen	7
Andere	2
Ellbogen	**12**
Fraktur Radiushals-/köpfchen	3,5
Schürfung/Prellung	4,5
Fraktur Olekranon	1
Andere	3
Unterarm, Handgelenk	**36**
Fraktur Radius distal	20
Fraktur Unterarm distal	4,5
Fraktur Ulna distal	2
Fraktur Unterarmschaft	2
Fraktur Kahnbein	1
Andere	6,5
Hand, Finger	**11**
Distorsionen, Kapselausrisse	7
Frakturen, Finger	1
Luxationen, Finger	1
Andere	2
Knie	**10**
Innenbandriss	2
Patellaluxation	1
Schürfung/Prellung	5
Andere	2
Unterschenkel, Sprunggelenk	**11**
Frakturen Knöchelregion	6
Frakturen Unterschenkel	1
Andere	4
Andere Regionen	**8**

Tab. 1

Ausgewählte häufige Verletzungen durch Inlineskating (n = 553)

Am häufigsten betroffen waren Unterarm bzw. Handgelenk mit 36% (Tab. 1). Ellbogenverletzungen traten bei 12% und Handverletzungen bei 11% der Patienten auf. Somit spielten sich knapp 60% aller Verletzungen an den Armen vom Ellbogen an abwärts ab. Weitere Regionen waren Kopf bzw. Hals, Knie sowie Sprunggelenk mit jeweils etwa 10%.

Verletzte Regionen

Kopfverletzungen

12% aller Patienten wurden wegen Kopfverletzungen behandelt. Zu den schwersten Verletzungen zählten mehrere Schädelbasisbrüche, davon einer mit intrakranieller Kontusionsblutung. Alle Patienten mit Schädelfrakturen waren ohne Helm rückwärts auf den Boden geprallt, fast alle bei Aggressivmanövern. Zu den weniger schweren Verletzungen gehörten Nasenbein- und Kieferbrüche, Zahnabbrüche und Weichteilverletzungen.

Dass Rückwärtsstürze zu schwereren Verletzungen führen, ist verständlich, da der Aufprall auf den Boden nicht genau vorhergesehen wird und damit letzte Abfangversuche durch Aufstützen der Hände unmöglich werden. Das Tragen von Helmen und das Erlernen der richtigen Sturztechnik (in Vorlage stürzen, Aufprall auf geschützte Arme und Knie) können diese schweren Kopfverletzungen vermeiden helfen.

Ellbogen

Die beiden großen Verletzungsgruppen dieser Region sind Weichteilverletzungen sowie Frakturen von Radiushals oder -köpfchen. Die ellbogennahen Frakturen resultierten zum größten Teil aus Stauchungsmechanismen beim Sturz auf den ausgestreckten Arm. Nur selten entstehen Ellbogenbrüche durch einen direkten Sturz auf den angewinkelten Ellbogen.

Unterarm, Handgelenk

Jeder vierte behandelte Skater erlitt einen Knochenbruch des Unterarms oder Handgelenks. Auch bei Nichtskatern ist dies nach Stürzen auf die Arme die am häufigsten betroffene Region, jedoch überraschte in der Studie der hohe Frakturanteil. Isolierte Radiusfrakturen (Speichenbrüche) direkt oberhalb des Handgelenks sind in der Regel gut durch nichtoperative Maßnahmen (Einrichten und Gipsruhigstellung) behandelbar.

Verschlechtert wird die Prognose durch Trümmerbrüche, Einstrahlen des Bruches in die Gelenkfläche oder Mitbeteiligung auch der Ulna. Trümmerbrüche sowie komplette Unterarmfrakturen (Beteiligung von Radius als auch Ulna) erfordern häufig eine operative Versorgung, um eine befriedigende Stellung der Fragmente zueinander zu erreichen. Prinzipiell droht sonst als Spätfolge vorzeitiger Gelenkverschleiß im Sinne einer posttraumatischen Arthrose. Unter den 8% operierten Patienten waren einige aus dieser Gruppe.

An der eigentlichen Handwurzel traten 4 Kahnbeinbrüche auf. Diese Verletzung erfordert eine operative Versorgung oder alternativ eine langfristige Gipsruhigstellung von bis zu 12 Wochen. Trotz korrekter konservativer Behandlung heilen Kahnbeinbrüche nicht immer aus, was langfristig zu Belastungsschmerzen im Handgelenk führen kann.

Hand, Finger

Da es an effektiver Schutzkleidung für die Finger fehlt bzw. die auf dem Markt befindlichen Produkte von den meisten Skatern abgelehnt werden, sind Fingerverletzungen kaum zu vermeiden. Die meisten Finger- und Handverletzungen wurden bei Aggressivskatern gesehen, die bei bestimmten Sprüngen zuerst mit der Hand wieder aufsetzen. Unterschiedliche Arten von Verletzungen der Finger-

gelenke, wie Kapselverletzungen mit oder ohne knöcherne Ausrisse, treten hierbei auf. Diese Verletzungen sind zumeist unproblematisch und heilen bei richtiger Nachbehandlung ohne Spätfolgen aus. Bei Freizeitskatern waren vor allem Stürze auf den Asphalt für die Fingerverletzungen verantwortlich. Zu beachten ist, dass beim Sturz die Finger ausgestreckt werden sollten, um nicht zwischen Straße und Handgelenkschützern eingeklemmt zu werden.

Kniegelenk

Bei den Knieverletzungen fiel auf, dass schwere komplexe Band-, Kreuzband- und Meniskusverletzungen selten sind. In der Studie wurden mehrere Innenbanddehnungen und ein Innenbandriss beobachtet, die Mehrzahl der Knieverletzungen bestand jedoch aus Weichteilverletzungen, wie Prellungen, Abschürfungen und Platzwunden.

Das Verletzungsmuster ist trotz der Ähnlichkeit der Schuhkonstruktionen nicht mit dem der Alpinschiläufer vergleichbar. Durch die höheren und stabileren Schaftkonstruktionen der Schistiefel hatte man ja beim Alpinschilauf in den letzten Jahrzehnten eine Abnahme der Knöchelverletzungen beobachtet, was jedoch mit vermehrten Kniebandverletzungen einherging. Ein entscheidender Faktor, der jedoch beim Skating fehlt, sind die ungünstigen Hebelverhältnisse der langen, fest am Fuß fixierten Schier.

Sprunggelenk

Je etwa 5% aller Skatingverletzungen entfielen auf Knöchelverstauchungen und Knöchelbrüche. Trotz der hohen Schuhe scheidet ein direktes seitliches Umknicken als Frakturursache nicht grundsätzlich aus. Einerseits sind die Schäfte der Skates bei genauem Hinsehen nicht so hoch und nicht so stabil wie man vielfach denkt, andererseits legen gerade Aggressivskater die Skates im Schaftbereich absichtlich locker an.

Alle Skater mit Knöchelbrüchen gaben bei genauer Nachfrage an, Markenfabrikate und keine Billigskates benutzt zu haben. Ein Aggressivskater berichtete, beim Hinunterfahren einer Treppe seien die Schnallen am Schuh aufgesprungen, wodurch es zum Sturz mit Verdrehtrauma des Sprunggelenks gekommen war. Alle anderen Skater mit Knöchelbrüchen schilderten als Unfallursache ein Verdrehen des gesamten Beins im Sinne eines Torsionsmechanismus, größtenteils aus geringer Geschwindigkeit und scheinbar banalen Situationen heraus. Diese Patienten bildeten neben den Handgelenkverletzten die zweite große Gruppe der operierten Patienten.

Da es sich bei Knöchelbrüchen um Frakturen mit Gelenkbeteiligung handelt, wird fast immer operiert, um anatomische Verhältnisse wiederherzustellen und drohende Früharthrosen zu verhindern – außerdem, um die Vorteile der gipsfreien Nachbehandlung unter Vermeidung von Immobilisationsschäden zu nutzen.

Risikogruppen, spezielle Verletzungsmuster

Auffällig bei den Skatingverletzungen ist der im Vergleich mit anderen Sportarten hohe Frakturanteil. Dieser erklärt sich aus den relativ hohen Fahrgeschwindigkeiten, die auch Anfänger erreichen, und der dadurch entstehenden erheblichen kinetischen Energie, die beim Sturz auf die abstützenden Körperteile – vor allem die Arme – wirkt. Kinder sind im Vergleich zu Älteren besonders frakturgefährdet (1–4). Während das Frakturrisiko bei über 15-Jährigen »nur« 38% betrug, waren 62% der bis 15 Jahre alten Patienten von Knochenbrüchen betroffen.

Die Region »distaler Unterarm bzw. Handgelenk« zeigte die größte Häufung von Verletzungen (36% aller Verletzungen, 50% aller Knochenbrüche). Dies steht in Übereinstimmung mit der Literatur (1, 5–11). Bei Kindern ist diese Region mit 51% aller Verletzungen noch weiter überrepräsentiert, was mit Zahlen von CALLE (5) aus den USA in Einklang steht.

Aggressivskater zeigten eine besonders hohe Rate an Fingerverletzungen. Stürze beim Aggressivskating sind häufig, bleiben jedoch dank guter Schutzkleidung meist folgenlos. Effektiven Schutz für die Finger gibt es nicht, da stabile Handschuhe speziell bei den akrobatischen Einlagen in der Halfpipe stören würden. Das Aufprallen mit vorangestreckten Fingern geschieht daher ungedämpft, was häufig zu Gelenkverstauchungen und Kapselverletzungen führt.

Des Weiteren fällt auf, dass Aggressivskater in der Gruppe der Knöchel- und Unterschenkelverletzten die schwereren Verletzungsmuster erleiden. Dies erklärt sich im Wesentlichen durch hohe Torsionskräfte bei (missglückten) Sprungeinlagen, zum Teil mit Schraubenbewegungen (12, 13).

Schutzausrüstung

Der wissenschaftliche Beweis für eine vorhandene oder fehlende Schutzfunktion von Schutzkleidung ist aus methodischen Gründen nicht möglich. Anhaltspunkte kann man jedoch vergleichenden Statistiken entnehmen. Hierzu stellt sich zunächst die Frage, wie häufig die unterschiedlichen Gelenkschützer von nicht verletzten Durchschnittsskatern verwendet werden. Vergleichszahlen aus amerikanischen Studien (8, 14) und eigene Beobachtungen bei unterschiedlichen Skatergruppen helfen hier, Größenordnungen für die Verbreitung von Gelenkschützern und Helmen vorzugeben (Tab. 2).

Bei der Benutzung von Helmen ist die Spannbreite der Werte erwartungsgemäß am größten. Sie liegt in Statistiken zwischen 0% für Freizeitskater und 65% für

	Skater	Helm	Hand-gelenk	Ell-bogen	Knie
	n	%	%	%	%
Literatur					
(14)	1 548	2,6	64,5		
(8)	?	<10	45–55		
(15)	161	20	33	28	45
Hamburg, unverletzte Skater					
Freizeitskater	93	0	65	48	74
Aggressivskater	57	42	84	53	79
Aggressive Halfpipe	111	65	68	68	92
Hamburg, verletzte Skater					
Kopfverletzte	15	0			
Stauchungstrauma Arm	66		26		
Ellbogenverletzte	14			14	
Anpralltrauma Knie	6				66

Tab. 2

Benutzung von Gelenkschützern,
Literaturangaben und eigene Ergebnisse

Aggressivskater. Bei den Gelenkschützern sind die Unterschiede nicht so groß. Tendenziell sind Aggressivskater besser geschützt, trotzdem lässt sich der Gebrauch der Gelenkschützer auch für ganz unterschiedlich qualifizierte Skater relativ gut eingrenzen. Die verletzten Skater trugen ihre Schutzkleidung an den unverletzten Gelenken in etwa der gleichen Häufigkeit wie die unverletzten Skater.

Ganz anders sah dies an den verletzten Gelenken aus, wobei jeweils der Verletzungsmechanismus berücksichtigt werden muss. Von allen Skatern, bei denen die Verletzung durch eine axiale Stauchung des Armes verursacht worden war, trugen nur 26% Handgelenkschützer. Auch hatten nur 14% der auf ihre Ellbogen Gestürzten einen Ellbogenschutz getragen, von 15 Kopfverletzten hatte sich keiner durch einen Helm geschützt.

Die von uns behandelten Skater hatten sich an den nicht verletzten Regionen »normal« geschützt, jedoch gerade an den nicht geschützten Regionen ihre Verletzung erlitten. Dass ein Skater mit Gelenkschützern seltener stürzt, ist unwahrscheinlich. Vielmehr sprechen die Ergebnisse dafür, dass nicht geschützte Skater schwerere Verletzungen erleiden, während mit Schützern gestürzte Skater gar nicht erst die Klinik aufsuchen müssen.

Eine amerikanische »Kontrollstudie« von SCHIEBER et al. (15) kam zu dem Ergebnis, dass sich das Verletzungsrisiko durch Handgelenkschützer um den Faktor 10,4 und durch Ellbogenschutz um den Faktor 9,5 senken lässt.

Gestürzte Inlineskater erlitten mit angelegten Handgelenkschützern Unterarmschaftfrakturen direkt oberhalb der Schienen (16). Dies ist prinzipiell vorstellbar, da sich durch die geschienten Handgelenke die Region der geringsten mechanischen Belastbarkeit weiter nach oben verlagert. Der Umkehrschluss, dass Handgelenkschützer verletzungsfördernd wirken, ist jedoch nicht statthaft. Zum einen sind diese Frakturen extrem selten, und zum anderen muss man die durch Handgelenkschützer verhinderten Frakturen gegenrechnen, denn die zu einer Unterarmschaftfraktur führenden Kräfte würden beim ungeschützten Skater mit großer Sicherheit ausreichen, eine distale Unterarmfraktur hervorzurufen.

Schwere Schädelhirntraumen sind selten, bedeuten jedoch u. U. eine vitale Bedrohung (1, 2, 17). Gelegentlich wird die Frage gestellt, ob eine generelle Helmpflicht für Skater eingeführt werden sollte. Die Einführung einer solchen Helmpflicht würde nur Sinn machen, wenn die Compliance groß wäre und die Einhaltung überwacht werden könnte. Beides erscheint eher unwahrscheinlich.

Die schweren Kopfverletzungen treten überwiegend bei Aggressivskatern auf, die ohne Helm bei artistischen Einlagen auf den Kopf stürzen. Diese Skater sollten auf jeden Fall Helme tragen; auf vielen organisierten Aggressivanlagen und bei Wettkämpfen besteht bereits Helmpflicht. Für jene Skater, die den Sport für ihre Fitness betreiben, sind Helme zumindest empfehlenswert, um das nicht extrem hohe Risiko für Kopfverletzungen weiter zu senken.

Wie gefährlich ist Inlineskating?

Diese Frage lässt sich anhand von Statistiken nicht seriös beantworten. Als eine nicht organisierte Sportart gibt es keine Angaben über die genaue Zahl der Skater, ebensowenig darüber, in welcher Intensität das Skating »im Durchschnitt« betrieben wird. Die erwähnte Zahl von 20% Inlineskatern unter allen verletzten Sportlern gilt nur für den Hochsommer und sinkt für das gesamte Jahr deutlich unter 10% ab.

Wenn im Sommer viermal mehr verletzte Skater behandelt werden mussten als beispielsweise Basketballer oder siebenmal mehr als Baseballer, muss man sich fragen, ob das nicht in Relation zur vermuteten Zahl von Basketball- oder Baseballspielern noch wenig ist.

In nicht publizierten Mitteilungen von mit der Materie befassten Medizinern oder Sportwissenschaftlern wird die Relation »Schwere Verletzungen : Skatingstunde« mit 1:5 bis 1:1 000 angegeben. SCHIEBER et al. (15) berichteten, dass im Jahre 1995 bei über 22 Millionen geschätzten Skatern in den USA etwa 100 000 eine unfallbedingte Notfallbehandlung benötigten. In Verkehrsunfallstatistiken tauchen Skater nicht auf, weil Inlineskates offiziell nicht als Verkehrsmittel, sondern als Spielzeuge angesehen werden.

Die Häufigkeit von Skatingunfällen im Straßenverkehr wird anscheinend überschätzt. Im gesamten Beobachtungszeitraum 1995/1996 wurde in der Hamburger Universitätsklinik ein Fußgänger behandelt, der von einem Skater angefahren worden war, kein einziger Skater musste nach einem Zusammenprall mit anderen Verkehrsteilnehmern versorgt werden. Im Juni und Juli 1996 waren Verletzungen nach Fahrradsturz etwa viermal häufiger als Skatingverletzungen, in der Nebensaison (Frühjahr/Herbst) sogar bis zu 20-mal häufiger.

Nicht verlorengehen sollte in der Gefährdungsdiskussion auch der positive Stellenwert des Skatings für ein allgemeines Herz-Kreislauf-Training, gerade bei sportlich sonst eher inaktiven Menschen, die mit dem Skating oft erstmalig wieder sportlichen Betätigungen nachgehen.

Schlussfolgerungen aus unfallchirurgischer Sicht

Die ernsten Skatingverletzungen ließen sich auf 2 Hauptursachen zurückführen:

1. Von Knochenbrüchen betroffen waren vor allem ungeschützte Regionen, was für die Notwendigkeit der Gelenkprotektoren spricht.

2. Die meisten Unfälle – zumindest im Freizeitskating – resultierten aus unzureichenden Brems-, Sturz- und Ausweichtechniken. Beispielsweise können Handgelenkschützer allein beim senkrechten Aufprall des gestreckten Armes auf dem Untergrund noch keine ausreichende Kraftableitung bewirken.

Die rein mechanische Schutzwirkung der vergleichsweise leichten Kunststoffschienen spielt angesichts der beim Sturz einwirkenden Kräfte von bis zu mehreren 100 kp sicher nur eine untergeordnete Rolle. Hat man jedoch gelernt, im richtigen Winkel auf Handgelenke und Unterarme zu stürzen, kann der Großteil der sonst entstehenden Stauchungskräfte mithilfe der Gelenkschützer durch ein Ausgleiten effektiv abgeleitet werden. Durch koordiniertes Erlernen des Sports in Verbindung mit geeigneten Gelenkprotektoren lässt sich somit die Verletzungsrate vermutlich deutlich senken.

Eine wissenschaftlich nicht begründbare und rein spekulative Nachbetrachtung der von den Verletzten berichteten Begleitumstände dieser Studie ergab, dass etwa 70% der Verletzungen mit angelegter Schutzkleidung und richtiger Sturztechnik vermeidbar gewesen wären.

Literatur

1. Ellis JA, Kierulf JC, Klassen TP. Injuries associated with in-line skating from the Canadian hospitals injury reporting and prevention program database. Can J Public Health 1995; 86: 133–136.

2. Hilgert R, Radonich H, Rueger JM. Die unterschiedlichen Verletzungsmuster jugendlicher und erwachsener Inline-Skater. Unfallchirurgie 1998; 24: 277–283.

3. McGrath D, Beattie TF. Rollerblading in children: the Edinburgh experience. J Accid Emerg Med 1996; 13: 354–355.

4. American Academy of Pediatrics. Committee on Injury and Poison Prevention and Committee on Sports Medicine and Fitness: In-line skating injuries in children and adolescents. Pediatrics 1988; 101: 720–722.

5. Calle SC, Eaton RG. Wheels-in-line roller skating injuries. J Trauma 1993; 35: 946–951.

6. Eingartner C, et al. Injuries due to inline skating. Sportverletz Sportschaden 1997; 11: 48–51.

7. Houshian S, Herold N, Rock ND. Roller skating injuries. Ugeskr Laeger 1997; 159: 3580–3582.

8. Jacques LB, Grzesiak E. Personal protective equipment use by in-line roller skaters. J Fam Pract 1994; 38: 486–488.

9. Orenstein JB. Injuries and small-wheel skates. Ann Emerg Med 1996; 27: 204–209.

10. Powell EC, Tanz RR. In-line skate and rollerskate injuries in childhood. Pediatr Emerg Care 1996; 12: 259–262.

11. Schieber RA, Branche-Dorsey CM. In-line skating injuries. Sports Med 1995; 19: 427–432.

12. Hilgert R, et al. Trendsportart Inline-Skating. Verletzungsmuster und Risikogruppen. Unfallchirurg 1998; 101: 845–850.

13. van Laarhoven CJ, van der Werken C. »Quadriplane« fracture of the distal tibia: a triplane fracture with a double metaphyseal fragment. Injury 1992; 23: 497–499.

14. Young CC, Mark DH. In-line skating. An observational study of protective equipment used by skaters. Arch Fam Med 1995; 4: 19–23.

15. Schieber RA, et al. Risk factors for injuries from In-line skating and the effectiveness of safety gear. N Engl J Med 1996; 335: 1630–1635.

16. Cheng SL, et al. »Splint-top« fracture of a forearm: A description of an in-line skating injury associated with the use of protective wrist splints. J Trauma 1995; 39: 1194–1197.

17. Knudsen HM, Sorensen JC. Roller skating accidents as a cause of intracranial bleeding. Ugeskr Laeger 1997; 159: 3607–3608.

Kopfverletzungen beim Radfahren – Prävention

G. Kelsch, M.-U. Helber, Katharina Schmid und Chr. Ulrich, Göppingen

Einleitung

In den letzten Jahren hat die Zahl der Fahrradfahrer stark zugenommen. Immer mehr Menschen nutzen das Fahrrad als umweltfreundliches Fortbewegungsmittel; andere gebrauchen es als Sport- und Freizeitgerät (1).

Heutzutage werden in der Bundesrepublik Deutschland etwa 10% aller Wege mit dem Fahrrad zurückgelegt. Vor allem bei den kurzen Distanzen wird das Fahrrad bevorzugt verwendet; 80% der Fahrradstrecken sind kürzer als 3 km. Berücksichtigt man, dass die Hälfte der täglich zurückgelegten Wege kürzer als 3 km und die Hälfte aller privaten Autofahrten kürzer als 5 km sind, so ergibt sich ein hohes Potenzial zum Wechseln vom Auto auf das umweltfreundliche Fahrrad.

Wie beliebt das Fahrrad ist, lässt sich u. a. an der Anzahl der Fahrräder pro Haushalt ableiten. In Deutschland stieg die Ausstattung mit Fahrrädern von 53,2% im Jahr 1969 auf 82% im Jahr 1998. Auf 100 Bürger kommen 75 Fahrräder, 50 Pkw und 5 Motorräder (2).

Häufigkeit von Fahrradunfällen

Infolge der steigenden Zahl von Fahrradfahrern steigt natürlich das Verletzungspotenzial. In Deutschland verletzten sich 1998 68 314 Fahrradfahrer. 637 Fahrradfahrer wurden getötet, 15 624 schwer und 52 053 leicht verletzt. Diese epidemiologischen Daten zeigen, dass die leichten Verletzungen bei Fahrradunfällen glücklicherweise überwiegen. Ferner spiegeln sie die Bedeutung der Fahrradunfälle wider, da von 100 verunglückten Fahrradfahrern einer an seinen Verletzungen stirbt, und sie unterstreichen aus Sicht der Unfallverhütung die Notwendigkeit, Gegenmaßnahmen zu ergreifen (3–5).

Ursachen von Fahrradunfällen

Nach den Erhebungen des Statistischen Bundesamtes verunglückten in Deutschland ¾ aller Fahrradfahrer infolge einer Kollision mit einem Pkw. Am zweithäufigsten ereignete sich der Fahrradunfall ohne Fremdverschulden, und als weitere, beinahe vernachlässigbare Unfallgegner wurden Fahrradfahrer oder Fußgänger genannt (5).

Diese Verteilung steht im Gegensatz zu unseren eigenen Daten (6, 7). Aus unseren Analysen ging hervor, dass sich der Fahrradunfall zu über 80% ohne Fremdverschulden auf innerörtlichen Straßen ereignete. Technische Mängel am Fahrrad, z.B. an den Laufrädern, den Bremsen oder der Lichtanlage, führten zum Fahrradunfall.

Eine Wiener Erhebung ergab, dass jedes 2. Fahrrad ab Eintritt der Dämmerung nicht ausreichend beleuchtet war; insgesamt wiesen 55% der untersuchten Fahrräder erhebliche technische Mängel auf (9).

Zur Vermeidung der Fahrradunfälle muss sich die Infrastruktur für die Fahrradfahrer verbessern, z.B. durch separat geführte und straßenbegleitende Radwege bzw. Radfahrstreifen; ferner soll das Fahrrad nur in einem technisch einwandfreien Zustand (»Prüfplakette«?) benutzt werden, und schließlich ist auch die Fähigkeit, ein Fahrrad zu fahren, zu schulen bzw. zu verbessern.

Altersverteilung der verunglückten Fahrradfahrer

Die Daten des Statistischen Bundesamtes der Bundesrepublik Deutschland und jene aus Österreich zeigten, dass etwa 20–25% der verletzten Fahrradfahrer jünger als 15 Jahre waren, wobei in dieser Altersklasse etwa 10% an ihren Verletzungsfol-

gen starben. 10–14% der Fahrradfahrer waren älter als 65 Jahre – in dieser Altersklasse starben jedoch 32–37% an ihren Verletzungen. 54–56% aller tödlich verunglückten Fahrradfahrer waren älter als 55 Jahre (5, 9).

In unserer eigenen Untersuchung waren 42% der verunglückten Fahrradfahrer ≤19 Jahre, wobei sich ein Maximum der Fahrradunfälle in der Altersklasse zwischen dem 7. und 8. Lebensjahr zeigte (6, 7).

Verletzungsmuster nach Sturz mit dem Fahrrad

Mit über 50% der Verletzungen dominierten die Frakturen. Kopfverletzungen traten mit einer relativen Häufigkeit von etwa 20% auf, wobei sich ein deutlicher Unterschied zwischen ambulant behandelten Fahrradfahrern (17% Kopfverletzungen) und stationär behandelten Fahrradfahrern (39% Kopfverletzungen) ergab (4, 8–13). Unter dem Sammelbegriff »Kopfverletzungen« werden Frakturen und Verletzungen im Bereich des Gesichtes, Genickverletzungen, Schädelfrakturen und sonstige Schädelverletzungen sowie Gehirnerschütterungen und andere Gehirnverletzungen verstanden.

Altersspezifische Unterschiede

Die Verletzungsmuster zeigten zwischen Heranwachsenden (≤19 Jahre) und Erwachsenen typische Unterschiede. Infolge der ungünstigen Körperproportionen war der Anteil der Kopfverletzungen bei den Heranwachsenden höher als bei den Erwachsenen. In der Gruppe der Heranwachsenden traten Kopfverletzungen mit einer relativen Häufigkeit von bis zu 45% auf, wobei dieser Maximalwert die Altersklasse 4–6 Jahre betraf. Bei den Erwachsenen lag die Kopfverletzungshäufigkeit bei etwa 20% (3).

Bedeutung der Kopfverletzungen

Kopfverletzungen nach einem Fahrradsturz sind im Vergleich zu anderen Verletzungen besonders schwer. Die Betroffenen müssen in Abhängigkeit von der Schwere der Verletzungen meist längere Zeit stationär behandelt werden. Gleichzeitig bergen die schweren Kopfverletzungen die Gefahr von bleibenden zerebralen Schäden (z. B. Kommunikations- und Verhaltensstörungen), die volkswirtschaftlich von großer Bedeutung sind (6, 7, 12, 14, 15).

Verletzungen des Kopfes und des Genicks sind bei bis zu 75% der Patienten für den tödlichen Ausgang eines Fahrradunfalls verantwortlich. Nachdem die Sterblichkeit derartig Unfallverletzter – trotz verbesserter Intensivtherapie – hauptsächlich vom Ausmaß der Schädel-Hirn-Verletzungen beeinflusst wird (12, 15–17), erscheinen Präventivmaßnahmen zur Vermeidung schwerer Schädel-Hirn-Verletzungen eigentlich zwingend.

In der Schweiz wurden 10,7 Fahrradfahrer, in Österreich 9,3 und in Deutschland 8,3 Fahrradfahrer pro 1 Million Einwohner bei Unfällen getötet (9).

Prävention der Kopfverletzungen durch den Fahrradhelm

Um die Schutzwirkung von Fahrradhelmen bewerten zu können, müsste man alle Fahrradfahrer prospektiv erfassen. Die Unfälle der Fahrradfahrer und die Verletzungsmuster müssten erhoben werden. Besonders zu beachten wären dann einerseits die Fahrradfahrer mit Kopfverletzungen und andererseits Fahrradfahrer ohne Kopfverletzungen, aber mit Gewaltspuren am Fahrradhelm. Somit könnten alle Fahrradfahrer erfasst werden, deren Kopf einer Gewalteinwirkung ausgesetzt war. Durch die Unterscheidung in Gewalteinwirkung am Kopf ohne und mit Fahrradhelm könnte dann der präventive

Effekt eines Fahrradhelms evaluiert werden. Eine solche Untersuchung liegt bis heute nicht vor.

Die bisher veröffentlichten Daten in Deutschland (5) beziehen sich auf polizeilich registrierte Fahrradunfälle und spiegeln nur einen Bruchteil der verunfallten Fahrradfahrer wider. In ähnlicher Weise analysierten OTTE und SUREN (13) alle Fahrradunfälle, die zur Alarmierung der Feuerwehrzentrale Hannover geführt hatten. Andere (6, 7) evaluierten selektiv die Daten von stationär behandelten Fahrradunfällen oder untersuchten nur die Daten von verunfallten Kindern (12, 18–21).

Das zur Verfügung stehende Datenmaterial ist inhomogen, weshalb Vergleiche zwischen den Studien oftmals nicht möglich sind. Die Ergebnisse der Studien erlauben allenfalls Rückschlüsse in Bezug auf ein definiertes bzw. evaluiertes Fahrradfahrerkollektiv.

Schutzwirkung und Qualitätsmerkmale

Von einem guten Fahrradhelm wird erwartet, dass er eine hohe Schutzwirkung bei gleichzeitig geringem Gewicht aufweist. Er soll einfach in der Handhabung sein und beim Sturz keinesfalls verrutschen. Ein gutes Design bei möglichst geringen Anschaffungskosten machen die Forderungen an einen guten Fahrradhelm beinahe unerfüllbar. Um eine hohe Akzeptanz des Fahrradhelms in der Bevölkerung zu erzielen, muss ein Kompromiss zwischen Design und sicherheitstechnischer Notwendigkeit gefunden werden; hierbei wurden in den letzten Jahren große Fortschritte erzielt.

Softshell-Helme werden von Hardshell-Helmen und neuerdings von den leichten Microshell-Helmen unterschieden. Softshell-Helme bestehen aus einer styroporähnlichen Schale, haben ein geringes Gewicht und einen niedrigen Preis. Die Hardshell- und Microshell-Helme besitzen zusätzlich eine äußere Kunststoffschale, wodurch die einwirkende Energie gleichmäßig auf die gesamte Fahrradhelmoberfläche verteilt wird; zusätzlich besteht ein Schutz vor eindringenden spitzen Gegenständen.

Der Fahrradhelm ist mit einem steifen Plastikschaum innen ausgekleidet, wobei die geringe Elastizität dieser Schäume zu einer maximalen Stoßabsorption führt. Bei einem Sturz kommt es deshalb zu einer bleibenden plastischen Verformung, weshalb der Fahrradhelm seine Schutzwirkung verliert und unbrauchbar wird (Abb. 1).

Ein Qualitätsfahrradhelm erfüllt die gängigen Normen, z. B. ANSI Z 90.4 (USA), AS 2063.1 (Australien), E DIN EN 1078 (Euro-Norm) oder E DIN 33954 (Deutschland). Diese Standards fordern, dass ein Fahrradhelm bei einer Geschwindigkeit von 20 km/h die höchste Effektivität aufweist (9).

Akzeptanz

Fahrradhelme werden trotz ihrer belegten Schutzwirkung selten getragen (4). In den USA trugen Mitte der 80er-Jahre weniger als 2% der schulpflichtigen Kinder einen Fahrradhelm. In der selben Zeit betrug die Akzeptanz des Fahrradhelms bei den amerikanischen Studenten 10% (22). In Abhängigkeit von Aufklärungskampagnen war ein starker Anstieg der Fahrradhelmtragequote zu verzeichnen, am ausgeprägtesten dann, wenn gesetzliche Regelungen zum Tragen eines Fahrradhelms zwangen. Im Staat Victoria (Australien) führte eine solche gesetzliche Regelung zu einem Anstieg der Fahrradhelmtragequote von 5% im Jahr 1983 auf 83% im Jahr 1992, was einen Rückgang der Kopfverletzungen (vor allem auch der mit tödlichem Ausgang) mit sich brachte (23). Festzuhalten bleibt aber ein Rückgang der Gesamtzahl der Fahrradfahrer in Victoria seit Einführung der Fahrradhelmtragepflicht (23).

Einfluss auf das Schädel-Hirn-Trauma

Klinisch ist inzwischen belegt, dass der Schutzhelm die Schwere eines Schädel-Hirn-Traumas deutlich verringern kann (10, 19, 21, 24).

In einer Vergleichsstudie evaluierten wir die Effektivität des Fahrradhelms, bezogen auf Kopfverletzungen (6, 7). Sehr eindrucksvoll konnten wir aufzeigen, dass nach einem Fahrradsturz mit Gewalteinwirkungen am Kopf die Schwere eines Schädel-Hirn-Traumas vom Radhelmgebrauch beeinflusst wurde. Fahrradfahrer, die einen Radhelm trugen, erlitten nur ein Trauma 1. Grades (Commotio cerebri), welches folgenlos ausheilte. Demgegenüber traten höhergradige Schädel-Hirn-Traumen nur in der Gruppe der Fahrradfahrer auf, die keinen Radhelm trugen.

Unsere Analyse zeigte einen statistisch signifikanten Zusammenhang zwischen dem Tragen eines Radhelms und dem Vermeiden eines Schädel-Hirn-Traumas nach einem Fahrradsturz mit Gewalteinwirkung am Kopf. Ein statistisch signifikanter Zusammenhang bestand auch zwischen pathologischem EEG und Tragen eines Radhelms bzw. zwischen Schädelfraktur und Tragen eines Radhelms. Statistisch nicht signifikant war der Zusammenhang zwischen intrakraniellem Hämatom und Tragen eines Radhelms, sowie Hirnödem und Tragen eines Radhelms. Bemerkenswert war auch die Beobachtung, dass alle Fahrradfahrer, die einen Radhelm trugen, überlebten bzw. 4 nicht durch einen Helm geschützte Fahrradfahrer an ihren Kopfverletzungen starben.

Auch DORSCH et al. (25) zeigten in ihrer Untersuchung, dass das Todesrisiko für einen Fahrradfahrer mit Helm 10-mal geringer war als bei einem Fahrradfahrer ohne Helm.

KROON et al. (26) untersuchten Fahrradunfälle unter ähnlichen Voraussetzungen. Das Risiko für Kopfverletzungen bei

Abb. 1
Plastisch verformter
Fahrradhelm nach Sturz
mit dem Fahrrad

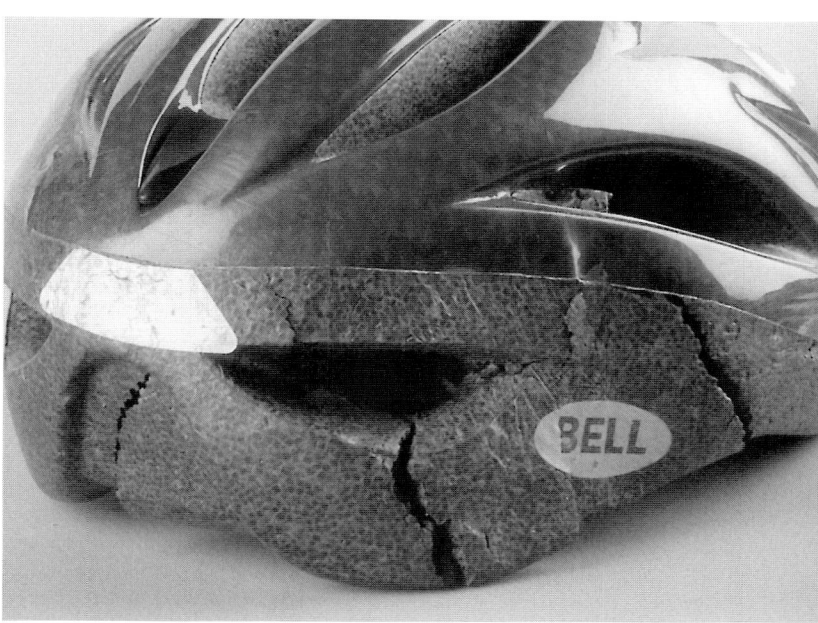

Fahrradfahrern ohne Helm schätzten sie bei leichten Unfällen um den Faktor 3 und bei mittelschweren Unfällen um den Faktor 2 höher ein als bei Fahrradfahrern mit Helm (vergleichbare Unfallschwere vorausgesetzt).

Bemerkenswert ist auch, dass etwa jeder 3. Fahrradfahrer den Helm falsch anlegte, wodurch die Schutzwirkung herabgesetzt wurde (27).

WILLIAMS (28) stellte in seiner Studie über Hardshell-Helme fest, dass Helme, die bereits einem Aufprall ausgesetzt waren, keinen sicheren Schutz mehr boten, weshalb sie nach einem Aufprall unbedingt ersetzt werden müssen. Im Weiteren zeigte er, dass schwere Kopfverletzungen nur dann auftraten, wenn der Fahrradhelm infolge eines Materialdefektes vom Kopf abglitt bzw. ein Halteriemen gerissen war.

Zusammenfassend: Ein Fahrradhelm bietet nur dann Schutz vor einer Kopfverletzung, wenn er richtig aufgesetzt und fixiert wird. Ähnliche Ergebnisse liegen auch für die Microshell-Helme vor.

Präventionseffekt

Um Präventivmaßnahmen nachdrücklich zu fordern, müssen einerseits Kopfverletzungen nach einem Fahrradsturz bedeutend genug sein; andererseits muss für einen Fahrradhelm, der die Schwere einer Kopfverletzung reduzieren bzw. vermeiden soll, eine nachgewiesene Effektivität vorliegen. Beide Bedingungen sind erfüllt.

Tab. 1 zeigt die Abhängigkeit der vermeidbaren Kopfverletzungen von der Helmtragequote bei verschiedenen Effektivitäten des Fahrradhelms. Theoretisch könnten (Fahrradhelmtragequote 80 %, Effektivität 80 %) 640 von 1 000 Kopfverletzungen vermieden werden (9).

McDERMOTT et al. (29) bewerteten die Effektivität des Fahrradhelms mit 60 %; dies bedeutet, der Fahrradhelm besitzt

Fahrradhelmtragequote					
	5%	10%	20%	40%	80%
Effektivität					
40%	20	40	80	160	320
80%	40	80	160	320	640

Tab. 1
Zahl der vermeidbaren Kopfverletzungen
in Abhängigkeit von der Fahrradhelmtragequote
und der Effektivität des Fahrradhelms bei
Kopfverletzungen (Basis: 1000 Kopfverletzungen)

eine Effektivität, die dem Sicherheitsgurt des Autos entspricht. Bei einer derzeitigen durchschnittlichen Helmtragequote von 10–20% könnten somit jährlich etwa 600–1200 Kopfverletzungen vermieden werden.

Fazit

Bei Fahrradunfällen treten Kopfverletzungen mit einer beachtlichen Häufigkeit auf, weshalb sie nicht nur für den verunglückten Fahrradfahrer folgenschwer sein können, sondern auch volkswirtschaftlich von Bedeutung sind. Besonders hoch (45%) ist die Kopfverletzungsrate bei den 4–6-jährigen Kindern.

Ein richtig angelegter Fahrradhelm verringert das Risiko von Kopfverletzungen um etwa 60%. Er sollte international anerkannten Normen entsprechen und nach einem Sturz auf keinen Fall mehr verwendet werden.

Durch erhöhte Akzeptanz des Fahrradhelms könnte die jährliche Kopfverlet-

zungsrate deutlich gesenkt werden, weshalb Aufklärungskampagnen dringend erforderlich sind.

Literatur

1. Yelon JA, Harrigan N, Evans JT. Bicycle trauma: a five year experience. Am Surg 1995; 61: 202–205.
2. Deckarm M. Das Fahrrad – Produktion und Nachfrage – Ein statistischer Überblick. http://www.statistik.baden-wuerttemberg.de/sondthem/fahrrad/fahrrad.htm#fahrzeug
3. Delank KW, Meldau P, Stoll W. Die Traumatologie des Gesichtsschädels bei Fahrradunfällen. Laryngorhinootologie 1995; 74: 428–431.
4. Otte D. Unfallsituation des Radfahrers und Diskussion der Notwendigkeit eines Radhelms aus der Sicht der Unfallerhebung Hannover. Unfall u. Sicherheitsforschung Straßenverkehr 1991; 82: 116–123.
5. Statistisches Bundesamt, Pressestelle, Gustav-Stresemann-Ring 11, 65189 Wiesbaden. http://www.statistik-bund.de/presse/deutsch/pm1999/p2320191.htm
6. Kelsch G, Helber MU, Ulrich C. Schädel-Hirn-Trauma nach Fahrradsturz – welchen Einfluß hat der Schutzhelm? Unfallchirurg 1996; 99: 202–206.
7. Kelsch G, et al. Das Schädel-Hirn-Trauma nach Fahrradunfällen. Gibt es eine Alternative zur Schutzhelmpflicht? Osteosynthese International 1998; 6: 8–14.
8. Elternforum. Fahrrad: Gefahr durch technische Mängel, neue Verordnung ab Mai. http://elternforum.at/phpnuke/html/print.php?sid=406
9. Furian G, Gruber M. Die Österreichische Radhelminitiative – Argumente, Aktionen, Erfolge. Wien: Institut »Sicher Leben« in Zusammenarbeit mit dem Österreichischen Verkehrssicherheitsfonds; 1997.
10. Barry D, Weiss MD. Bicycle-related head injuries. Bicycling Injuries 1994; 13: 99–112.
11. Greensher J. Non-automotive vehicle injuries in adolescent. Pediatrics 1988; 17: 114–121.
12. Li G, et al. Factors related to the presence of head injury in bicycle-related pediatric trauma patients. J Trauma 1995; 38: 871–875.
13. Otte D, Suren EG. Der Fahrradunfall – Eine verkehrsmedizinisch-technische Analyse. Hefte zur Unfallheilkunde 171. Berlin-Heidelberg-New York: Springer; 1986.
14. Belongia E, Weiss H, Bowman M. Severity and types of head trauma among adult bicycle riders. Wis Med J 1988; 87: 11–14.

15. Zavoski R, et al. Bicycle injury in Connecticut. Conn Med 1995; 59: 3–9.

16. Ashbaugh SJ, Macknin ML, VanderBrug-Medendorp S. The Ohio bicycle injury study. Clin Pediatr (Phila) 1995; 34: 256–260.

17. Mock CN, et al. Injury prevention strategies to promote helmet use decrease severe head injuries at a level 1 trauma center. J Trauma 1995; 39: 29–33.

18. Benz G, et al. A biomechanical study of bicycle helmets' effectiveness in childhood. Eur J Pediatr Surg 1993; 3: 259–263.

19. Boswell WC, et al. Prevention of pediatric mortality from trauma: are current measures adequate? South Med J 1996; 89: 218–220.

20. Martin V, Langley B, Coffman S. Patterns of injury in pediatric patients in one Florida community and implications for prevention programs. J Emerg Nurs 1995; 21: 12–16.

21. Thomas S, et al. Effectiveness of bicycle helmets in preventing head injury in children: case-control study. BMJ 1994; 308: 173–176.

22. Weiss BD. Bicycle helmets use by children. Pediatrics 1986; 77: 677–679.

23. Finch CF, et al. Head injuries reductions in Victoria two years after introduction of mandatory bicycle helmet use. Monash University, Accident Research Centre, Report No. 51. Clayton,Victoria; 1993.

24. Jaffe B, Tamir D. Bicycle helmets in Israel: observed change in usage following a nationwide campaign. Isr J Med Sci 1996; 32: 135–137.

25. Dorsch MM, Woodward AJ, Somers RL. Effect of helmet use in reducing head injuries in bicycle accidents. AAAM: American Association for Automotive Medicine, Proceedings. 28th Annual Conference, Denver, Colorado, 8th to 10th October. Arlington Heights, Illinois: 1984. p. 247–259.

26. Kroon PO, Bunketorp O, Romanus B. The protective effect of bicycle helmets – A study of paired samples in a computer-based accident material in Gothenburg, Sweden. IRCOBI: International IRCOBI Conference on the biomechanics of Impacts. Proceedings. Zürich, September 2nd to 4th; 1986. p. 249–260.

27. Spaite DW, et al. A prospective investigation of the impact of alcohol consumption on helmet use, injury severity, medical resource utilization, and health care costs in bicycle related trauma. J Trauma 1995; 38: 278–290.

28. Williams M. The protective performance of bicyclists helmets in accidents. Accid Anal Prev 1991; 23: 119–131.

29. McDermott FT, et al. The effectiveness of bicycle helmets: A study of 1710 casualties. J Trauma 1993; 34: 834–844.

Beschwerden und Überlastungsschäden im Laufsport

F. MAYER, H. BAUR, S. GRAU und H.-H. DICKHUTH, Tübingen

Einleitung

Ein zunehmendes Gesundheitsbewusstsein in der Bevölkerung sowie die Kenntnis präventiver Wirkungen eines regelmäßigen Lauftrainings ließ die Zahl der Laufsportler in den letzten Jahren deutlich ansteigen. Allerdings mehrten sich dadurch auch die laufsporttypischen Beschwerdemuster. Verschiedene Untersuchungen konnten zeigen, dass derzeit von einer 30%igen Wahrscheinlichkeit für Beschwerden im Bereich des Stütz- und Bewegungsapparates ausgegangen werden muss.

Im Vordergrund stehen Insertionstendinopathien bzw. Tendinosen (Achillessehne, Plantarfaszie, Patellarsehne, Tractus iliotibialis), das femoro-patellare Schmerzsyndrom und funktionelle Störungen der Lendenwirbelsäule (LWS). Seltener sind Tendinitiden der Peronealsehnen oder der Sehne des M. tibialis posterior, Ermüdungsfrakturen sowie verschiedene Kompartmentsyndrome des Unterschenkels.

Im Wesentlichen werden von den Patienten belastungsabhängige Beschwerdezustände beschrieben, die nicht selten über mehrere Wochen andauern (1).

Aus diagnostischer Sicht eindeutig im Vordergrund steht eine differenzierte, sportartspezifische Anamnese, in Kombination mit einer sorgfältigen klinischen Untersuchung. Bildgebende Verfahren, wie Nativröntgenaufnahmen, Sonographie und Kernspintomographie, werden häufig zusätzlich zur Sicherung der Diagnose eingesetzt.

Sowohl in der Therapie als auch in der Prävention dieser Beschwerden und Überlastungsschäden werden unterschiedliche Konzepte verfolgt. Die meisten Patienten sind dabei einer konservativen Therapie zugänglich. Bewährt haben sich physiotherapeutische Maßnahmen, unterstützt durch ein funktionelles, sensomotorisches Training, die Optimierung der Schuh- und Einlagenversorgung, eine Anpassung der Trainingsmodalitäten und – je nach

Indikation – eine lokale oder systemische analgetisch-antiphlogistische Therapie.

Häufige Lokalisationen typischer Beschwerden im Laufsport

Frühere wissenschaftliche Untersuchungen (2, 3) zeigten, dass etwa 30–50% aller Beschwerden das Kniegelenk betreffen. Weitere häufige Lokalisationen sind Beschwerden im Bereich der Tibiavorderkante, der LWS, der Achillessehne, der Plantarfaszie oder Ermüdungsfrakturen der Metatarsalia bzw. der distalen Tibia (2, 3). Allerdings deuten aktuellere Daten auf eine Veränderung des Beschwerdeprofils hin (4, 5). Demnach hat die Bedeutung von Beschwerden im Bereich der LWS und des lumbo-sakralen Überganges, vor allem aber im Bereich der Achillessehne, deutlich zugenommen (1, 5, 6). Einschränkend gilt, dass diese Daten vorzugsweise an leistungsorientierten Läufern erhoben wurden. Im Freizeitlaufsport lässt sich zwar ebenfalls eine Zunahme der Achillessehnenbeschwerden feststellen, dennoch stehen hier nach wie vor Beschwerden des Kniegelenkes und lumbo-sakralen Überganges im Vordergrund.

Unterschenkel und Fuß

Shin splints (Schienbeinkantensyndrom, Periositis tibiae): Die Sportler stellen sich klassisch mit stechenden Beschwerden an der Ventralkante der Tibia unter Belastung vor. Die Beschwerden sind typischerweise über einem Bereich von 5–10 cm auslösbar und treten häufig beidseits auf. Bei der Untersuchung imponiert ein scharfer Druckschmerz der schmerzhaften Areale (7). Häufig treten die Schmerzen nach einer Veränderung der Trainingsbedingungen (z. B. Übergang von der Halle zur Tartanbahn), der Trainingsmodalitäten oder einer Veränderung der Schuhversorgung auf (1). Der wissenschaftliche Nachweis hierfür konnte jedoch bisher nur bei einem Pensum von >32 Trainingskilometern pro Woche geführt werden (3, 8).

Differenzialdiagnostisch ist das Schienbeinkantensyndrom von Ermüdungsfrakturen der Tibia abzugrenzen, weshalb eine nativradiologische Bildgebung, zumindest bei Therapieresistenz über 10 Tage (positive Periostreaktion), angebracht ist.

Achillessehnenbeschwerden: Bei Beschwerden im Bereich der Achillessehne empfiehlt es sich grundsätzlich, zwischen insertionalen und nicht-insertionalen Lokalisationen zu unterscheiden. Der im deutschsprachigen Raum häufig verwendete Sammelbegriff »Achillodynie« wird den verschiedenen Lokalisationen nicht ausreichend gerecht und sollte deshalb nicht mehr verwendet werden.

Unter nicht-insertionalen Beschwerden wird sowohl die Tendinitis bzw. Peritendinitis (Entzündungen der Sehne oder des mehrschichtigen Gleitgewebes) mit belastungsabhängig zunehmenden Schmerzen und Schwellneigung als auch die wesentlich häufigere Tendinose (chronisch degenerative Veränderungen) verstanden (9, 10). Histologisch wird dabei von einer mukoiden Degeneration mit Vermehrung der Grundsubstanz und Ersatz von Kollagengewebe Typ I durch minderbelastbares Kollagengewebe Typ III ausgegangen (10).

Die Symptomatik zeigt sich mit stechenden Beschwerden zu Beginn einer Belastung und früh morgens bei den ersten Schritten; mit Zunahme der Laufbelastung nehmen die Beschwerden in der Regel ab und werden erst bei intensiver, längerer Belastung erneut stärker. Klinisch finden sich knötchenartige Veränderungen der Sehne. Bei Fortschreiten der Degeneration werden Ausdünnungen und Partialrupturen beobachtet. Die Ansatztendinose am Kalkaneus sowie die retrokalkaneare Bursitis sind als insertionale Lokalisationen zu verstehen. Die Symptomatik nimmt am Anfang einer Laufbelastung ebenfalls geringfügig ab, um dann bei steigender Belastung erneut zuzunehmen. Die Bursitis äußert sich durch einen massiven lokalen Druckschmerz.

Plantarfasziitis: Die Plantaraponeurose unterstützt die Stabilisierung des Vorfußes während der Abdruckphase durch Anspannung bei Dorsalextension der Zehen (1). Als typische Symptomatik im Laufsport gilt der ansatznahe Schmerz am Kalkaneus im Sinne einer Ansatztendinopathie. Üblicherweise werden scharfe und stechende Schmerzen beschrieben. Eine Fortsetzung der Lauftätigkeit bei der genannten Ansatztendinose ist oftmals nicht mehr möglich. Treten die Beschwerden weiter distal auf, führt die konservative Behandlung meist schon nach kurzer Zeit zu einer Besserung.

Kniegelenk und umgebende Strukturen

Femoro-patellares Schmerzsyndrom (Runner's knee): Die überwiegende Mehrzahl der kniegelenksnahen Beschwerden im Laufsport bezieht sich auf das femoro-patellare Gleitlager (1). Als Ursache dieser Beschwerden wird vermutet, dass die Kombination aus einem einseitig verstärkten Zug der lateralen oder medialen Quadrizepsanteile, einer veränderten Statik und der Belastung während des Laufens entzündliche Reaktionen auslöst (1, 6). Zusätzlich wird häufig eine verminderte Stabilisationsfähigkeit der knie- und hüftübergreifenden Muskulatur als Ursache genannt (11). Die Beschwerden treten in der Regel ventral, proximal unter der Kniescheibe bei oder nach länger bestehender Flexionsstellung (Treppensteigen, Bergauflauf, sitzende Tätigkeiten) auf.

Bei der Untersuchung werden verschiedene Kompressionsbelastungen der Patella in ihrem Gleitlager in verschiedenen Positionen und unterschiedlichen Anspannungsgraden der Quadrizepsmuskulatur (z. B. ZOHLEN- oder FRÜND-Zeichen) durchgeführt.

Tractus-iliotibialis-Scheuersyndrom (Iliotibialbandsyndrom): Darunter werden belastungsabhängige, rezidivierende Schmerzen durch Friktionen zwischen dem Tractus iliotibialis und der lateralen Femurkondyle durch Dorsal- bzw. Ventralgleiten des Traktus bei Knieflexion über 30° unter Belastung zusammengefasst (1). Als Folge davon wird eine entzündliche Reaktion zwischen dem Traktus, der darunter liegenden Bursa und dem Periost der lateralen Femurkondyle beschrieben.

Differenzialdiagnostisch ist das Iliotibialbandsyndrom von einer Ansatztendinose des Tractus iliotibialis an dessen Insertion am Tuberculum gerdii (scharfer Druckschmerz distal des lateralen Kniegelenkspaltes) abzugrenzen (12).

Patellaspitzensyndrom: Dieses Syndrom bezeichnet eine lokale entzündliche Reaktion am Ursprung der Patellasehne. Bei der Untersuchung findet sich regelmäßig ein scharfer Druckschmerz medial, zentral oder lateral der Patellaspitze. Häufig kann der Druckschmerz nur in Kniestreckung bei entspanntem Quadrizeps und Aufschieben der Patella auf den Daumen des Untersuchers ausgelöst werden. Die Patienten beklagen typischerweise belastungsabhängig zunehmende Schmerzen.

LWS-Beschwerden (Low back pain)

Beschwerden der LWS werden in Läuferkreisen oft unterschätzt; ihrer Prävention wird wenig Aufmerksamkeit geschenkt (13). Meist handelt es sich bei den verschiedenen Symptomen um funktionelle Störungen im Bereich der LWS, des lumbosakralen Überganges und des Iliosakralgelenkes. Seltener sind strukturelle Störungen die Ursache der Beschwerden (7, 13).

Typisch ist das Auftreten als Begleitsymptomatik durch Ausweichbewegungen bei Beschwerden der unteren Extremität (13). Grundsätzlich wird ein insuffizientes oder dysbalanciertes Muskelkorsett ohne ausreichende Kompensationsmöglichkeit der Impaktkräfte als Ursache angenommen. Selbstverständlich ist zum Ausschluss struktureller Veränderungen neben der orthopädisch-klinischen Untersuchung eine Basisdiagnostik unter Einbeziehung bildgebender Verfahren (Nativröntgen und gegebenenfalls CT/NMR).

Mögliche Ursachen von Beschwerden und Überlastungsschäden

Häufig werden Fehler in der Trainingsplanung, -steuerung und -dosierung für Laufsportbeschwerden verantwortlich gemacht (8, 14). Aus wissenschaftlicher Sicht ist dies nur begrenzt nachzuvollziehen, da lediglich ein Zusammenhang zwischen der Beschwerdehäufigkeit und dem Trainingsumfang ab 32 km/Woche als sicher gelten kann (8, 14, 15). Eine positive Korrelation zwischen der Laufgeschwindigkeit, Bergauf- und Bergabläufen, verschiedenen Untergründen, Tempoeinheiten und der Verletzungshäufigkeit ließ sich dagegen unter Berücksichtigung des Gesamtumfanges nicht finden (8). Vorerfahrung und Vorverletzungen spielen dabei eine wichtige Rolle (8, 14).

Häufig werden eine ungenügende Schockabsorption auf hartem Untergrund und Achsfehlstellungen der unteren Extremität als beschwerdeauslösend genannt (2, 8). Folge davon ist u. a. die Forderung einer adäquaten Reduktion der Impaktkräfte. Die sich daraus entwickelnden Dämpfungskonzepte werden heute für eine Reduktion der Kniebeschwerden mitverantwortlich gemacht. Allerdings führt der höhere Abstand der Ferse zum Boden zu vermehrter Belastung der Achillessehne, was sich in epidemiologischen Daten niederschlägt.

Moderne Laufschuhe sind bereits so konzipiert, dass eine bodennahe Belastung unter Erhalt einer optimalen Dämpfung gewährleistet ist. Zusätzlich wird in der Empfehlung bei Laufbelastungen auf »weichen« Untergründen (Waldboden, Schotter, Rinden- und Finnenbahnen) eine Reduktion der Kniebeschwerden gesehen. Die steigende Anzahl an Achillessehnenbeschwerden könnte jedoch auf derartige Laufuntergründe zurückzuführen sein, weshalb die grundsätzliche Empfehlung, auf weichen Untergründen zu laufen, sicherlich kritisch gesehen und diskutiert werden muss (16).

Oft wird eine veränderte Funktion des subtalaren Gelenkes (Überpronation) mit konsekutiver Innenrotation der Tibia angeführt (17). Unklar bleibt, warum die Mehrheit der Läufer mit einem großen Ausmaß bzw. hoher Geschwindigkeit der Pronation keine Beschwerden entwickelt. Dagegen scheint bei manchen Läufern bereits eine gering vermehrte Pronation für die Beschwerdeentstehung auszureichen (5, 15, 17). Kritisch ist in diesem Zusammenhang ebenfalls auf die Bestimmung der Pronation mit kinematischen Verfahren hinzuweisen, da auch hoch auflösende dreidimensionale Messungen die Bewegungen des Fußes im Schuh und den Einfluss von Gewebeverschiebungen auf die Beschreibung von Segmentbewegungen nicht erfassen können.

Durch plantare Druckverteilungsmessungen können Zusatzinformationen für eine reliable und valide Bestimmung der dynamischen Abrollbewegung des Fußes gewonnen werden. Zu berücksichtigen ist zudem vor allem die Bedeutung des sensorischen Inputs und dessen Bedeutung für die Muskulatur der gesamten unteren Extremität. Neuere Ergebnisse zeigen, dass weiterreichende Einsichten in mögliche biomechanisch begründete Entstehungsmechanismen von Beschwerden gewonnen werden können.

Weit verbreitet ist die Ansicht, dass Fehlstellungen und/oder eine Beinlängendifferenz zu Laufbeschwerden führen, weshalb ein Ausgleich z. B. durch eine Einlagenversorgung empfohlen wird. Aus wissenschaftlicher Sicht ist die statische Evaluation zur Beurteilung als unzureichend valide einzustufen, da dynamische Kompensationsmechanismen nicht erfasst werden. Nicht selten können deshalb zusätzliche Beschwerden bei einer Korrektur statisch erfasster Achs- oder Längenabweichungen ausgelöst werden.

Schließlich werden sog. »muskuläre Dysbalancen« der unteren Extremität oder auch der LWS- und hüftübergreifenden Muskulatur als auslösende Ursachen gesehen. Bisher ist jedoch der prospektive Zusammenhang einer Dysbalance im Vergleich zu einer – sehr schwierig zu definierenden – Balance nicht gelungen.

Diagnostik und Therapie

Bei der Behandlung der genannten Insertionstendinosen werden unterschiedliche Ansätze vertreten. In aller Regel empfiehlt sich ein konservatives Vorgehen mit Querfriktionen, Eis, Elektrotherapie und Ultraschall, unterstützt durch ein neuromuskulär-sensomotorisch orientiertes Training auf Wackelbrett, Trampolin, Kreisel bzw. unter Einsatz von Theraband oder Zugapparat und zusätzlicher Dehnung. Bei exakter Lokalisation ist außerdem oftmals eine lokale Infiltration direkt am knöchernen Ansatz zunächst mit Lokalanästhetika, bei Therapieresistenz auch unter Zusatz von Steroiden, empfehlenswert (7).

Orale Antiphlogistika unterstützen die Behandlung, sind als alleinige Therapiemaßnahme allerdings meist nicht ausreichend. Gute Erfolge lassen sich zudem oft über eine Optimierung der Einlagen- und Schuhversorgung erzielen. Trotz optimaler Therapie hat es sich in der Vergangenheit als sinnvoll erwiesen, den Athleten auf eine Reduktion von Laufumfang und Laufintensität unter die Schmerzgrenze hinzuweisen.

Die Therapie von Achillessehnenbeschwerden sollte diagnoseorientiert zwischen entzündlichen und degenerativen Veränderungen unterscheiden. Bei entzündlichen Veränderungen kommen vor allem lokale, antiphlogistische Maßnahmen, unterstützt durch Ultraschall und Eis, sowie mäßige Dehnung zur Anwendung. Die chronischen Veränderungen sind eine Domäne der Physiotherapie (Querfriktionen, myofasziale Techniken,

proprizeptives Training, exzentrische Kräftigung, Dehnung) und der biomechanisch orientierten Behandlung (Optimierung der Einlagenversorgung nach plantarer Druckverteilungsmessung, Beratung über adäquates Schuhwerk). Eine Erhöhung oder Weichbettung der Ferse durch sog. Heel pads führt nicht zu einer Abnahme des Achillessehnenzuges, weshalb zumindest ein längerer Einsatz in der Therapie nicht zu befürworten ist (6, 18). Die lokale Infiltration sollte auf die Bursitis des Kalkaneus beschränkt bleiben (6).

Im Bereich des Begleitgewebes der Achillessehne sollte nur bei strenger Indikation und ausschließlicher Verwendung von Lokalanästhetika eine Infiltrationstherapie bei einzelnen, therapieresistenten Verläufen in Erwägung gezogen werden. Eine Belastungspause bis zur Beschwerdefreiheit (häufig 6–8 Wochen) ist oft unumgänglich. Laufbelastungen im Wasser unter Einsatz einer »Wet-West« können alternativ angeboten werden.

Bleibt ein konservatives Vorgehen über einen Zeitraum von mindestens 6 Monaten erfolglos, kann eine chirurgische Intervention im Sinne eines Debridements mit Nekrosektomie in Erwägung gezogen werden (19).

In der Behandlung des femoro-patellaren Schmerzsyndromes werden unterschiedliche Konzepte verfolgt. Aktuell wird eine funktionelle Kräftigung der Oberschenkelmuskulatur mit sensomotorischem Training als erfolgversprechend empfohlen (1). Ein zusätzliches Muskelaufbautraining der Quadrizeps- aber auch der ischiokruralen Muskulatur (unter gleichzeitiger Verbesserung der Dehnfähigkeit) ist sinnvoll, bei alleiniger Anwendung allerdings häufig nicht ausreichend (11). Aus biomechanischer Sicht wird über eine Umlenkung der auf das femoro-patellare Gleitlager einwirkenden Kräfte über eine Einlagenversorgung bzw. Änderung des Schuhwerkes oder durch eine Veränderung des propriozeptiven Inputs durch spezielle Tapetechniken angestrebt (1). Orale Antiphlogistika kommen in der akuten Schmerzphase zur Anwendung.

Die operative Therapie bleibt äußerst therapieresistenten Verläufen vorbehalten.

LWS-Beschwerden sind eine Domäne der funktionell orientierten Physiotherapie unter Einsatz manueller Behandlungstechniken, in Kombination mit einer funktionellen Stabilisation (13). Günstig erscheint eine begleitende orale antiphlogistische Behandlung, um eine schmerzfreie, koordinativ orientierte Bewegungsschulung zu ermöglichen. Aus präventiver Sicht sollten die Läufer auf die Notwendigkeit einer funktionellen Kräftigung bzw. Verbesserung der Dehnfähigkeit der LWS-, hüft- und beckenübergreifenden Muskulatur hingewiesen werden (20).

Resümee

Die Häufigkeit von laufsporttypischen Beschwerden hat in den vergangenen Jahren zugenommen. Typische Lokalisationen können in der Regel bei der klinischen Untersuchung differenziert werden. Der Einsatz bildgebender Verfahren ist häufig hilfreich. Die meisten Patienten sind einer konservativen Therapie zugänglich, wobei die Effizienz der Maßnahmen unterschiedlich bewertet wird. Aus präventiver Sicht hat sich besonders die funktionell-koordinativ orientierte Behandlung zur Wiederherstellung physiologischer Bewegungsabläufe bewährt. Sinnvoll ist zudem die Optimierung der Statik und der Bewegungsabläufe der unteren Extremität durch Einlagen und eine adäquate Schuhversorgung. Zur Trainingssteuerung und -dosierung ist meist eine Reduktion notwendig, wobei ein Sportverbot nur selten ausgesprochen werden muss.

Literatur

1. Fredericson M. Common injuries in runners. Diagnosis, rehabilitation and prevention. Sports Med 1996; 21: 49–72.

2. Clement DB, et al. A survey of overuse running injuries. Phys Sports Med 1981; 9: 47–58.

3. Van Mechelen W. Running Injuries. A review of the epidemiological literature. Sports Med 1992; 14: 320–335.

4. Mayer F, et al. Current changes in running injuries. Int J Sports Med 1999; 20: 103.

5. Mayer F, et al. Verletzungen und Beschwerden im Laufsport – Prävention und Therapie. Dtsch Ärztebl 2001; 98: 1254–1259.

6. Galloway MT, Jokl P, Dayton OW. Achilles tendon overuse injuries. Clin Sports Med 1992; 11: 771–782.

7. DeLee JC, Drez D. Orthopedic Sports Medicine. Principles and Practice. Vol. 1 u. 2. Philadelphia: Saunders; 1994.

8. Macera CA, et al. Predicting lower extremity injuries among habitual runners. Arch Int Med 1989; 149: 2565–2568.

9. Archambault J, Wiley J, Bray R. Exercise loading of tendons and the development of injuries. A review of current literature. Sports Med 1995; 20: 77–89.

10. Khan KM, et al. Histopathology of common tendinopathies. Sports Med 1999; 27: 393–408.

11. Doucette SA, Goble EM. The effect of exercise on patellar tracking in lateral patellar compression syndrome. Am J Sports Med 1992; 20: 434–440.

12. Terry GC, Hughston JC, Norwood LA. The anatomy of the iliotibial band and the iliotibial tract. Am J Sports Med 1986; 14: 39–45.

13. Schache A, et al. The coordinated movement of the lumbo-pelvic hip complex during running. Gait Posture 1999; 10: 30–47.

14. Brill PA, Macera CA. The influence of running patterns on running injuries. Sports Med 1995; 20: 365–368.

15. Mayer F, et al. Achillessehnenbeschwerden im Laufsport – eine aktuelle Übersicht. Dt Z Sportmed 2000; 51: 13–19.

16. McCrory JL, et al. Etiologic factors associated with Achilles tendonitis in runners. Med Sci Sports Exerc 1999; 31: 1374–1381.

17. Hintermann B, Nigg B. Pronation in runners – Implications for injuries. Sports Med 1998: 26: 169–176.

18. Reinschmidt C, Nigg BM. Influence of heel height on ankle joint movements in running. Med Sci Sport Exerc 1995; 27: 410–416.

19. Leach RE, Schepsis AA, Takai H. Long-term results of surgical management of Achilles tendinitis in runners. Clin Orthop 1992; 282: 208–212.

20. O'Toole ML. Prevention and treatment of injuries to runners. Med Sci Sports Exerc 1992; 24: 360–363.

Typische Diagnosen bei Beschwerden im Laufsport. Zusammenfassung häufig angewendeter Behandlungsmaßnahmen und Möglichkeiten der Prävention (5)		
Diagnosen	**Häufige Behandlungsmaßnahmen**	**Prävention**
LWS-Beschwerden	Physiotherapie (manuelle Behandlungstechniken, Kräftigung der LWS-, becken- und hüftübergreifenden Muskulatur); physikalische Therapie; medikamentöse Behandlung; ggf. Optimierung der Schuh- und Einlagenversorgung	Sportartbegleitende funktionelle Gymnastik
Femoro-patellares Schmerzsyndrom	Koordinativ-propriozeptiv orientiertes Training (z. B. Trampolin, Wackelbrett, Kreisel, propriozeptive neuromuskuläre Fazilitation [PNF]); ggf. Muskelaufbau (M. quadriceps und ischiokrural); Optimierung der Schuh- und Einlagenversorgung	Funktionelle Gymnastik; Koordinationsschulung; Optimierung der Schuh- und Einlagenversorgung
Iliotibiales Bandsyndrom; Traktusansatztendinose; Patellaspitzensyndrom; Plantarfasziitis	Physiotherapie (Querfriktionen); Dehnung des Tractus iliotibialis bzw. Quadrizeps- und Ischiokruralmuskulatur; physikalische Therapie (Ultraschall, Eis); koordinativ-propriozeptiv orientiertes Training (z. B. Trampolin, Wackelbrett, Kreisel); Optimierung der Schuh- und Einlagenversorgung; ggf. lokale Infiltrationstherapie; ggf. Belastungsreduktion unter die Schmerzgrenze (Aquajogging)	Vermeidung muskulärer Dysbalancen durch funktionelle Kräftigung; Dehnung; Koordinationsschulung; Optimierung der Schuh- und Einlagenversorgung
Shin Splints (Tibiakantensyndrom)	Physiotherapie (Querfriktionen); physikalische Therapie (Ultraschall, Eis); koordinativ-propriozeptiv orientiertes Training; Optimierung der Schuh- und Einlagenversorgung; Belastungsreduktion unter die Schmerzgrenze	Vermeidung muskulärer Dysbalancen durch funktionelle Kräftigung und Dehnung; Koordinationsschulung; Optimierung der Schuh- und Einlagenversorgung
Achillessehnenbeschwerden	Physiotherapie (Querfriktionen, PNF, exzentrische Kräftigung und Dehnung); physikalische Therapie (Ultraschall, Eis); koordinativ-propriozeptiv orientiertes Training auf Trampolin, Wackelbrett, Kreisel; exzentrische Kräftigung und Dehnung; Optimierung der Schuh- und Einlagenversorgung; Belastungsreduktion unter die Schmerzgrenze	Funktionelle Gymnastik; koordinativ-propriozeptiv orientiertes Training; Optimierung der Schuh- und Einlagenversorgung; Optimierung der Trainingssteuerung und -dosierung
Stressfrakturen	Belastungspause bis zur Schmerzfreiheit (Aquajogging)	Optimierung der Trainingssteuerung und -dosierung

Aktuelle Behandlungsmaßnahmen in der Sporttraumatologie

K. WEISE, Tübingen

Einleitung

Der Trend zur frühfunktionellen Therapie von Sportverletzungen im Gefolge konservativer Behandlungsmaßnahmen bzw. nach minimal-invasiven operativen Eingriffen hat die Sporttraumatologie der letzten Jahrzehnte maßgeblich geprägt. Nicht zuletzt durch hohe Ansprüche an eine frühest mögliche Rehabilitation und Wiedereingliederung des Leistungs-, aber auch des Freizeit- und Breitensportlers, ist das Management in der Behandlung von Verletzungen des Haltungs- und Bewegungsapparates nachhaltig beeinflusst worden.

Der Grundgedanke, durch konservativ-frühfunktionelle Behandlungstechniken bzw. eine gleichfalls am raschen Wiedergewinn der Funktion orientierte und mit möglichst geringer Morbidität einhergehende Operationstechnik zu einer zeitgerechten Wiederaufnahme der sportlichen Betätigung beizutragen, hat sich gegen die vordem deutlich höhere Operationsfreudigkeit bzw. unnötig lange Verordnung immobilisierender Verbände durchgesetzt.

Neuartige, vielfach arthroskopisch gestützte rekonstruktive Eingriffe in der Gelenkchirurgie, die übungsstabile Fixierung von Frakturen mit oder ohne Gelenkbeteiligung sowie einige sich noch in der klinischen Erprobung befindliche Ersatzoperationen, z. B. bei Gelenkknorpeldefekten, bereichern die Palette moderner Behandlungstechniken in der Sporttraumatologie. Manche dieser Verfahren sind in Bezug auf ihre therapeutische Wertigkeit noch auf dem Prüfstand, andere sind bereits fest etabliert und basieren auf statistisch abgesicherten Langzeituntersuchungen (1, 2).

Die Erfahrung lehrt, dass sehr viele grundsätzlich konservativ behandelbare Läsionen im Interesse einer möglichst frühzeitigen Reintegration eher operiert werden.

Dies trifft beispielsweise für die Außenbandverletzung am oberen Sprunggelenk zu, indem bei der sog. Doppelbandläsion auch zur Ausräumung des Hämatoms eine operative Bandrekonstruktion vorgenommen wird.

Weitere fachliche Auseinandersetzungen fokussieren auf unterschiedliche Verfahren der Bandersatzplastiken am Kniegelenk im Vergleich zu ausschließlich konservativ-frühfunktioneller Behandlung, bezogen auf Langzeitergebnisse, bei welchen der Grad des Knorpelverschleißes, Sekundärläsionen an Kniebinnenstrukturen, aber auch Zufriedenheit und Ausmaß der Sportfähigkeit miteinander verglichen werden. Obwohl sich ein gewisser Trend hin zur operativen Rekonstruktion zumindest der Kreuzbandverletzung beim jüngeren und aktiven Patienten (Altersgrenze?) abzeichnet, werden Einschränkungen in Bezug auf die Operationsindikation (individuelle Bedingungen und sportlicher Aktivitätsgrad) vielfach thematisiert und diskutiert.

Eine grundsätzliche Frage ist, inwieweit mit differenten Behandlungskonzepten gängiger Sportverletzungen in Abhängigkeit davon gearbeitet werden soll, ob es sich um einen Leistungs- (oder Hochleistungssportler) handelt, oder ob ein relativ aktiver Freizeitsportler aus einer mittleren Altersgruppe mit der gleichen Verletzung nicht ebensolche Ansprüche an einen raschen und ungestörten Heilungsverlauf hat. Grundsätzlich möchte der Freizeitsportler die gleiche Forderung an die Zweckmäßigkeit und Intensität der Therapie und damit an den Heilungserfolg stellen wie der Profisportler. Zu dieser Fragestellung gibt es ein breites Spektrum sehr unterschiedlicher Auffassungen und Stellungnahmen (3).

Nachfolgend werden ausgesuchte Behandlungstechniken in der Sporttraumatologie vorgestellt und anerkannte Grundlagen der therapeutischen Ausrichtung, moderne Hilfsmittel zur Begleit- und Nachbehandlung und nicht zuletzt gängige Konzepte für die Therapie häufig beobachteter Sportverletzungen aufgezeigt (4).

Diagnostik und Therapie von Frakturen beim Sport

Klavikulafraktur

Schlüsselbeinbrüche werden in der Regel konservativ im Rucksackverband behandelt, wobei das Nachziehen des Rucksackverbandes und die radiologische Kontrolle für das Repositionsergebnis wesentlich sind. Zeigt sich eine nicht behebbare Verschiebung ohne Fragmentkontakt, droht ein Fragment (meist das mediale) durch die Haut zu perforieren oder handelt es sich um einen offenen Bruch, wird operativ mit einer sog. Rekonstruktionsplatte behandelt, wobei dieses Verfahren auch bei Pseudarthrosen bzw. bei Nerven- und Gefäßirritationen angewendet wird. Ganz laterale bzw. ganz mediale Klavikulafrakturen werden wie reine Sprengungen der Schulternebengelenke behandelt (Abb. 1 und 2).

Oberarmkopf- bzw. subkapitale Humerusfrakturen

Diese Verletzungen sieht man vermehrt bei Alpinskiläufern, nicht selten als Vierfragmentbruch, was immer eine Operationsindikation ist. Außer bei älteren Patienten kommt die primäre Humeruskopfprothese auch hier nicht infrage. Die operative Rekonstruktion hat zum Ziel, mit einem möglichst minimal-invasiven Eingriff unter sparsamer Verwendung von Osteosynthesematerial eine ausreichend stabile und anatomiegerechte Wiederherstellung des Humeruskopfes zu erreichen.

Die Begleit- und Nachbehandlung richtet sich nach dem Ausmaß der erzielten Stabilität. Selbst bei eintretenden Teilnekrosen des Humeruskopfes ist die Funktion auf Dauer oft recht günstig (Abb. 3 und 4).

Abb. 1 und 2
Humeruskopf-Mehrfragmentfraktur –
Sturz beim Schi fahren

Abb. 1
Unfallbild und sog. Minimalosteosynthese
mit Schrauben, KIRSCHNER-Drähten
und Zuggurtung

Abb. 2
Temporäre Teilimmobilisierung
im sog. *Raucofix*-Verband

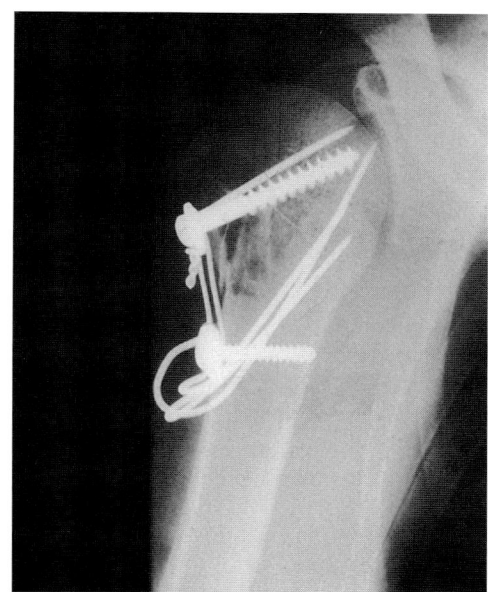

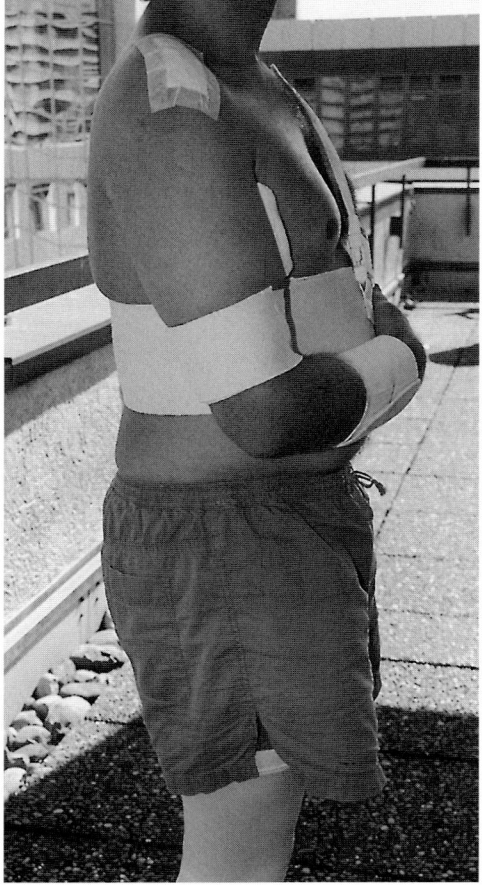

Oberarmschaftfrakturen

Diese Verletzung kann bei einer langen Schräg- oder Spiralfraktur (vor allem im mittleren Drittel) konservativ behandelt werden, wobei am Anfang ein immobilisierender Verband (z. B. DESAULT-Verband) und nach Abschwellung bzw. Rückgang der Schmerzhaftigkeit ein sog. Brace zur Anwendung kommt. Mit diesem ist eine zunehmende Übungstherapie im Schulter- und Ellbogengelenk möglich (Abb. 5 und 6).

Supra-, per- und diakondyläre Humerusfrakturen

Diese Verletzungen sind in der Regel eine klare Indikation für die operative Rekonstruktion. Lediglich rein fissurale und nicht verschobene Frakturen oder gut reponible rein suprakondyläre Verletzungen im Wachstumsalter können einer konservativen Therapie zugeführt werden. Diese besteht in einer kurzen Ruhigstellung, z. B. im Cuff-and-Collar-Verband mit radiologischer Kontrolle der Reposition und

Retention sowie einer frühfunktionellen krankengymnastischen Behandlung.

Die operative Rekonstruktion hat das Erreichen von Übungsstabilität bei Wiederherstellung der Gelenkanatomie zum Ziel. Auch jetzt ist eine frühfunktionelle Behandlung anzustreben. Ein immobilisierender Verband sollte entweder nur kurz oder überhaupt nicht verwendet werden.

Radiusköpfchenfraktur

Wenig oder nicht verschobene Radiusköpfchenmeißelfrakturen können konservativ mit kurzfristiger Immobilisierung und frühfunktioneller Krankengymnastik behandelt werden. Rekonstruierbare Frakturen sollten operativ behandelt und ebenfalls frühfunktionell beübt werden. Bei massiver Zertrümmerung kann eine primäre Radiusköpfchenresektion mit der Implantation einer Köpfchenprothese (sog. Spacer) zur Anwendung kommen.

Unterarmschaftfrakturen

Diese vorwiegend im Kindes- und Jugendalter auftretende Verletzung kann selten, z. B. beim jüngeren Kind und geringer Dislokation bzw. guter Reposition und Retention, konservativ im Gipsverband behandelt werden, die Indikation zur operativen Stabilisierung hat sich jedoch auch im Wachstumsalter zunehmend etabliert. Beim Kind kommen zur Stabilisierung sog. elastische Rundnägel zur Anwendung, welche die Frakturen auffädeln und im Sinne einer Markraumschienung eine ausreichende Stabilität verleihen.

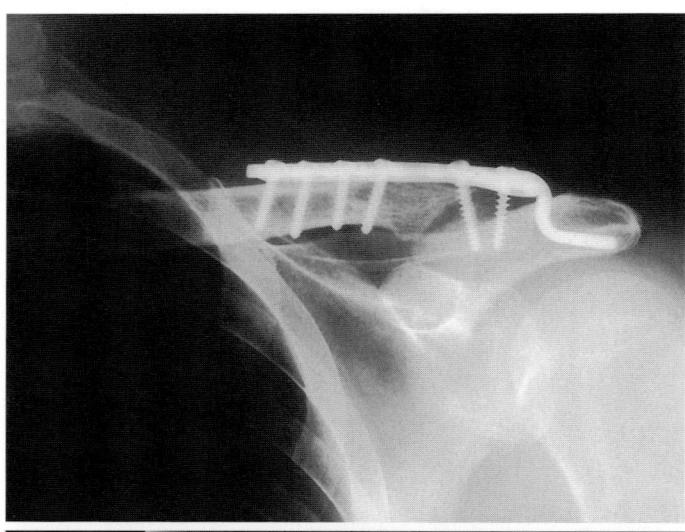

Abb. 3 und 4
Laterale Klavikulafraktur –
Sturz beim Radfahren

Abb. 3
Versorgung mit Hakenplatte
und Schrauben

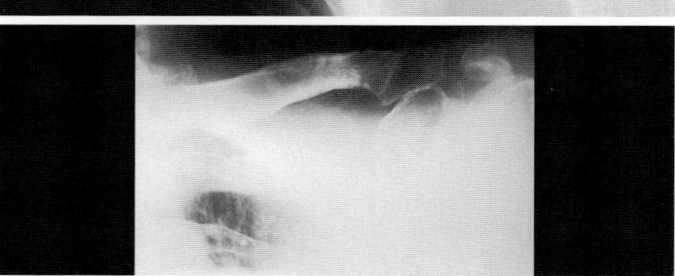

Abb. 4
Ausheilungsbild
nach Metallentfernung

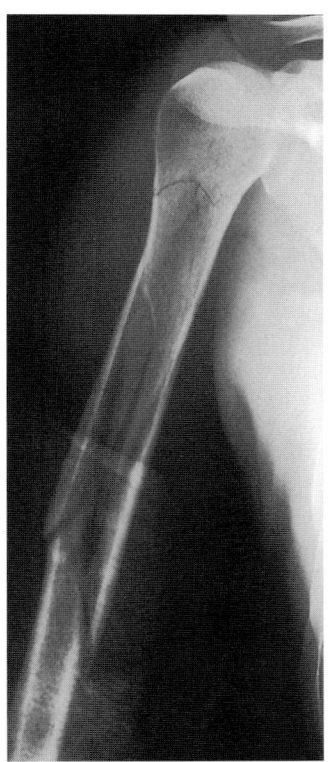

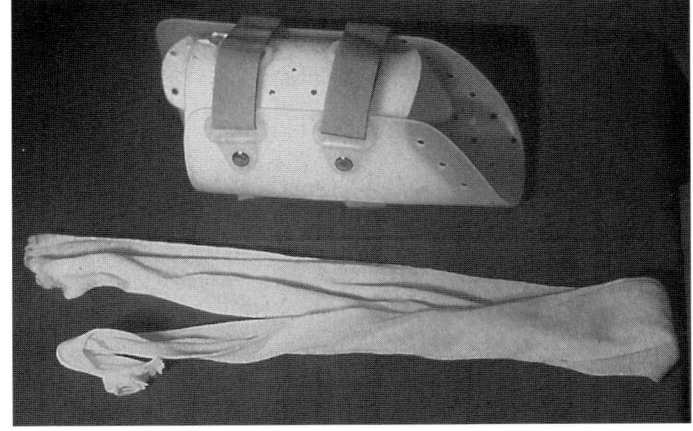

Gegen Ende des Wachstumsalters bzw. beim Erwachsenen kommen Plattenosteosynthesen zum Einsatz. Auch bei diesen Versorgungen ist eine frühfunktionelle Behandlung möglich.

Unterschenkelschaftfrakturen

Hier gibt es eine breite Palette von Behandlungsmöglichkeiten, beginnend mit der konservativen Therapie des gut repo-

273

niblen Unterschenkelschaftbruches im Wachstumsalter. Eine kurzfristige Extension mit nachfolgender Versorgung im Oberschenkelliege- bzw. -gehgips und bei günstigen Verläufen rasch zurückgehend auf einen sog. SARMIENTO-Gips (Unterschenkelgips mit Kniekappe) kann angezeigt sein. Erwachsene werden in der Regel operativ behandelt, ein Vorgehen, das sich in Abhängigkeit vom Weichteilschaden von der primären Marknagelung über die Plattenosteosynthese mehr im metaphysären Anteil der Tibia bis hin zur externen Fixation bei breit offenen Frakturen oder einem geschlossenen Weichteilschaden (Kompartmentsyndrom) erstreckt (5).

Sprunggelenkfrakturen

Diese beim Sport ebenfalls häufige Verletzungslokalisation weist eine große Zahl unterschiedlicher knöcherner Läsionen auf, beginnend mit dem einfachen Abrissbruch des Außenbandes im Sinne der sog. WEBER-A-Fraktur bis hin zur trimalleolären Luxationsfraktur bzw. einer Pilon-tibial-Fraktur. Immer dann, wenn die Kongruenz der Sprunggelenkgabel kompromittiert ist, muss eine in der Regel operative Reposition und Retention erfolgen, nur stabile Außenknöchelfrakturen bzw. nicht dislozierte Frakturen des Innenknöchels können konservativ funktionell behandelt werden.

Gerade beim Sprunggelenkbruch ist eine frühfunktionelle Behandlung bei Teilbelastung von großer Bedeutung, um keine immobilisierungsbedingten Schäden, wie Funktionseinschränkung oder Dystrophie, auszulösen.

Ermüdungsbrüche am Schenkelhals bzw. Mittelfuß

Recht selten beobachtet man Ermüdungsbrüche im Bereich des Schenkelhalses bei Joggern, die lange Strecken überwiegend auf harter Unterlage zurücklegen. Diese oft im Sinne schleichender Frakturen verlaufenden Verletzungen müssen anatomisch reponiert und mit einem der herkömmlichen Verfahren, wie z. B. der dynamischen Hüftschraube, stabilisiert werden.

Der auch als Marschfraktur bezeichnete Mittelfußbruch beim Langstreckenläufer heilt konservativ behandelt meist schlecht, sodass auch hier oftmals die operative Rekonstruktion erforderlich ist (4).

Gelenkverletzungen

Akromioklavikular- und Sternoklavikular-Gelenksprengungen

Sportbedingte Verrenkungen der Schulternebengelenke, vor allem des sog. Schultereckgelenkes, werden dann operativ behandelt, wenn es sich um eine komplette Luxation und damit auch um eine Bandverletzung handelt. Für die Akromioklavikular-Gelenksprengung werden verschiedene Stabilisierungsverfahren vorgeschlagen, wobei die sog. Hakenplatte eine zunehmende Verbreitung erfährt. Weitere Techniken sind die Stabilisierung mit Zuggurtung oder das Schaffen einer Verbindung zwischen Klavikula und Korakoid. Am Sternoklavikular-Gelenk werden 8er-Drahtschlaufen durch mediales Klavikulaende und das Sternum im Sinne der Zuggurtung eingesetzt.

Schultergelenkluxation

Speziell die posttraumatisch rezidivierende Luxation, d. h. die wiederkehrende Ausrenkung nach einem ersten adäquaten Trauma, ist Gegenstand der Diskussion. Während früher nach konservativer Reposition eine kurzfristige Ruhigstellung und allenfalls eine krankengymnastische Behandlung erfolgten, wird heute gerade beim jüngeren Freizeitsportler nach Erstluxation eine umfangreiche Diagnostik vorgenommen. Diese hat zum Ziel, die begleitenden Weichteilverletzungen im Bereich der vorderen Kapsel und des Glenoids bzw. die knöcherne Läsion am hinteren oberen Anteil des Humeruskopfes (sog. HILL-SACHS-Delle) diagnostisch zu erfassen, um daraus eine adäquate Therapie abzuleiten. Sie besteht in einer arthroskopischen Klärung und teilweise auch arthroskopisch gestützten Refixation der vorderen Kapsel oder einer Straffung derselben nach NEER. Mit diesen Maßnahmen möchte man die hohe Zahl der Rezidivbildungen vermeiden, die dann für eine Rekonstruktion weniger zugänglich sind.

Ellbogenluxation

Diese vor allem auch bei Turnern beobachtete Verletzung ist zunächst eine Domäne der konservativen Therapie mit frühzeitiger Reposition und kurzfristiger Immobilisierung. Entscheidend ist aber, inwieweit eine instabile Situation durch ausgedehnte Verletzung des Kapselbandapparates entstanden ist bzw. ob sog. knöcherne Abschlagverletzungen vorliegen, die ebenfalls ein Zeichen für Instabilität sind. Bei ausgeprägter Instabilität und drohender Reluxation selbst im Gipsverband bzw. bei größeren Abschlagfragmenten ist die operative Rekonstruktion der Kapselbandanteile mit frühfunktioneller dosierter Krankengymnastik die richtige Behandlung (Abb. 7 und 8).

Ulnare Seitenbandläsion am Daumen

Diese auch als »Skidaumen« bekannte Verletzung ist bei entsprechender Instabilität (ligamentär oder durch knöchernen Bandausriss) eine Indikation zur operativen Rekonstruktion, um eine bleibende Instabilität zu vermeiden.

Bandverletzungen am Kniegelenk

Kapselbandverletzungen am Kniegelenk sind eine der häufigsten Sportverletzungen überhaupt. Sie reichen von Einrissen der Seitenbänder bis hin zur kompletten Knieluxation. Während die isolierte Innenbandläsion heute in der Regel eine Domäne der konservativen Therapie mit kurzfristiger Ruhigstellung und frühfunktioneller Krankengymnastik ist, bilden komplexe bzw. kombinierte Bandverletzungen beim sportlich aktiven Patienten eine Domäne der operativen Rekonstruktion. Einheitliche Therapiekonzepte bestehen hierfür nicht.

Es zeichnet sich ein gewisser Trend hin zur primären arthroskopischen Klärung ab, mit Beseitigung des Hämarthros und arthroskopischer Reparation der Begleitverletzungen, z. B. bei Kreuzbandrupturen und ihrem plastischen Ersatz mit unterschiedlichen Techniken im Intervall. Traumatische Läsionen des Meniskus nahe seiner Aufhängung werden durch arthroskopisch gestützte Refixation mit speziellen Nahttechniken oder auch anderen Hilfsmitteln angegangen.

Die Praktik bei Kniebandverletzungen zielt darauf ab, durch frühzeitiges Aufbautraining der Muskulatur eine dann unter günstigen Bedingungen stattfindende Bandersatzoperation mit stabiler Verankerung z. B. der Semitendinosussehne oder eines »Bone-Tendon-Bone«-Transplantates beim vorderen Kreuzband wiederum eine frühfunktionelle Behandlung durchführen zu können. Bandplastische Maßnahmen für das vordere Kreuzband werden vor allem auch deswegen empfohlen, um das Auftreten von Sekundärverletzungen an Menisci und Knorpel infolge Fehlens des zentralen Stabilisators zu vermeiden (Abb. 9–11).

**Außenbandverletzung
am Sprunggelenk**

Diese mutmaßlich häufigste Sportverletzung wird überwiegend konservativ und frühfunktionell behandelt, wobei eine Vielzahl unterschiedlichster orthopädietech-

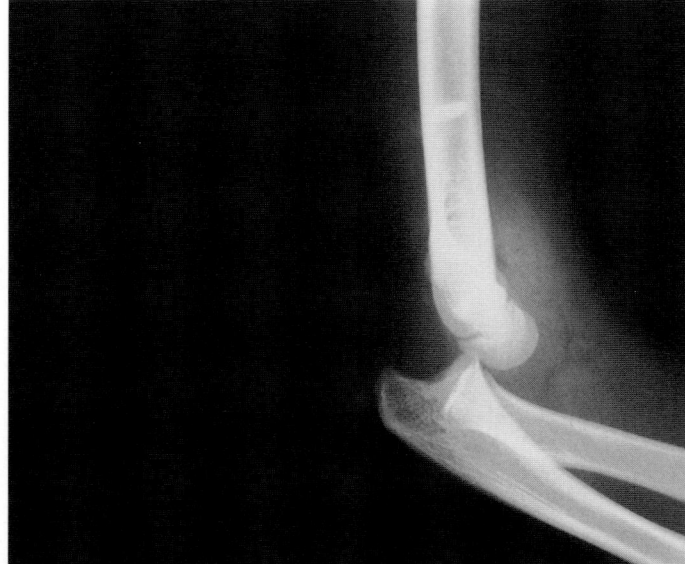

Abb. 7 und 8

Ellbogengelenkluxation –
Sturz vom Turngerät

Abb. 7

Unfallbild mit sog. dorsaler
Luxation

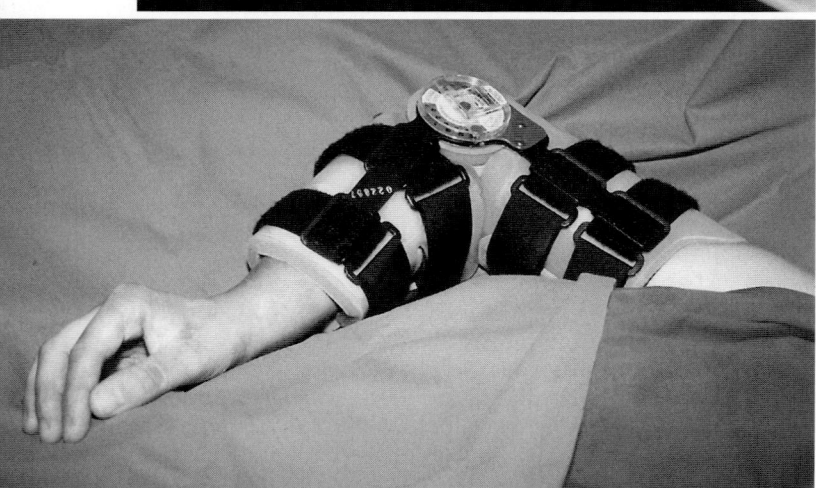

Abb. 8

Nach Reposition
und Stabilitätsprüfung
Ruhigstellung in einer
Bewegungsschiene
mit limitiertem Bewegungs-
ausschlag

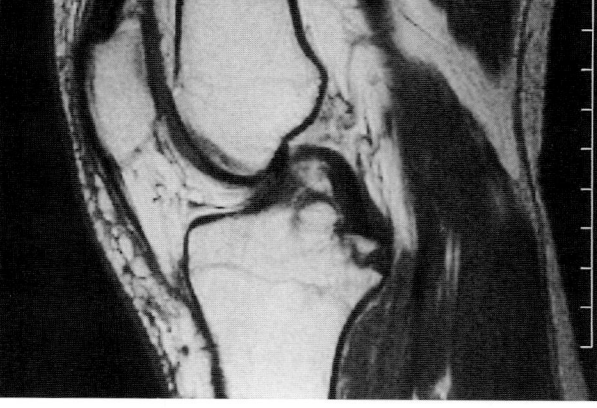

Abb. 9–11

Vordere Kreuzbandruptur –
Verdrehtrauma beim Fußballspielen

Abb. 9

Kernspintomographischer Nachweis

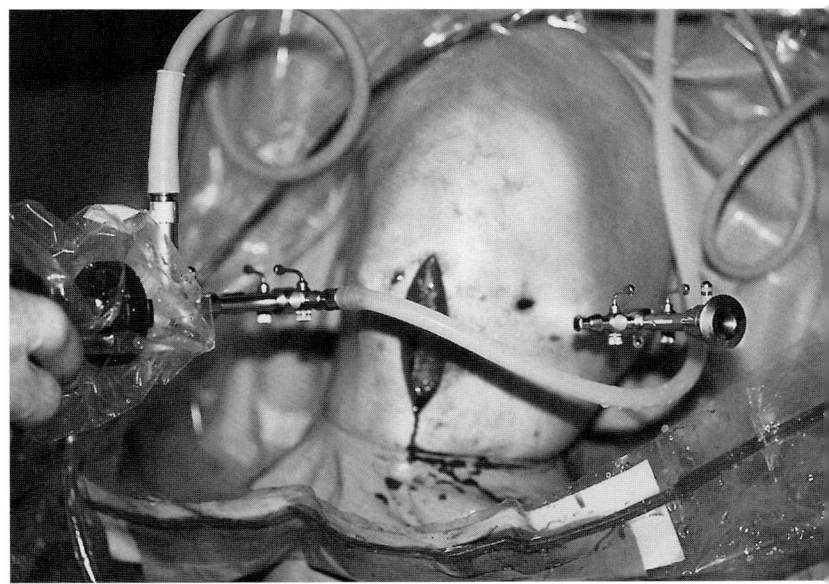

Abb. 10
Im Intervall Kreuzbandersatzplastik
mit Patellarsehnentransplantat
(Bone-Tendon-Bone), arthroskopisch
gestützt

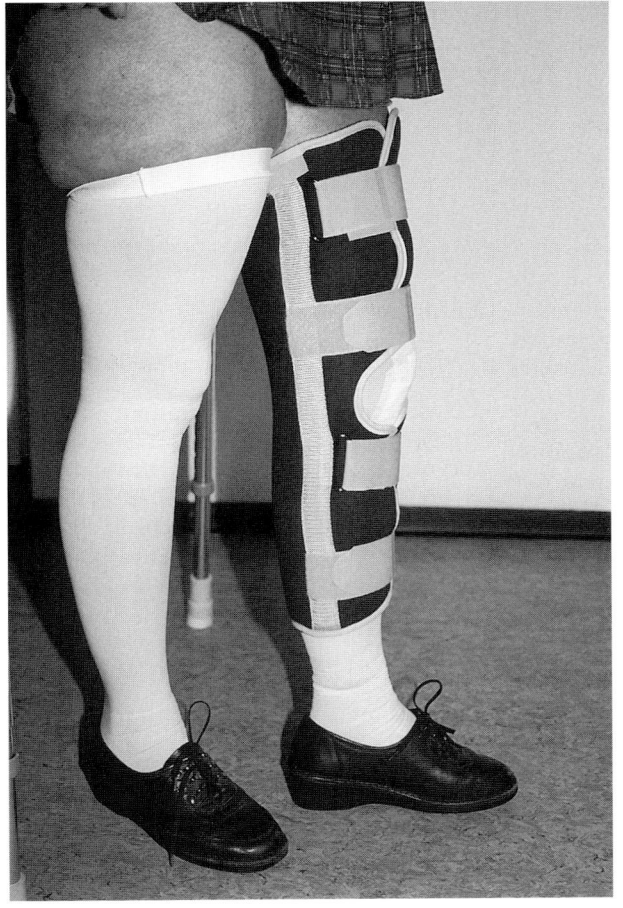

Abb. 11
Anfängliche Schienung mit
konfektioneller Orthese,
rasche Freigabe des Gelenkes

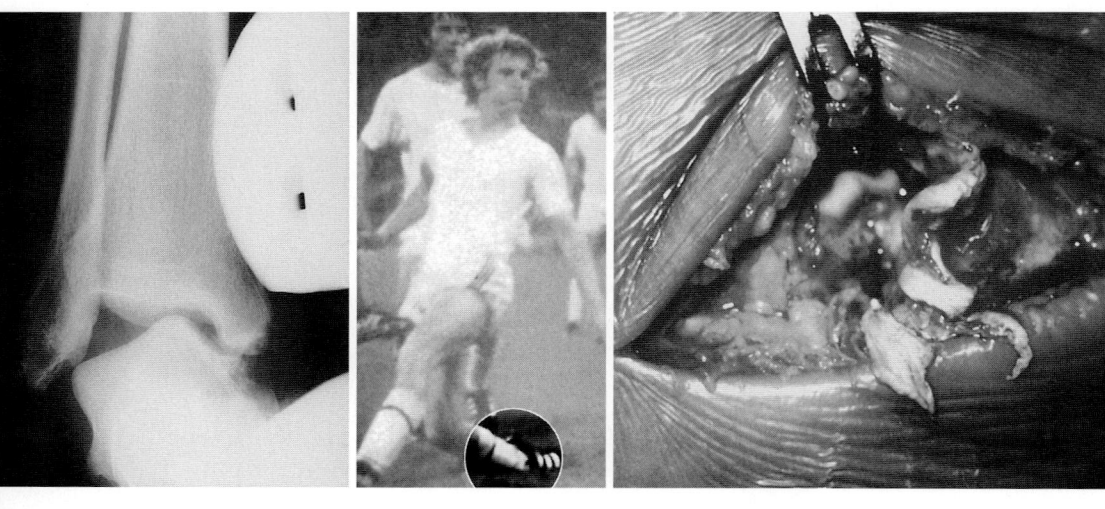

Abb. 12–17
Außenbandverletzung am Sprunggelenk –
Umknicktrauma beim Tennis

Abb. 12
Gehaltene Aufnahme mit deutlicher
Aufklappbarkeit (fakultativ)

Abb. 13 und 14
Gleichartige Verletzung beim Fußballspielen

nischer Hilfen zur Anwendung kommt. Ziel all dieser Maßnahmen ist es, durch dosierte und allmählich sich steigernde funktionelle Beanspruchung der gerissenen Bänder deren funktionsgerechte Heilung zu erreichen, was nach großen prospektiven Studien oftmals gut möglich ist. Allerdings sind sehr ausgedehnte Kapselbandläsionen am Sprunggelenk bei ausgeprägter Instabilität auch heute durchaus noch eine Indikation für die operative Rekonstruktion, danach wird aber ebenfalls auf eine Immobilisierung verzichtet und frühfunktionell behandelt. Bei nicht wenigen Patienten muss aufgrund einer chronischen Instabilität ein bandplastisches Verfahren zur Anwendung kommen, wobei hier die Verwendung der Bandstümpfe bzw. des Periostes am Außenknöchel, selten auch die Peroneus-brevis-Sehne infrage kommen (Abb. 12–17) (6).

Sehnenverletzungen

Verletzungen der Rotatorenmanschette

Diese traumatisch eher seltenen Verletzungen gehen am ehesten mit einer Schultergelenkluxation einher. Die operative Rekonstruktion mit speziellen Nahtverfahren ist eine geeignete Technik, die eine angepasste Begleit- und Nachbehandlung gestattet.

Bizepssehne proximal, distal

Beim Sportler ist die operative Rekonstruktion indiziert, wobei die lange Bizepssehne im Sinne der sog. Schlüssellochplastik, d. h. einer Refixation in einer schlüssellochartigen Vertiefung, am Humerus oder im Sinne der Durchflechtung mit dem kurzen Kopf zum Einsatz kommt.

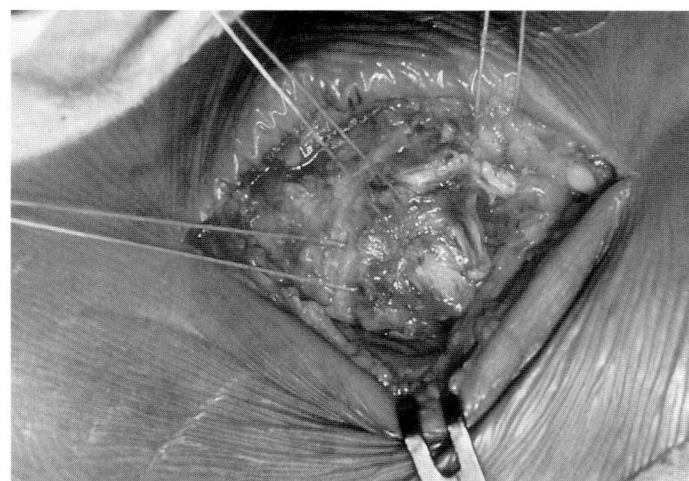

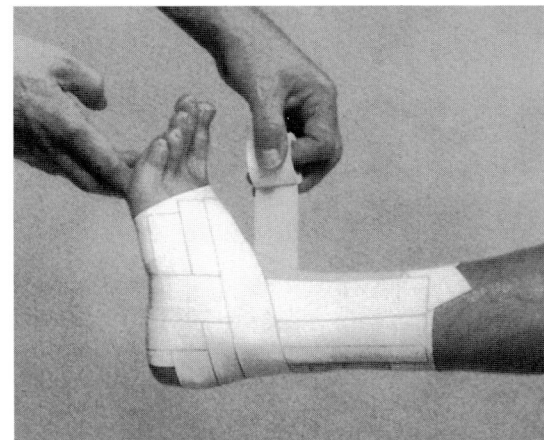

Abb. 15
Wegen ausgeprägter Instabilität Versorgung
mit Bandnaht (U-Nähte)

Abb. 16
Frühfunktionelle postoperative Behandlung
mit Sicherung durch konfektionelle Orthese

Abb. 17
Tape-Verband bei Wiederbeginn
des sportlichen Trainings

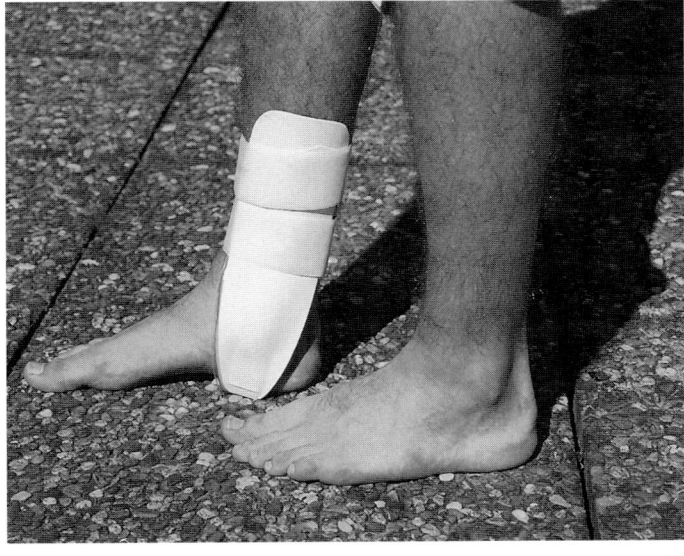

17

Die distale Bizepssehne kann mit sog. Ankernähten direkt an der Tuberositas radii refixiert werden.

Quadrizeps- bzw. Patellarsehnen

Die kniegelenksnahen Bänder werden bei einer Ruptur durch Refixation oder Adaptationsnaht mit zusätzlicher Augmentation durch eine Drahtschlaufe bzw. eine Sicherung mit einer sog. PDS-Kordel rekonstruiert. Bei solchen Verletzungen muss zumindest eine vorübergehende Immobilisierung erfolgen.

Achillessehne

Rupturen der Achillessehne beobachtet man vorwiegend bei Patienten zwischen 45 und 50 Jahren, wobei auch bei dieser Verletzung ein breites Spektrum unterschiedlicher Therapiemaßnahmen ange-

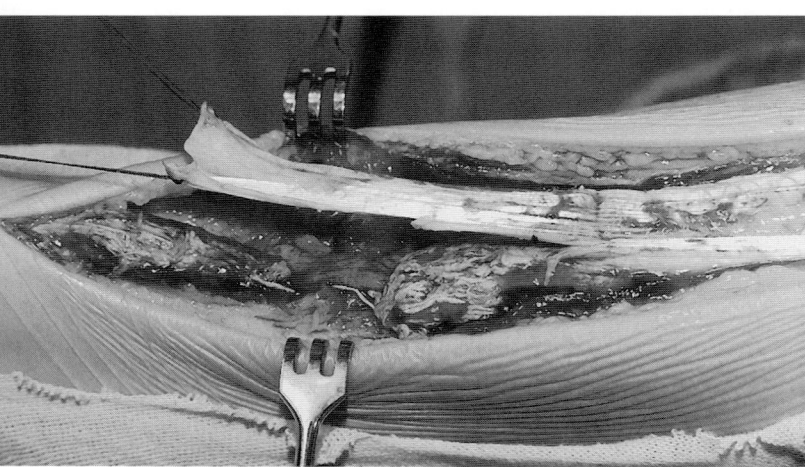

Abb. 18 und 19
Achillessehnenruptur –
Verletzung beim Badminton

Abb. 18
Naht mit Umkipp-Plastik
wegen ausgeprägter
Diastase

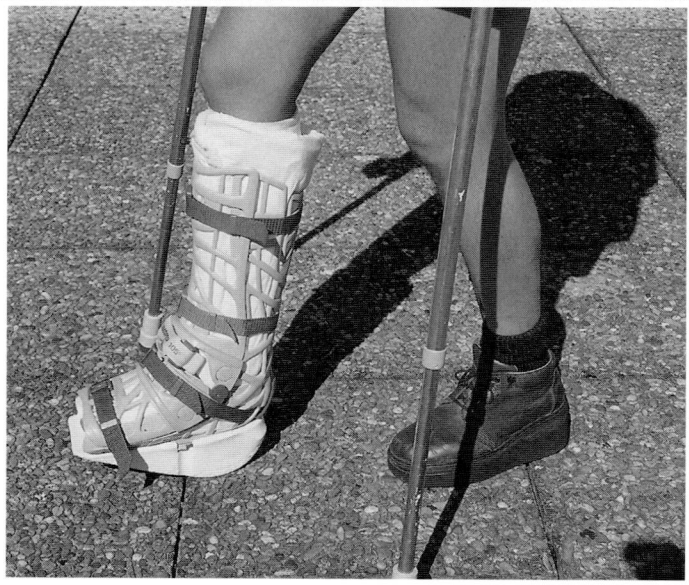

Abb. 19
Frühfunktionelle Behandlung
mit sog. *Vacoped*-Stiefel und
Absatzerhöhung

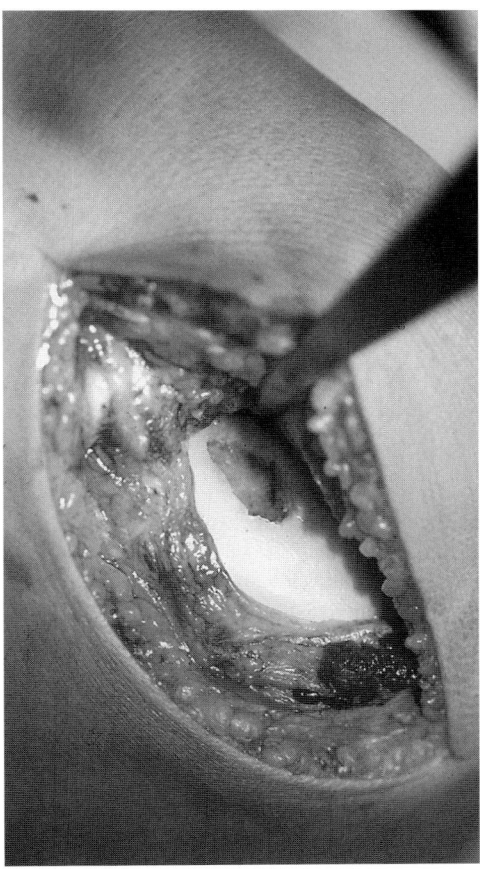
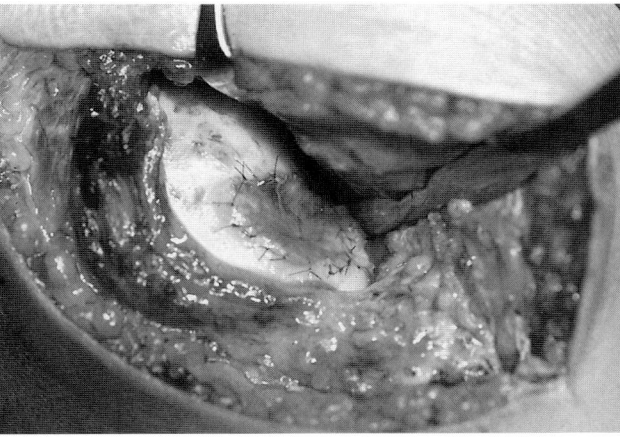

Abb. 20 und 21
Knorpelschaden am Kniegelenk –
Verdrehtrauma beim Schulsport

Abb. 20
Begrenzter Knorpelschaden Grad III
an der Femurkondyle bei intaktem hyalinem
Knorpel der Umgebung

Abb. 21
Versorgung mit autologer Chondrozytentransplantation und Periostlappendeckung

setzt wird. Sie reichen von der konservativen Behandlung mit einem speziell entwickelten Schuh unter sonographischer Kontrolle und bei einer Diastase zwischen den Sehnenenden, die 0,5 cm nicht überschreitet, bis hin zur operativen Rekonstruktion mit Verstärkungsplastik (z. B. sog. Umkipp-Plastik), wobei darüber hinaus minimal-invasive End-zu-End-Nähte, das Kleben der Sehne oder primäre Plastiken mit der Plantarissehne infrage kommen. Bei chronischen Instabilitäten im Gefolge übersehener Achillessehnenverletzungen können zudem Plastiken (z. B. Griffelschachtelplastik) zur Anwendung kommen (Abb. 18 und 19) (7).

Nach der operativen Rekonstruktion der Achillessehne werden heutzutage ebenfalls frühfunktionelle Maßnahmen ergriffen, welche eine längerfristige Immobilisierung im Gipsverband vermeiden helfen. Im Handel erhältliche Kunststoffstiefel, bestehend aus 2 Halbschalen (z. B. *Vacoped*-Stiefel), können durch spezielle Sohlenteile von einer anfänglichen Spitzfuß- bis hin zur Normalstellung verändert werden. Die 6-wöchige »Immobilisierung« kann mit einem solchen Hilfsmittel so gestaltet werden, dass eine zu ausgeprägte Dystrophie speziell auch der Wadenmuskulatur nicht entsteht (8).

Spezielle Verletzungen

Osteochondrale Flakes am Knie- und Sprunggelenk

Diese Verletzungen entstehen meist bei Bandrupturen bzw. am Kniegelenk bei der Patellaluxation. Wenn immer möglich sollten diese Abschlagfragmente refixiert werden (z. B. mit Fibrinklebung und sog. Ethi-Pins), wobei stets auch auf die begleitende Bandverletzung geachtet werden muss.

Osteochondrale Flakes am Talus können z. B. mit Außenbandläsionen einhergehen, sodass die operative Revision, die Refixation des Flake-Fragmentes und die Bandnaht indiziert sind.

Für diese Verletzungsform hat sich gleichfalls eine breite Palette unterschiedlichster Maßnahmen etabliert, beginnend mit der Anbohrung eines Knorpelulkus bis hin zur Knorpelzelltransplantation. Gängige Maßnahme ist die sog. Mikrofrakturierung, d. h. das Aufbrechen der subchondralen Schicht mit kleinen Meißeln bei begrenzten Knorpelulzera in der Belastungszone, was die Ausbildung von Faserknorpel anregt.

Die sog. osteochondrale Transplantation im Sinne der Mosaikplastik oder größerer osteochondraler Zylinder aus nicht belastenden Regionen, z. B. des Kniegelenkes, transplantiert in eine Knorpelläsion der Hauptbelastungszone, ist ein weiteres Verfahren, um durch Auffüllung des Knorpeldefektes einer Früharthrose vorzubeugen.

Die Knorpelzelltransplantation (ACT = autologe Chondrozytentransplantation) ist ein neues Verfahren, welches bei begrenzten traumatisch entstandenen Knorpelschäden jüngerer Patienten eingesetzt wird. Die arthroskopische Entnahme eines kleinen Knorpelanteiles aus einer nicht belasteten Zone, die Aufbereitung des Knorpels unter Isolierung der Knorpelzellen und deren Anzüchtung über etwa 14 Tage zur Gewinnung einer Knorpelzellemulsion sowie die Retransplantation unter der Bedeckung des Knorpelschadens mit Periostlappen zeigen vielversprechende Erfolge.

Das sog. Tissue-Engineering ist eine Methode, die für die Zukunft noch weit bessere Techniken, z. B. im Sinne der Knorpelersatzoperationen, leisten kann (Abb. 20 und 21) (9–12).

Diskussion

Die hier vorgestellten modernen Verfahren aus der Sporttraumatologie und -orthopädie sind nur eine kleine begrenzte Auswahl aktueller Behandlungsstrategien. So wie in der Vergangenheit Entwicklungen zu Diagnostik und Therapie in Unfallchirurgie und Orthopädie häufig ihren Ausgang von der Sportverletzung genommen haben, ist auch heute das Anspruchsverhalten des Leistungs- und Hochleistungssportlers, aber auch des Freizeitsportlers, innovationsfördernd für die Zukunft.

Der Anspruch einer raschen Rehabilitation und möglichst folgenlosen Ausheilung der erlittenen Verletzung ist nicht immer in vollem Umfang zu erfüllen. Andererseits haben die Spezialisierung in der Sporttraumatologie und die umfangreichere Erkenntnis physiologischer Abläufe eine deutliche Besserung der Behandlungsergebnisse ermöglicht.

Die dargestellten Behandlungsverfahren spiegeln den momentanen Stand der Behandlung von Sportverletzungen wider, wobei für bestimmte Verletzungen mehrere Ansätze sowohl in der Diagnostik als auch in der Therapie gültig sein können. Oftmals mangelt es noch an vergleichenden und statistisch abgesicherten Studien, welche den Wert eines bestimmten Verfahrens bzw. seine Überlegenheit gegenüber anderen eindeutig nachweisen.

Sicher ist aber, dass die Tendenz zu einer frühfunktionellen Behandlung unter Verzicht auf länger währende Immobilisierung sowohl den Verlauf als auch das Resultat nach verschiedensten Sportverletzungen entscheidend begünstigt hat (13, 14).

Literatur

1. Appell HJ. Muscular atrophy following immobilization. Sports Medizine 1990; 10: 52–58.

2. Leach R. Frühmobilisation – Allheilmittel der Rehabilitation. Sportverletzung Sportschaden 1990; 4: 53–56.

3. Wentz S. Der Sportler: Ansprüche an den Traumatologen. Unfallchirurg 1995; 249: 367–369.

4. Weise K. Verletzungen in der Leichtathletik. Langenbecks Arch Chir 1991; Suppl: 456–459.

5. Weise K, et al. Moderne Trends der frühfunktionellen Begleit- und Nachbehandlung bei konservativ und operativ behandelten Frakturen. Dtsch Z Sportmed 1998; 49 : 252–255.

6. Wülker N, Rudert M. Fibulare Kapsel-Band-Rupturen. Wann operative, wann konservative Therapie? Orthopäde 1999; 28: 476–482.

7. Winter E, et al. Surgical repair of Achilles tendon rupture – Comparison of surgical with conservative treatment. Arch Orthop Trauma Surg 1998; 117: 364–367.

8. Zwipp H, et al. Die Achillessehnenruptur – 10 Jahresspätergebnisse nach operativer Behandlung. Unfallchirurg 1989; 92: 554–559.

9. Brittberg M, et al. Cartilage defects treated with autologous cultured chondrocytes. Clin Orthop 1996; 326: 270–283.

10. Gaissmaier C, et al. Autologe Knorpelzelltransplantation – Indikation und Technik. Akt Traumatol 1998; 28: 245–250.

11. Peterson L. Autologous chondrocyte transplantation. AAOS, 65th Annual meeting, New Orleans 1998.

12. Weise K, et al. Die autologe Chondrozytentransplantation – Grundlagen, aktueller Stand und Ausblick. Mitteilungen und Nachrichten der Deutschen Gesellschaft für Unfallchirurgie 1999; 39: 28–38.

13. Eingartner C, et al. In-Line Skate Injuries: The role of experience and age. Int J Sports Med 1998; Suppl. 74.

14. Menke W, Stern T. Typische Sportverletzungen, sportartspezifische Risiken und Vergleich mit anderen Unfallbereichen. Versicherungsmedizin 1997; 59: 41–44.

Anhang

RPE-Skalen nach BORG

Mit dem RPE-Score (**R**atings of **P**erceived **E**xertion) wird das subjektive Leistungsempfinden während einer körperlichen Belastung erfasst.

Der RPE-Score spiegelt zentrale (kardiopulmonale Anforderung) und periphere (lokale Muskelermüdung) Empfindungen wider und korreliert eng mit der Ventilation, Sauerstoffaufnahme, Herzfrequenz und dem Laktat. Anhand einer »Intensitätsskala« schätzt der Patient ein, wie anstrengend er die momentane Belastung empfindet.

Derzeit werden vor allem 2 RPE-Skalen verwendet:

1. Die Original-RPE-Skala (6–20-Punktskala), von BORG (1) ursprünglich für junge Sportler entwickelt, erfasst die Intensität auf einer numerischen Skala von 6–20 (Tab. 1). Die numerischen Werte wurden vom Herzfrequenzverlauf junger Personen beim maximalen Belastungstest (HF_{Ruhe} etwa 60 Schläge/Min. bis HF_{max} etwa 200 Schläge/Min.) abgeleitet.

2. Die revidierte, speziell für den klinischen und therapeutischen Gebrauch entwickelte RPE-Skala (0–10-Punktskala) gibt die Intensität auf einer Intervallskala von 0–10 an (Tab. 2). Die auf dieser Skala verwendete Terminologie wird von den Probanden besser verstanden und liefert daher auch für den Tester eine etwas validere Information (2).

Bei der Ergometrie dient die RPE-Skala zur Einschätzung des Ausbelastungsgrades sowie als Zusatzparameter zur Festlegung der Trainingsintensität. Der RPE-Score sollte auf jeder Belastungsstufe dokumentiert werden. In der Trainingstherapie dient die RPE-Skala als zusätzliche oder alternative Maßnahme zur Überwachung der Trainingsintensität beim Ausdauer-, neuerdings auch beim Kraftausdauertraining.

Ein kardiorespiratorischer Trainingseffekt ergibt sich bei einem RPE-Score von 12–16 auf der Original- bzw. 3–5 auf der revidierten Skala.

Der Vorteil vor allem der revidierten RPE-Skala liegt darin, dass sie von den Patien-

RPE		% HFR
6		
7	sehr, sehr leicht	
8		
9	sehr leicht	< 30
10		30
11	leicht	40
12		50
13	ein wenig schwer	60
14		70
15	schwer	
16		80
17	sehr schwer	85
18		
19	sehr, sehr schwer	
20		100

Tab. 1
Original-RPE-Skala nach Borg

RPE		% HFR
0	nichts	
0,5	extrem leicht	
1	sehr leicht	< 30
1,5		
2	leicht	
2,5		40
3	mäßig anstrengend	50
4		60
5	anstrengend	70
6		
7	sehr anstrengend	85
8		
9		
10	extrem anstrengend	
●	absolutes Maximum	100

Tab. 2
Revidierte RPE-Skala nach Borg

% HFR: Prozentsatz der Herzfrequenzreserve

ten rasch verstanden wird und sehr gut reproduzierbar ist. Sie kann unabhängig von Lebensalter und Ausgangsleistungsfähigkeit eingesetzt werden und ist von kardiospezifischen Medikamenten weitgehend unbeeinflusst.

Der Einsatz der RPE-Skalen ist auch dann günstig, wenn aus verschiedenen Gründen eine Steuerung des Trainings über die Herzfrequenz nicht möglich ist oder nur eine geschätzte Trainingsherzfrequenz vorliegt.

Literatur

1. Borg G, Noble BJ. Perceived exertion. Exerc Sport Sci Rev 1974; 2: 131–153.
2. Borg G. Borg's perceived exertion and pain scales. Champaign: Human Kinetics; 1998.

Autorenverzeichnis

ARNET, Marianne
(Physiotherapeutin)
Klinik im Park
Bellariastraße 38
CH-8038 Zürich

BARON, Prof. Dr. R.
Abteilung für Präventive und
Rehabilitative Sportmedizin
und Trainingswissenschaft
Institut für Sportwissenschaft
der Universität
Auf der Schmelz 6
A-1150 Wien
ramon.baron@univie.ac.at

BARTELS, Dr. R.
c/o Praxisgemeinschaft
Westend Haus 9
Spandauer Damm 130
14050 Berlin
bartels@praxis-kardiologie.de

BAUR, H.
Abteilung Sportmedizin
Medizinische Klinik
Hölderlinstraße 11
72074 Tübingen

BERG, Prof. Dr. A.
Abteilung Prävention, Rehabilitation
und Sportmedizin
Medizinische Universitätsklinik
Hugstetter Straße 55
79106 Freiburg im Breisgau
Berg@msm1.ukl.uni-freiburg.de

BRAUMANN, Prof. Dr. K.-M.
Forschungsbereich Sport-
und Bewegungsmedizin
Fachbereich Sportwissenschaft
der Universität
Möllerstraße 10
20148 Hamburg
braumann@uni-hamburg.de

BROLL-ZEITVOGEL, Dr. Eliane
Orthopädische Abteilung
Parkklinik
Parkstraße 12-14
49214 Bad Rothenfelde
www.parkklinik@dengg-kliniken.de

BUNG, Prof. Dr. P.
Praxisklinik
Friedensplatz 9
53111 Bonn
gyn-praxisklinik-bonn@t-online.de

DEIMEL, Dr. H.
Institut für Rehabilitation
und Behindertensport
Deutsche Sporthochschule Köln
Carl-Diem-Weg 6
50933 Köln
deimel@dshs-koeln.de

DICKHUTH, Prof. Dr. H.-H.
Abteilung Sportmedizin
Medizinische Klinik
Hölderlinstraße 11
72074 Tübingen

FRANZ, Prof. Dr. I.-W.
Rehaklinik Wehrawald der BfA
Schwarzenbacher Straße 3
79682 Todtmoos
wehrawald-bfa@t-online.de

FREY, Dr. rer. nat. Ingrid
Abteilung Prävention, Rehabilitation
und Sportmedizin
Medizinische Universitätsklinik
Hugstetter Straße 55
79106 Freiburg im Breisgau
frey@msm1.ukl.uni-freiburg.de

GERBER, Dr. T. A.
Klinik im Park
Bellariastraße 38
CH-8038 Zürich

GERKE, Dr. R.
Medizinische Klinik I
Klinikum Remscheid
ALK der Ruhr-Universität Bochum
Burgerstraße 211
42859 Remscheid

GRAU, Dr. S.
Abteilung Sportmedizin
Medizinische Klinik
Hölderlinstraße 11
72074 Tübingen

HARTMANN, Sabine
Perinatalphysiologisches Labor
Universitäts-Frauenklinik
Frauenklinikstraße 10
CH-8006 Zürich

HÄUSELMANN, Priv.-Doz. Dr. H. J.
Klinik im Park
Bellariastraße 38
CH-8038 Zürich
hjhauselmann@rheumazentrum.ch

HÄUSELMANN, Iris
(Physiotherapeutin)
Klinik im Park
Bellariastraße 38
CH-8038 Zürich

HELBER, Dr. M.-U.
Unfallchirurgische Klinik
Klinik am Eichert
Eichertstraße 3-5
73035 Göppingen

HILGERT, Dr. R. E.
Klinik für Unfallchirurgie
der Universität
Arnold-Heller-Straße 7
24105 Kiel
ralf-erik-hilgert@gmx.de

HUONKER, Priv.-Doz. Dr. M.
Federseeklinik
Bachgasse 13
88422 Bad Buchau
m.huonker@federseeklinik.de

KELSCH, Dr. G.
Unfallchirurgische Klinik
Klinik am Eichert
Eichertstraße 3-5
73035 Göppingen

KINDERMANN, Prof. Dr. W.
Institut für Sport- und
Präventivmedizin
der Universität
Im Stadtwald, Gebäude 39.1
66123 Saarbrücken
sportmed@rz.uni-sb.de

LÖLLGEN, Deborah
Leibnizstraße 57
55118 Mainz

LÖLLGEN, Prof. Dr. H.
Medizinische Klinik I
Klinikum Remscheid
ALK der Ruhr-Universität Bochum
Burgerstraße 211
42859 Remscheid
herbert.loellgen@gmx.de

LÖTZERICH, Priv.-Doz. Dr. H.
Institut für Morphologie
und Tumorforschung
Deutsche Sporthochschule Köln
Carl-Diem-Weg 6
50927 Köln
Loetzerich@dshs-koeln.de

MÄDER, Dr. U.
Sportwissenschaftliches Institut
Bundesamt für Sport
CH-2532 Magglingen
urs.mäder@baspo.admin.ch

MARBURGER, Dr. Ch.
Geriatrisches Zentrum
Bethanien Krankenhaus
Rohrbacher Straße 149
69126 Heidelberg
ChMarburg@aol.com

MARTI, Prof. Dr. B.
Sportwissenschaftliches Institut
Bundesamt für Sport
CH-2532 Magglingen
bernard.marti@baspo.admin.ch

MARTIN, Dr. B.
Sportwissenschaftliches Institut
Bundesamt für Sport
CH-2532 Magglingen
brian.martin@baspo.admin.ch

MAYER, Priv.-Doz. Dr. F.
Abteilung Sportmedizin
Medizinische Klinik
Orthopädische Univ.-Klinik
Hölderlinstraße 11
72074 Tübingen
frank.mayer@med.uni-tuebingen.de

MENKE, Prof. Dr. W.
Institut für Sportorthopädie
und Sporttraumatologie
Deutsche Sporthochschule Köln
Carl-Diem-Weg 6
50927 Köln
Menke@hrz.dshs-koeln.de

MENSINK, Dr. G. B. M.
Robert Koch-Institut
Nordufer 20
13302 Berlin
mensinkg@rki.de

OSTER, Prof. Dr. P.
Geriatrisches Zentrum
Bethanien Krankenhaus
Rohrbacher Straße 149
69126 Heidelberg

PETERS, Dr. Christiane
Institut für Morphologie
und Tumorforschung
Deutsche Sporthochschule Köln
Carl-Diem-Weg 6
50927 Köln
Peters@dshs-koeln.de

REER, Dr. R.
Forschungsbereich Sport-
und Bewegungsmedizin
Fachbereich Sportwissenschaft
der Universität
Möllerstraße 10
20148 Hamburg

SAMITZ, Mag. rer. nat. G.
Nikolsdorfer Straße 3-5/14
A-1050 Wien
gue.samitz@aon.at

SCHMID, Dr. Katharina
Unfallchirurgische Klinik
Klinik am Eichert
Eichertstraße 3-5
73035 Göppingen

SCHUHMACHER, Eva
Forschungsbereich Sport-
und Bewegungsmedizin
Fachbereich Sportwissenschaft
der Universität
Möllerstraße 10
20148 Hamburg

SCHULZ, Dr. Th.
Institut für Morphologie
und Tumorforschung
Deutsche Sporthochschule Köln
Carl-Diem-Weg 6
50927 Köln
Schulz@dsgs-koeln.de

TITZE, Mag. Dr. Sylvia
Institut für Sportwissenschaften
Mozartgasse 14/1
A-8010 Graz
sylvia.titze@uni-graz.at

ULRICH, Prof. Dr. Chr.
Unfallchirurgische Klinik
Klinik am Eichert
Eichertstraße 3-5
73035 Göppingen

WEISE, Prof. Dr. K.
Berufsgenossenschaftliche
Unfallklinik
Schnarrenbergstraße 95
72076 Tübingen
weise@bgu-tuebingen.de

WIRTH, Prof. Dr. A.
Teutoburger-Wald-Klinik
Teutoburger-Wald-Straße 33
49214 Bad Rothenfelde
alfred.wirth@lva-hannover.de

Sachverzeichnis